BEST SELLER

César Vidal (1958) nació en Madrid. Es doctor en Historia, Teología y Filosofía y licenciado en Derecho, ha enseñado en distintas universidades europeas y americanas y es miembro de prestigiosas entidades académicas, entre las que se cuentan la Society of Oriental Research o el Oriental Institute of Chicago. Colabora habitualmente en distintos medios de comunicación y es autor de más de un centenar de libros, traducidos a una docena de idiomas. Ha sido galardonado por su labor en defensa de los derechos humanos y, entre sus premios literarios destacan el de la Crítica Ciudad de Cartagena a la mejor novela histórica de 2000 por *La mandrágora de las doce lunas*, y el Las Luces de Biografía por *Lincoln* en 2002. Entre sus obras más recientes destacan *Enigmas históricos al descubierto* (2002), *El aprendiz de cabalista* (2003), *Checas de Madrid* (2003) y *El médico de Sefarad* (2004) cuya publicación coincidió con el octavo centenario de la muerte de Maimónides y la proclamación del año Maimónides por el Parlamento israelí.

Biblioteca

CÉSAR VIDAL

El médico de Sefarad

DEBOLSILLO

Diseño de la portada: Departamento de diseño de Random House Mondadori
Ilustraciones de la portada: Avicena. Escena de farmacia. Biblioteca de la Universidad de Bolonia, Italia: © Archivo fotográfico, S.A. Civitatia Orbis Terrarum. Grabado de la ciudad de Córdoba, de George Braun, canónigo de la catedral de Colonia.

Octava edición en DeBOLS!LLO: febrero, 2006

Travessera de Gràcia, 47-49. 08021 Barcelona

Printed in Spain – Impreso en España

ISBN: 84-9793-537-3 (vol. 562/2)
Depósito legal: B. 7.206 - 2006

Fotocomposición: Revertext, S. L.

Impreso en Novoprint, S. A.
Energia, 53. Sant Andreu de la Barca (Barcelona)

P 835373

A aquella que vendó mi alma y estuvo a mi lado
cuando mi cuerpo necesitó la intervención de médicos

PRIMERA PARTE

EL LIBRO DE SEFARAD

1

FOSTAT, EGIPTO

Ante mis ojos la puerta de la vida se abría dilatada y rojiza. En apariencia se reducía a una abertura asimétrica y llena de pliegues, cuyos rebordes aparecían hinchados y relucientes a causa del sudor. Sin embargo, a pesar de que en aquella situación no había nada en la oquedad que pudiera resultar atractivo, lo cierto es que se hallaba a punto de producirse el milagro que, vez tras vez, ha permitido que nuestra especie se perpetúe desde que Adonai creó a Adán y Eva, nuestros primeros padres.

Con un susurro ronco y apenas audible, la comadrona me informó que la parturienta llevaba dilatando desde hacía varias horas. Hubiera deseado protestar y decirle que me parecía una falta de responsabilidad que hubieran tardado tanto en avisarme. Si no lo hice fue porque la agotada parturienta tenía la condición de primeriza y cualquier palabra procedente de mis labios que indicara un contratiempo contribuiría únicamente a acentuar su más que visible temor.

Sara, como me comunicaron que se llamaba, era una mujer muy joven. Calculé que no tendría más de quince años, lo que indicaba que habría contraído matrimonio en torno a los catorce. Para aquellos que procedemos de la tierra de Sefarad se trata sin discusión de una edad demasiado temprana para vincularse de por vida a un varón y proporcionarle la esperada descendencia. Sin embargo, aquí, en el continente donde nunca hace frío —al menos eso insisten en decir— implica más bien que la unión se ha consumado incluso con

cierta tardanza. Tampoco debería resultarnos tan extraña esa manera de ver las cosas. A fin de cuentas, Mahoma, al que los árabes consideran un *naví* enviado por Adonai, se casó con una niña de nueve años a la que no tardó en desflorar. Alegan en su defensa que si la criatura era capaz de concebir, también podía de sobra casarse. Sin embargo, piénsese lo que se piense de los matrimonios tempranos, la verdad es que aquella muchacha que yacía ante mí no tenía el cuerpo totalmente formado para soportar un embarazo y un parto.

Sin apartar apenas la mirada de su vulva, comencé a lavarme las manos de la manera más rigurosa posible. Sé que muchos médicos no lo consideran necesario, pero lo menos que puede pedirse a alguien que pretende tener la facultad de curarnos es que siquiera nos toque con unos dedos que no estén inficionados por la mugre. Luego, cuando estuve seguro de la limpieza, me acerqué al tembloroso cuerpecillo y examiné más de cerca aquella palpitante vía a la existencia. Sí, tenía la suficiente experiencia como para saber que algo estaba complicándose, que la criatura se había atascado precisamente cuando más tenía que luchar para salir a este mundo y que a menos que colaboráramos todos aquella misma noche daríamos sepultura a un feto extraído quizá sin vida del seno de su inexperta madre.

Me limité a hacer una seña con la mirada que la avezada comadrona entendió a la perfección. La vieja Raquel y yo nos conocemos hace tiempo y, a diferencia de otras compañeras suyas, comprende que no soy un competidor desleal en la delicada actividad que le permite ganarse la vida, sino un recurso indispensable en aquellos casos que ella no sabría solventar por la innegable dificultad que llevan aneja.

Con movimientos rápidos y resueltos —¿cómo podría ser de otra manera si casi toda la comunidad judía de Fostat ha nacido gracias a sus buenos servicios?— ayudó a incorporarse a la dolorida Sara. Al ver cómo gemía mientras los negros rizos se le adherían a la frente formando grumos con el sudor, y los hinchados y redondos senos se pegaban contra aquel vientre moreno y abultado, sentí que

una oleada de profunda compasión pero también de innegable gratitud me inundaba el pecho. ¿Quién puede afirmar con certeza que el castigo que recibieron Adán y Eva por el pecado resultó similar? Ciertamente, los hombres tenemos que luchar contra una tierra sembrada de espinas y abrojos y arrancar el pan con el sudor de nuestra frente, pero ¿cuántos no hemos tenido jamás que inclinar nuestra cerviz sobre el surco y hemos podido alimentarnos a nosotros y a nuestras familias recurriendo a otros medios? Pocos quizá pero, por lo menos, nos contamos por docenas en cualquier población. Sin embargo, estas mujeres padecen siempre —aunque se trate de la misma hija del sultán de Egipto— los agudos dolores del parto. ¿Por qué es así? Reconozco que, al igual que para tantas otras cuestiones, carezco de respuesta.

Raquel había colocado ya a la muchacha en cuclillas y la instaba a empujar con órdenes breves pero terminantes. La sudorosa parturienta se mordió los resecos labios en un intento de no chillar. Se trataba de una inconfesada muestra de pudor que no pocas mujeres se empeñan en tener casi como si se avergonzaran de manifestar unos dolores más que naturales, en realidad, los más naturales que puedan sentirse en este mundo que existe bajo el sol. Como tantas otras —¿acaso podría ser de otra manera en alguien tan joven?— terminó lanzando un par de gritos mal reprimidos que parecieron unirse en otro más largo, profundo y prolongado.

—Lo estás haciendo muy bien —le dije con la mayor amabilidad que pude—. Sólo tienes que aprovechar la respiración y las contracciones. Empuja al mismo tiempo.

Por un instante, el rostro congestionado de Sara pareció presa de un profundo desconcierto, luego, de manera repentina, como si en su interior se hubiera encendido una luz milenariamente albergada en el corazón femenino, sus facciones, finas y delicadas, se iluminaron. Incluso llegó a esbozar una sonrisa que se vio con rapidez borrada por un dolor agudo e imposible de controlar.

Le pasé un paño blanco y limpio por la húmeda frente para enjugarle el copioso sudor y le sonreí. Sé de sobra que ninguno de los dos gestos vale para nada salvo para que la que da a luz se sienta me-

nos sola. Únicamente menos, porque sola es como, sin lugar a dudas, se encuentra frente al misterio de la vida por numerosa que pueda resultar la gente que la rodee.

Mientras la enérgica partera intentaba mantenerla erguida lo indispensable, Sara había colocado ya los pies desnudos sobre los ásperos ladrillos del parto adoptando una posición similar a la de aquel que está a punto de comenzar a defecar. Me consta que hay mujeres a las que obligan a dar a luz tendidas sobre un lecho y que incluso les ordenan subir las piernas abiertas en un intento de que paran mejor. Lo siento por esas infelices, pero lo cierto es que, en lugar de facilitarles la labor, los que así actúan sólo están colocando barreras entre la criatura y el mundo exterior. Lamentablemente, como en tantas otras situaciones, la costumbre acaba pesando más que la observación tranquila y sensata de lo que es más conveniente.

Intercambié una mirada con Raquel. Una sombra de alarma se había posado sobre su rostro enrojecido y exhausto. La criatura seguía sin dar señales de salir. Hubiera podido pensarse que se aferraba al interior del claustro materno con las uñas.

—Avisa a las mujeres de la familia —dije resignado a enfrentarme con un coro de voces de sorpresa, condolencia y alarma que, lo confieso, me cuesta mucho soportar.

Sustituí a Raquel en la misión cansada pero imprescindible de sostener a la parturienta por las rezumantes axilas. Apenas fue un instante porque inmediatamente entraron tres mujeres para ayudarla. Con un codazo desconsiderado, la suegra y la madre me apartaron de la muchacha y la sujetaron. Mientras, una tía comenzó a decirle estupideces sobre lo que tenía que hacer... tal y como ella había hecho cuando parió a su hijo Yosef. Las mandé callar sin ningún género de contemplaciones. No podía permitirme perder los nervios en un momento así y aquella bandada de gallinas cluecas lo iban a conseguir en un abrir y cerrar de ojos.

Mientras me percataba de sus miradas, más que ofendidas, resentidas, lancé una nueva seña a Raquel, que se inclinó sobre el vientre de la muchacha y comenzó a empujarlo hacia abajo. La parturienta se esforzaba pero era obvio que el dolor lacerante que sentía era más

del que podía soportar con un mínimo grado de serenidad. Como si la estuvieran abriendo en canal, como si la desgarraran de arriba abajo igual que si fuera un animal, comenzó a emitir unos gritos indescriptibles como indescriptible es cualquier dolor de los que afectan a las personas.

Me incliné a mirar a su puerta de la vida en busca de algún indicio —cabello o cráneo mondo— de que la criatura estaba a punto de salir. Lo que descubrí me cortó la respiración. Sí, ciertamente, sobresalía algo pero era un pedazo de pie. Aquella criatura venía a este mundo al revés. En apenas un instante me pasó por el corazón lo que podía ser la existencia futura de aquel nuevo ser. La experiencia me decía que bastaría que el alumbramiento se retrasara un poco más para que la inteligencia se fuera borrando del que iba a nacer. Sí, yo sabía que en el momento del parto, cuando una parte de la criatura emerge, el entendimiento es como el agua depositada en una cesta. Se pierde sin que nadie pueda evitarlo. Si resulta rápido, es más que posible que el recién nacido sea inteligente, por lo menos lo indispensable, pero si se atrasa, si el cordón umbilical se atasca, aquel caudal comienza a disiparse y no pasan muchos años antes de que resulte evidente que el nuevo nacido es un imbécil desprovisto de la perspicacia más elemental. Eso suele ser, lamentablemente, sólo el inicio de las desgracias. A continuación vienen años de agonía en que los padres se atormentan pensando en cuál será el destino del infeliz cuando ellos envejezcan y mueran; en que las hermanas contemplan con espanto la perspectiva de quedarse solteras y atendiendo a aquel engendro indeseado y en que los hermanos sudan pensando que pocos padres estarán dispuestos a entregarles a su hija para formar una familia si la perspectiva era atender al monstruo. Por lo que se refiere a éste, yo sabía de sobra que pueden no entender pero que sufren y padecen al menos tanto como un ser normal. En realidad más, porque apenas pueden defenderse de las burlas de los otros niños, de las risitas de las mujeres y de los golpes de los adultos. Todo aquello pasó por mi corazón y sentí como si una mano fría de metal me retorciera las entrañas. Moisés ben Maimón, el médico, el rabino, tenía otra vez en sus manos la posibilidad

de salvar una vida o de contemplar cómo se destruía. Se trataba de un tributo pesado por ejercer una disciplina que, en realidad, sólo pretende ayudar a Adonai en su tarea de derramar bien en un mundo contaminado por el mal.

Palpando más que viendo, eché mano del miembro que emergía apenas por la puerta de la vida.

—Bien, Sara —dije esbozando una sonrisa que pretendía tranquilizarla—. Cuando yo te diga, empujarás. Sé que te duele pero tu hijo es ahora lo más importante. ¿Me has entendido?

Claro que me había entendido y asintió con la cabeza para demostrármelo. Coloqué entonces las manos a ambos lados de la vulva y esperé a sentir el acompasado latido que indicaba el momento oportuno. Mientras tanto, en lo más profundo de mi corazón, elevé una plegaria a Adonai a la espera de que aquella criatura no tuviera que esperar. Como si me hubiera escuchado Aquel que mantiene en pie las montañas y los continentes y sostiene con el aliento de su poder los astros en el firmamento, sentí de manera casi instantánea el aviso.

—¡Ahora! —le dije a Sara con una voz que se hallaba a mitad de camino entre el estímulo y la orden.

La muchacha obedeció y pude asir casi por completo aquel pedazo blando de carne tibia que había comenzado a sobresalir. No era mucho pero sí se trataba de un comienzo.

—¡Respira! ¡Respira hondo! —le dije procurando que no se sintiera nerviosa—. ¡Ahora!

Esta vez pude atrapar a aquel ser que pugnaba por vivir a un par de dedos por encima del tobillo. De manera despiadada pero indispensable, intenté forzar la entrada de aquella puerta que se resistía. Sentí entonces un chorro de líquido caliente y espeso que se me escurría por entre las manos pero, sobre todo, logré palpar algo más de aquel cuerpecillo húmedo y cálido. Me aferré a aquella carnecita como si fuera un náufrago agarrándose a una tabla de salvación en medio de las encrespadas olas del negro océano. La así y tiré de ella.

—¡Ahora! —volví a ordenar casi sorprendido por la rapidez con que se estaban produciendo las contracciones.

Sara me obedeció pero volvió a orlar su doloroso esfuerzo con una guirnalda de gritos jadeantes. Sus parientes comenzaron a expresar sus condolencias, pero yo no estaba dispuesto a permitirlo.

—Si no os calláis, os echaré de aquí a patadas —dije con voz destemplada, y, espantadas, las tres mujeres cerraron la boca.

—¡Ya! ¡Ya! —volví a decir ocultando apenas la ansiedad que me invadía.

Esta vez así completamente las piernas del no nato y tiré de ellas. Debía hacerlo con el cuidado suficiente como para sacarlo y con la delicadeza indispensable como para no romperle la clavícula o un bracito.

Sin hacer caso de los gritos, casi aullidos, de Sara, hundí más los dedos en su dilatada puerta de la vida en un esfuerzo por abrirla lo suficiente como para que pudiera salir el resto de la criatura.

—¡Ya! —volví a ordenar mientras el líquido caliente que acompaña la llegada de una nueva vida seguía resbalando por mis brazos hasta formar pocillos en el reverso de los codos.

Logré salvar las manos, los brazos, el pecho y… y la cabeza, ¿por qué no salía la cabeza? Sin ninguna consideración, tiré de la vulva hacia arriba como si deseara que emergiera su naricilla y aspirara golosamente el aire. Entonces, apareció. Daba la sensación de que aquel rostro estaba envuelto por un paño que suavizaba el tono rojizo y congestionado de su piel recién surgida del claustro materno. Con cuidado, lo tomé entre los brazos y esperé a que Raquel ayudara a tenderse a Sara.

Fueron apenas unos instantes, justo los que necesitó Raquel para cortar el cordón umbilical. Entonces, con una destreza envidiable, la comadrona me alargó al niño. Lo cogí con fuerza de los pies y, volviéndolo cabeza abajo, le propiné un sonoro y contundente azote en las nalgas. Lloró, como era de esperar, pero ese llanto, primero, confirmó la impresión que había recibido nada más verlo. A pesar de todo lo que había costado que viniera a este mundo, daba la sensación de ser una criatura sana. Si a esa salud iba unida la inteligencia mínima era algo que sólo conseguiríamos saber con el paso del tiempo.

Con cuidado, pero sin mimos, coloqué a la frágil criatura sobre el pecho húmedo de su madre. El recién llegado necesitaba consuelo apenas había asomado la cabeza por este mundo y en nadie podría encontrarlo mejor en esos momentos que en la que le había dado el ser. Mientras me lavaba concienzudamente las manos empapadas de los fluidos del parto, observé a Sara. Cualquiera que no supiera lo que había sucedido entre aquellas cuatro paredes habría pensado que, de cintura para abajo, la había destrozado un monstruo semejante en fuerza y maldad a Leviatán. Era como si sus piernas sucias de sangre y agua, como si sus pies doloridos de tanto clavarse en los ladrillos, hubieran quedado paralizados mientras su vagina se había visto reducida a la condición de mero despojo sin capacidad para provocar el deseo para el que se supone que fue creada.

A pesar de todo, me pareció que de ella irradiaba una belleza especial, indescriptible, tan primaria y hermosa como la amarilla y luminosa salida del sol o la negra esbeltez de las palmeras. Al verla rodeada por las mujeres de su familia que parlanchineaban sin cesar obstaculizando el trabajo de Raquel, sentí la tentación de espantarlas como si fueran una bandada de cuervos ansiosos de realizar estragos en un sembrado de trigo. Me contuve porque había llegado su hora pero no estaba dispuesto a permitir que se excedieran.

—¿Es que nadie va a traer un caldo de gallina a esta mujer?

Mi pregunta, dicha con el tono más bronco que pude fingir, tuvo el efecto poderoso de un ensalmo. De repente, aquella turba femenina comenzó a mover los brazos como si fueran alones que pretendieran volar y se movilizó para atender la orden.

—No hay nada que alimente tanto a una recién parida como el caldo de gallina —sentenció la madre de Sara.

En realidad, se equivocaba. El dichoso líquido apenas alimenta porque se limita a mezclar en un solo elemento agua con grasa pero no me importaba que sus creencias fueran erróneas si, al fin y a la postre, se lo proporcionaban. Porque dárselo a beber... sí, es bueno pero por otras razones. Aunque estas comadres lo ignoraran, el bebedizo surgido de las carnes del animal contendría la fiebre que pudiera azotar a esta mujer. Lo sé porque he podido comprobar su

eficacia en guerreros heridos en el campo de batalla, soldados que presentaban un aspecto tan lastimoso como el de Sara pero con una diferencia, la de que ellos habían parido la muerte y no una nueva vida.

La muerte... su recuerdo repentino me obligó a concluir apresuradamente mis abluciones y a secarme deprisa y corriendo. Recordaba que también me estaba esperando y que no podía desatenderla. Transmití algunas órdenes a la comadrona, felicité lo más rápidamente que pude al padre que esperaba al lado de la estancia —se trataba de un hijo varón, de manera que lo celebraría con todo el boato que pudiera— y me encaminé con toda la celeridad que me permitían los pies hacia la sinagoga.

Llegué justo a tiempo. Llevaba la cabeza cubierta y no tuve que dar ningún otro paso antes de dirigirme a Adonai. Cerré los ojos para sumirme en la mayor concentración posible y, de manera inmediata, mis labios comenzaron a recitar el *qadish*: «*Yitgadal ve yitqadash shemet Rabo be alma di bero jiruteh...*». Sí, exaltado y santificado sea el nombre de Dios en el mundo que creó de acuerdo con su voluntad... Así, continué entonando el *qadish* hasta concluirlo. Y así iba a hacerlo hasta que se cumpliera el año de la muerte de aquel ser querido por el que había prometido orar.

Mientras me dirigía hacia la salida de la sinagoga, reflexioné sobre lo cerca que se encuentran en nuestra existencia la vida y la muerte. Casi sin pausa, separadas apenas por unas callejuelas de esta población de Fostat, acababa de ayudar a nacer al primogénito de una familia judía y recordaba al hijo malogrado de otra. Aunque, a fin de cuentas, quizá no resultara tan extraño. Todos los días, a todas horas, hay niños que llegan a este mundo y personas que exhalan su último aliento.

Sumido en estos pensamientos, me encaminé hacia la casa que ocupo desde hace unos meses, aquella en la que lo mismo como y duermo que recibo las visitas de los que se sienten enfermos de cuerpo o de espíritu. El sol, hirientemente cálido durante el día, comenzaba a descender perezoso y rojizo en dirección a la línea malva donde se besan el cielo y la tierra. Pensé que, de haber soplado la

brisa que a veces proyecta el mar que lame las costas de Egipto, el atardecer hubiera resultado perfecto. Sin embargo, no corría una brizna de aire y daba la sensación de que un espeso sudario de calor iba cayendo sobre la ciudad para cubrirla durante el sueño letal de la noche. Sin duda, Fostat es la población más sofocante de aquellas en las que habían tenido que descansar mis cada vez más fatigados huesos. No contaba con la presencia de los azulados céfiros de Fez ni con los fragantes aires de Jerusalén ni con los embalsamados perfumes de Sefarad.

No pude evitar sentir un escalofrío al percibir cómo el recuerdo de Sefarad subía desde mi corazón hasta mi garganta. Por un instante, el color azulado de su cielo terso y luminoso, el aroma desconcertante y embriagador de los bulliciosos *suqs*, la gracia casi felina de sus mujeres, la benignidad envidiable de su clima se fundieron en un torbellino de sensaciones que me arrancó las lágrimas de los ojos. Fue el salmista el que escribió que si olvidaba Jerusalén preferiría que su alma muriera, que su paladar se secara como una teja, que su mano se viera dominada por la parálisis. Sin embargo, yo aceptaría todo eso de buen grado si a cambio pudiera volver a contemplar esa tierra que los dominadores musulmanes denominan Al-Andalus, que los seguidores de Jesús de Nazaret llaman Hispania y a la que nosotros, los hijos de Israel, dimos, siglos antes de que existieran musulmanes y nasraníes, el nombre de Sefarad.

He tenido noticia de que hay algunos maestros que intentan ganarse el beneplácito de sus discípulos insistiendo en que la adquisición de conocimiento puede resultar divertida. Ignoro de dónde han podido sacar tan peregrina y errónea idea. La verdad es que sólo puedo atribuirla o a la ignorancia de lo que significa realmente enseñar o al deseo de congraciarse con los alumnos para seguir cobrando los emolumentos de sus padres.

Aprender es una de las actividades más nobles que pueden experimentar los hijos de Adán. Los ángeles no cuentan con esa posibilidad y tampoco los animales a los que, como mucho, se puede amaestrar para que realicen labores sencillas o trucos espectaculares. Precisamente por su carácter exclusivamente humano y por los beneficios que reporta, el aprendizaje exige disciplina y esfuerzo. Porque si el aprendizaje de un juego o la condimentación de un plato exigen cuidado, atención, memoria y constancia, ¿cómo no iba a requerir al menos lo mismo el conocer un oficio o el dominar un arte? Por todo eso, hace ya tiempo que llegué a una conclusión tajante sobre la educación, la de que nadie que no esté dispuesto a pagar ese tributo debería acercarse nunca a la mesa de la sabiduría.

2

FOSTAT

Llegué a casa agotado después del parto pero, como suele ser habitual, no pude reposar. Apenas probé un bocado y tuve que ponerme a atender a la turba de enfermos que esperaba inquieta a la puerta. No se trataba sólo de aquellos que sufrían una dolencia crónica o que necesitaban algún alivio para el mal funcionamiento de sus humores, sus bilis o sus órganos. También estaban los que acababan de contraer una enfermedad, los que habían sufrido una fractura o luxación y los que yo suelo llamar enfermos del alma.

Abundan éstos enormemente en los últimos tiempos. No me refiero con esta expresión únicamente a aquellos a los que la culpa, el remordimiento o las dudas han corroído hasta el punto de dañar su organismo. A ésos prefiero atenderlos como rabino y, por supuesto, siempre evito tratar a los musulmanes. Si cualquiera de sus rectores pensara que pretendo no convertirlos a la fe de Moisés sino simplemente obtener un ascendente espiritual sobre ellos, mis horas en este mundo estarían más que contadas. Pero no es ese tipo de enfermos espirituales el que se ha multiplicado tanto sino otro muy distinto: el de aquellos cuya ansiedad o preocupación les priva del sueño, del reposo y de la ilusión. He observado que en su mayoría son mujeres y creo que hay buenas razones para ello. En la época en que estamos viviendo, sus esposos, sus hijos y sus hermanos están combatiendo en el extranjero y pueden pasar meses antes de que se reciba alguna noticia suya, y eso si se recibe. Mientras tanto, sobre ellas

recae el oneroso peso de alimentar a unas criaturas pequeñas, de temer que el marido ausente preferirá a una esposa nueva y más joven, de aterrarse ante la perspectiva de una viudedad prematura y desamparada. Esas almas se ven reconcomidas por la angustia, por la ansiedad, por el miedo, y poco se les puede ofrecer más allá de algunas hierbas tranquilizantes mezcladas con palabras de aliento.

Acababa de intentar otorgar algo de serenidad a una de estas almas atribuladas cuando Aarón, un muchacho al que comunico mis conocimientos en el arte médica a cambio de sus servicios como fámulo, me anunció que tenía una visita importante. Siempre me ha desagradado conceder un trato especial a alguien por el hecho de que la sociedad lo considere más relevante en razón de su alcurnia o de su oro. Así se lo repetí a Aarón pero el muchacho, con un ligero temblor en la voz, me suplicó que escuchara a aquel hombre porque venía directamente del alcázar del sultán.

Iba a repetir mi rotunda negativa cuando, sin permitir que la formulara, Aarón abrió la puerta de la dependencia y ante mi vista apareció un oficial. Aunque de estatura más bien escasa y a pesar de que hablaba el árabe con un acento áspero —sospeché que se trataba de un kurdo—, la presencia del hombre era impresionante. Hubiérase dicho que en aquella pequeñez se había reunido la fuerza muscular de un toro y, al mismo tiempo, la ligereza de un león joven y bien alimentado.

Se llevó la mano al pecho, a los labios y a la frente para indicar su respeto y luego mirándome fijamente a los ojos dijo:

—Mañana se te espera en el alcázar. Sólo tienes que llegar ante la puerta principal e indicar que te espera Abdullah. Eso bastará.

Hubiera deseado preguntarle, averiguar el motivo de aquella convocatoria, saber de qué se trataba. Me resultó imposible. Antes de que pudiera siquiera abrir los labios, había repetido el ceremonioso saludo y había desaparecido.

No quise reprender a Aarón. Habría carecido de sentido. Sin embargo, reconozco que no he podido evitar que un malestar difuso y penetrante se haya apoderado de mí en las últimas horas. Desde que el faraón de Egipto, la tierra precisamente en que ahora me en-

cuentro, llamó a José, el vástago de Jacob, para que acudiera ante su presencia, no ha existido una sola ocasión en que los hijos de Israel no hayamos arriesgado la cabeza al comparecer ante un rey. No veo ninguna razón para que ahora se produzca una excepción a tan siniestra cadena de acontecimientos.

3

SEFARAD

Fue con seguridad en Sefarad donde por primera vez me inquietó la posibilidad de poder curar a la gente. Recuerdo a la perfección cuando sucedió todo aunque, desde luego, no era más que un niño. Por aquel entonces, la esposa de mi padre, al igual que la primeriza Sara a la que atendí hace apenas unas horas, se encontraba esperando la llegada de un retoño. Sin embargo, la presencia del dolor en mi vida era muy anterior y se remonta al día en que nací, que fue, precisamente, el mismo en que murió mi madre, el 14 de Nisán del año 4895 desde la creación del mundo por Adonai. En realidad, por lo que yo sé, era una gran mujer pero muy diferente de *abba*. Mi padre ejercía el respetado cargo de *dayán* en Qurduba pero, por encima de todo, pertenecía a una familia de acendrado abolengo. Durante no menos de cien años todos sus antepasados habían sido también *dayanim* encargados de conocer los pleitos que se producían entre los hijos de Israel y de darles una solución justa y equitativa. Sin embargo, sus raíces se hundían mucho más hondamente en la historia de nuestro pueblo. Con relativa facilidad, podíamos retroceder casi mil años en el tiempo y encontrarnos allí con Yehudah ha-Nasí, un ancestro que había tenido un papel fundamental en la redacción de la Mishnah; e incluso había familiares más osados que se retrotraían otro milenio y enlazaban a nuestra familia con el mismísimo rey David.

Muy diferente, empero, era la situación de mi madre. De hecho, pertenecía a una familia de carniceros ni más ni menos. Seguramen-

te, habrá quien se pregunte cómo fue posible que se contrajera tan desigual matrimonio, y a esa cuestión debo yo responder que la razón se encuentra en un sueño. Me explico. Cuando *abba* le comunicó a mi abuelo que tenía intención de casarse con la que sería mi madre, éste comenzó a mesarse los cabellos, a levantar los brazos al cielo y a lanzar sobre él improperios con la intención de convencerle de que la hija de un ignorante en cuya casa malcumplíase la Torah jamás podría ser una buena madre que educara correctamente a los hijos de un futuro *dayán*. Por lo que sé, los argumentos de mi abuelo fueron expuestos con una extraordinaria contundencia y solidez pero no convencieron a mi padre. Más bien, cuando el abuelo se tomó un respiró para descansar de su perorata, *abba* le miró fijamente y le dijo:

—Padre, lo que dices está cargado de razones, pero he tenido un sueño y en él se me mostraba que debía tomar por esposa a la hija del carnicero. No puedo desatender esa orden superior.

Y no lo hizo. Se casó con mi madre y, al poco tiempo, ésta quedó embarazada. Mi padre me contaría luego en repetidas ocasiones que en cuanto supo la noticia comenzó a rezar para que su hijo futuro fuera varón y, sobre todo, conociera y obedeciera meticulosamente la Torah que Adonai entregó a Moisés en el monte Sinaí. Era consciente de que su esposa no era la persona más preparada para llevar a cabo esa tarea, pero pensó que él se bastaría y se sobraría para educarme de la manera más adecuada. Quizá, al pensar así, *abba* desconfiaba excesivamente de su esposa. Desde luego, mi madre no tuvo la menor posibilidad de demostrar que estaba equivocado. Sufrió un parto difícil y nada más darme a luz expiró. Su destino fue así similar al de Raquel, la esposa de nuestro antepasado Jacob, que entregó el alma al parir a Benjamín. *Abba* contrajo entonces matrimonio con otra mujer, precisamente aquella que sufría los dolores de parto cuando sucedió lo que ahora voy a relatar.

Aquel día, tal y como es habitual entre nosotros, los hijos de Israel en la *golá*, mi padre esperaba en una habitación cercana a la de su esposa a que se le informara del desenlace. No sufría la angustia de carecer de herederos varones porque a la sazón había llegado

yo a este mundo pero, aún así, estoy convencido de que prefería otro niño a una hija. Razones no le faltaban, ésa es la verdad, ya que por todos es sabido que del varón puede esperarse ayuda en el negocio, ingresos rápidos, defensa frente al intruso, continuación de la administración del patrimonio familiar y protección cuando llegue la ancianidad. Las hembras no son tan afortunadas. Durante años debe protegerse su honra porque, de verse menoscabada, no sólo les afectará a ellas, sino a todo aquel con el que tengan alguna relación familiar. Luego —algunos comienzan a hacerlo en la misma infancia— hay que dar con un esposo al que, por añadidura, debe entregarse una dote sustanciosa. No me extraña que los padres con varias hijas se sientan no pocas veces presa de la desesperación. Pierden una parte nada despreciable de sus ingresos amasados con sudor y esfuerzo para que vayan a parar al peculio del que contrae matrimonio con su hija y a cambio suelen recibir sólo preocupaciones y poca o ninguna atención el día de mañana. Y si alguna vez un grupo de desalmados atacara su negocio o propiedad, los hijos pueden servirle de baluarte pero las hijas son sólo un motivo añadido de congoja. A fin de cuentas, no empuñan la espada, y bien pueden ser violadas. Me consta que, precisamente por este tipo de razones, no pocos *goyim* se deshacen de sus hijas al nacer. Sin embargo, la Torah que Adonai entregó al profeta Moisés en el monte Sinaí condena sin paliativos ese tipo de conductas. En el libro de Bereshit, el primero de las Escrituras, afirma de manera categórica que el ser humano fue creado como varón y hembra y que ambos lo fueron a imagen y semejanza de Adonai. Justo por eso, los hijos de Israel nunca abandonamos a nuestros vástagos ni consentimos que entre nosotros se practiquen abortos. ¿Cómo íbamos a destruir o abandonar a una criatura que lleva impresa en su corazón la impronta de Aquel que sostiene los mundos con la fuerza de Su Palabra?

Yo era consciente aquella tarde de que me encontraba cerca de una situación especial, ya que no en vano las mujeres de la familia habían estado llegando durante todo el día con canastas de frutas, de verduras y de aves de corral. Hacían mucho ruido, daban voces y no reparaban en tapizar sus acaloradas conversaciones con exagera-

dos aspavientos, pero a mí precisamente todo aquello no me desagradaba sino que me provocaba una alegría chispeante y difícil de definir. Era como si se anunciara una fiesta cuyo contenido ignoraba pero que, en cualquier caso, me contagiaba de su gozo vivaracho. Durante un buen rato, recibí los besos sonoros de las recién llegadas, sus achuchones admirativos y sus frases referentes a mi estatura creciente o a la fuerza de mis músculos. Ahora que ha quedado sobradamente de manifiesto que no soy ni alto ni fuerte, el recuerdo de aquellas palabras me ocasiona una sensación agridulce mezcla de nostalgia y de ternura, pero en aquel entonces sé que me causaron un orgullo alegre y hasta temerario. Me hallaba sumido en aquel sentimiento cálido y dulce a la vez cuando a mis espaldas resonó la voz, fuerte e imperativa, de mi padre:

—¡Moisés! ¡Ven!

No tenía, desde luego, el menor deseo de abandonar aquella bullanguera compañía femenina para acudir al lado de *abba*, de manera que dirigí unos ojos mudos pero expresivos hacia la suegra de mi padre. Aunque no me unía con ella ningún lazo de sangre, siempre me había tratado con cariño y creía yo que bastaría con que intercediera en mi favor, con que alegara que podía serle de utilidad pelando verduras o desplumando un pollo, para que me viera liberado de la presencia paterna. Por eso, ni me volví ni realicé el más mínimo ademán que pudiera indicar que había oído la orden. Se trató sólo de un instante pero en su brevedad experimenté la divertida alegría del que cree que se ha salido con la suya y que, consiguiéndolo, es un ser más libre.

—¡Moisés! ¿Estás sordo?

Dirigí nuevamente unos ojos infantiles y suplicantes a la anciana. Esta vez, sin embargo, lo que pude leer en sus pupilas negras me inyectó una pena extraña teñida por el sentimiento de lo inevitable.

—Será mejor que obedezcas a tu padre —me dijo mientras me acariciaba suavemente la mejilla izquierda.

Hubiera deseado rebelarme, protestar, patalear, gritar incluso. Sin embargo, me contuve. Sabía de sobra el enunciado del quinto mandamiento que Adonai había entregado a Moisés en el Sinaí,

aquel que dice: «Honra a tu padre y a tu madre como Adonai tu Dios te ha ordenado, para que se prolonguen tus días, y para que te vaya bien sobre la tierra que Adonai tu Dios te da». Desde luego, aunque fuera un niño, no estaba dispuesto a que se acortaran mis días simplemente por no obedecer a mi progenitor, y más cuando nadie me apoyaba.

Con la cabeza baja y un gesto que pretendía aparentar que no había oído la primera vez que me había llamado, llegué a la altura de mi padre, el conocido rabino y *dayán* Maimón.

—Moisés —dijo con voz tranquila pero, a la vez, severa—, no puedo perder el tiempo esperando a que obedezcas. Si te llamo, debes acudir de inmediato.

Hubiera sido absurdo intentar justificar lo injustificable. Asentí sumisamente con la cabeza mientras elevaba lo menos posible los ojos para descubrir la forma que adoptaba la mirada de mi padre. Pero las pupilas del *dayán* Maimón se hallaban enfocadas en una dirección por completo distinta, la de la puerta de su gabinete. Entré en la habitación detrás de él y de inmediato descubrí la *meguil·lah* de la Torah que reposaba abierta sobre la mesa. ¿Así que se trataba de eso? Mientras su segunda esposa traía a este mundo a un hermano y las mujeres de la casa cocinaban y se reían, yo debía continuar los estudios de la Torah. Una sensación de malestar, como si fuera un pájaro inerme al que acaban de encerrar en una odiosa jaula, descendió fría y desoladora sobre mi pecho.

No es que no me gustara el estudio de la Torah. Me encantaba, a decir verdad. Aunque lo normal era que en casa y en la calle habláramos en árabe, aunque era ésa la primera lengua que había aprendido a escribir, la lectura de la Torah me permitía adentrarme en otro idioma, un idioma especial, extraordinario, sobrenatural: el hebreo. No se trataba sólo de que pocos lo conocíamos y podíamos entendernos a través de él —y eso era un aliciente más que considerable—, sino de que además era el mismo lenguaje en que Adonai se había dirigido a Abraham, Isaac y Jacob. Con aquellas palabras, con aquellos verbos, con aquellas construcciones, Adonai había anunciado a Moisés que liberaría a mis antepasados de la esclavitud

de Egipto; había asegurado a Josué que los muros de Jericó se desplomarían con el sonido de las trompetas y había confirmado a David que no debía temer a los crueles filisteos porque los entregaría en sus manos.

La mezcla de la novedad, del parecido con el árabe que utilizaba cotidianamente y de aquellas historias en las que Adonai se acercaba a los hombres tanto que casi hubieran podido osar tocarlo con la punta de los dedos me habían llevado a aprender el hebreo con bastante rapidez. Lo más difícil, sin embargo, vino después.

Apreciamos el conocimiento de las plantas porque nos enseña cuáles nos alimentarán mejor y cuándo; el de los animales, porque nos indica cuáles debemos evitar y cuáles convertir en fuente de leche, carne o cuero; el de los astros, porque nos muestra la fecha exacta de aquellas fiestas con cuya celebración honraremos al que todo nos lo da. Realmente, no existe conocimiento que merezca el nombre de tal si no nos proporciona un instrumento válido para vivir mejor. Por eso precisamente el estudio del hebreo resulta útil para leer la Torah, pero la belleza de las historias y los mandatos contenidos en ella no tendrían ningún valor de no ser porque nos enseñan a vivir según lo que el Creador de todo dispuso. Cuando mi padre, el rabí y *dayán* Maimón, me enseñaba todo aquello, en realidad, estaba abriéndome las puertas de un conocimiento no sospechado que, como todo conocimiento valioso, era difícil y exigía esfuerzo. Ahí exactamente fue donde la Torah dejó de resultarme divertida y sugerente, para transformarse en algo no pocas veces complicado y enojoso.

—Siéntate —me dijo indicando un taburete de tres patas que estaba situado cerca de la pulida mesa donde reposaba la *meguil·lah* de la Torah.

Obedecí resignado mientras pensaba en el fondo de mi corazón que quizá el nacimiento de mi hermano o el anuncio de la comida podría aliviar mi tiempo de estudio.

—¿Recuerdas qué fue lo último que vimos ayer? —preguntó mi padre mientras se situaba a mi espalda, una posición que le permitía tener dentro de su campo visual tanto la *meguil·lah* de la Torah como a mí.

La pregunta era fácil, pero yo no tenía interés en contestar con rapidez. En realidad, lo que deseaba era ganar tiempo y, para conseguirlo, puse en funcionamiento una de mis tácticas dilatorias más afortunadas.

—La semana pasada —comencé a sabiendas de que esa no había sido la pregunta de mi padre— estuvimos examinando primero las diez *devarim* que Adonai entregó a Moisés en el Sinaí. Luego vimos el gran mandamiento que Adonai ha prefijado para los hijos de Israel y que pronunciamos tres veces al día en la oración de Shemá que dice…

—Moisés, sé de sobra que conoces la oración de Shemá —me interrumpió mi padre con un leve tono de impaciencia—. ¿Recuerdas lo que vimos ayer?

Resultaba obvio que mi táctica había obtenido escaso resultado. Bien, no me quedaba sino aceptar las cosas tal y como venían.

—Ayer —dije intentado ocultar mi contrariedad— comenzamos a ver las advertencias contra la idolatría que Adonai entregó a Moisés y que éste consignó en la Torah después de las exhortaciones a la obediencia. Estas exhortaciones a la obediencia revisten un interés especial porque…

—No es necesario que me expliques por qué son interesantes, Moisés —cortó secamente mi padre—. Comienza a leer donde nos quedamos.

Aparentando una dedicación que distaba mucho de disfrutar en aquellos momentos, busqué con la mirada el lugar donde debía comenzar la lectura. Mi padre escuchó con aparente indiferencia la manera en que entonaba las palabras hebreas. Ignoro si ya estaba acostumbrado a que leyera bien en la lengua sagrada o si consideraba que otorgarme elogios no se encontraba entre sus funciones.

—Detente ahí —dijo al fin—. ¿Has entendido lo que acabas de leer?

Asentí con la cabeza sin despegar los labios.

—Entonces traduce —ordenó mi padre.

Aquella parte concreta del estudio de la Torah era una de las que se hallaban más plagadas de riesgos. Por regla general, podía traducir

el texto con relativa facilidad pero, cuando menos lo esperaba, aparecía alguna palabra de infausta oportunidad que no sólo desconocía sino que no se parecía lo más mínimo a ninguna otra que hubiera podido leer con anterioridad. En esas situaciones, mi padre solía recordarme algún término que ya habíamos visto, y no era raro que acabara recibiendo un castigo por mi falta de agudeza, de memoria o de interés.

—«Y por haber escuchado estos mandatos —comencé a traducir— y haberlos guardado y haberlos puesto en obra, Adonai tu Dios guardará contigo el pacto y la misericordia que juró a tus padres…»

Observé de reojo a mi padre. Había cerrado los ojos, tenía las manos depositadas en el regazo y se hubiera podido pensar que dormitaba. Desde luego, si era así podía considerarme afortunado. Inmediatamente interrumpí la traducción. Por un instante, un instante dulce y delicado, mi padre mantuvo inmóviles los párpados. Estuve a punto de lanzar un grito de alegría para subrayar el gozo que me producía aquella inesperada liberación pero me contuve. ¡Qué fortuna la mía! Sólo debía esperar unos instantes más y, a continuación, abandonar aquella sala.

—Moisés, ¿puede saberse por qué has interrumpido la lectura?

De no ser porque había contemplado claramente el movimiento de sus finos labios podría haber jurado que era otro el que había pronunciado aquellas palabras de reproche.

—«… y te amará… —proseguí tragando saliva— y te amará, te bendecirá y te multiplicará, y bendecirá el fruto de tu vientre, y el fruto de tu tierra, tu grano, tu vino, tu aceite, la cría de tus vacas y los rebaños de tus ovejas en la tierra que juró a tus padres que te daría…»

Hice una pausa. Mi padre no me había interrumpido pero la expresión que tenía pintada en su rostro, donde los ojos seguían cerrados, parecía indicar más que nunca que transitaba por los senderos del sueño. Quizá…

—Moisés, ¿acaso deseas agotar mi paciencia?

—No, no —balbucí—. «Bendito serás más que todos los pueblos. En ti no habrá ni hombre ni mujer estéril, ni en tus ganados. Y qui-

tará Adonai de ti toda enfermedad; y todas las plagas malas de Egipto que conoces, no las hará recaer sobre ti...»

Me detuve. Creo que en aquel momento una sonrisa estuvo a punto de aflorarme a los labios, pero logré reprimirla antes de que mi padre tuviera la más mínima posibilidad de descubrirla. Para remate, seguía con los ojos totalmente cerrados y la misma expresión distante del mundo donde liba la abeja y crece la espiga.

—*Abba* —dije adelantándome a cualquier posible reprensión—, desearía formular una pregunta.

Mi padre, el rabino Maimón, no pronunció una sola palabra. Se limitó a alzar el dedo índice de la mano derecha para indicarme que contaba con su autorización.

—Verás, *abba* —dije con tono de inusitado interés—, aquí nos enseña la Torah que Adonai liberará a los hijos de Israel de cualquier enfermedad... Es así, ¿verdad?

—¿Es ésa tu pregunta, Moisés? —dijo mi padre, y en sus palabras percibí un ligero tinte de impaciencia.

—No... no... —respondí—. Creo que el texto lo entiendo. Lo que deseo saber es otra cosa. Si Adonai ha prometido que quitará las enfermedades de los hijos de Israel que vivan de acuerdo a la Torah y Adonai no puede mentir, ¿significa eso que podemos confiar en que curará siempre nuestras dolencias?

Las cejas de mi padre se elevaron trazando dos curiosos arcos sobre sus ojos, pero siguió manteniendo los párpados cerrados.

—Sí, Moisés, en eso podemos confiar —respondió con voz cansina— y ahora continúa...

—No he formulado todavía la pregunta —le interrumpí respetuosamente—. Lo que deseo saber es para qué necesitamos médicos si de todas formas Adonai se ocupará de sanar nuestras enfermedades.

Por primera vez desde que había iniciado la lectura de la Torah, los ojos de mi padre se abrieron. Lo hizo de manera rápida, repentina, instantánea, como si hubiera estado dormido y le hubieran propinado un golpe especialmente doloroso que le hubiera arrancado del mundo de los sueños.

—¿Qué acabas de decir, Moisés? —preguntó mientras un gesto de sorpresa surcaba su rostro con la misma fuerza que el plateado relámpago rasga el negro firmamento las turbulentas noches de tormenta.

Tragué saliva, pero en lo más íntimo de mi ser sospechaba que la difícil tarea de leer y estudiar la Torah había llegado a su final por aquel día.

—*Abba*, lo que deseo saber es para qué es necesario un médico si Adonai ha prometido curarnos —respondí—. Yo creo que...

No pude concluir la frase. Mi padre alzó la diestra imponiendo silencio. Luego se puso en pie, se llevó las manos a la espalda y comenzó a caminar con lentitud por la habitación. La cruzó al menos tres veces antes de detenerse frente a la única ventana de la estancia. Como era habitual en las moradas de Sefarad, se hallaba cerrada de forma casi hermética por una hermosa celosía de madera calada. Aquella hoja, no especialmente gruesa, servía no tanto para proteger de los ladrones como para preservar la intimidad casi sagrada de los habitantes de cada casa. Su discreto trazado permitía observar sin ser visto y contemplar sin ser objeto de indiscreciones no deseadas. Por un instante, mi padre, el rabino Maimón, se paró ante aquel centinela de nuestra intimidad como si observara algo que mis ojos no podían captar. No me moví del taburete, aunque ansiaba levantarme para saber qué llamaba su atención de aquella manera. ¿Se trataba de un insecto? ¿Quizá de una mancha? Concentraba mi pensamiento intentando descubrirlo cuando, inesperadamente, alargó las manos a la celosía y tirando de ella la abrió.

Una nube de luz caliente y amarilla penetró en la habitación con la misma fuerza que debió de brotar el agua de las fuentes celestiales y subterráneas cuando se inició el diluvio de los días de Noé. Fue como si aquella luminosidad inesperada viniera de la mano de un viento que, impetuoso, llenara la estancia hasta su rincón más recóndito.

Mis pupilas se habían acostumbrado a la suave penumbra, de manera que, sin poderlo evitar, me llevé las manos a los ojos para eludir aquellos agudos dardos de luz que me los herían como si se

tratara de teas diminutas. Sólo cuando *abba* se situó entre la luz cegadora que entraba a raudales por la ventana y mi rostro, me pude permitir apartar los dedos.

—Moisés —dijo—, deseo contarte una historia. Hace años, muchos años, unas lluvias inesperadas provocaron el desbordamiento de un río y las aguas sobrepasaron el cauce hasta anegar los campos y las casas de los que vivían cerca de la ribera. Entre las víctimas de la riada se encontraba uno de los hijos de Israel. Afortunadamente, su morada se hallaba en la falda de una montaña, pero al contemplar cómo las aguas comenzaban a remontar la vaguada, tomó su *kipah*, se la caló y se dirigió a Adonai: *Baruj ata, Adonai Elohenu, melej ha-olam...* dijo con auténtico fervor. Ayúdame Tú que retiraste las aguas del mar de las Cañas para que pudiera pasar el pueblo de Israel dirigido por Moisés, Tú que dividiste las aguas del río Jordán para franquear el paso a las huestes de Josué... Así suplicó a Adonai convencido de que tenía poder para ayudarle. Apenas había concluido la oración cuando llamaron a su puerta. Eran dos primos suyos que le dijeron: Isaac, la riada está subiendo desde el valle. Hemos decidido escapar de ella y tenemos una mula de sobra. Monta en ella y acompáñanos. Isaac lo pensó pero, casi de inmediato, rechazó el ofrecimiento convencido de que Adonai acudiría en su ayuda. Apenas sus primos abandonaron el lugar, Isaac se asomó a la ventana de su casa y descubrió con espanto que el agua seguía subiendo por la ladera y que sus remolinos parduscos devoraban todo a su paso. Por un instante, sintió miedo pero, al instante, volvió a calarse la *kipah* y nuevamente suplicó a Adonai que lo librara.

—¿Y esa vez lo libró? —pregunté intrigado por la historia.

Mi padre no pareció escucharme. Se limitó a mirar hacia algún punto situado al otro lado de la calle y continuó su relato.

—Isaac, que cada vez estaba más alarmado, sintió de repente que llamaban a la puerta de su casa y acudió corriendo a abrirla pensando que se trataría quizá de algún ángel enviado por Adonai para rescatarlo. Cuál no sería su desilusión al descubrir que se trataba solamente de uno de los hombres de la aldea. «¡Isaac, Isaac! —le urgió—. Yo estaba ya en camino hacia la cumbre de la montaña, pero

he visto que el agua se acercaba ya a tu huerto y que aún no te habías puesto a salvo. ¡Date prisa! ¡Sube a mi carro y huiremos antes de que la riada inunde esta casa!». Una vez más, Isaac consideró la situación. Sin duda, las circunstancias eran más difíciles que nunca, pero precisamente por eso consideró que debía ser más fuerte en su fe de lo que lo había sido hasta entonces y, enérgicamente, rechazó la invitación de su vecino. Apenas éste se había marchado cuando pudo percibir cómo las aguas chocaban estrepitosamente contra los muros de su vivienda.

—¿Y se ahogó? —pregunté cada vez más atrapado por el relato de aquel hombre que había pedido ayuda a Adonai.

—No, Moisés, no se ahogó —respondió—, Isaac era un hombre ágil y colocó sobre la mesa de la casa un taburete y, subiéndose sobre él, trepó hasta el techo. Si no hubiera estado la techumbre de la vivienda fabricada con ramas, Isaac hubiera perecido ahogado pero, en lugar de esa desgracia, consiguió deshacer la cubierta y salir a cielo abierto. Lo hizo con la suficiente rapidez como para que el agua que penetraba impetuosamente en la morada ni siquiera le mojara las plantas de los pies.

Al escuchar aquellas palabras, sentí cómo una sensación de fría angustia se había apoderado de mi garganta. ¿Cuándo iba Adonai a ayudar al pobre Isaac? Era un hombre de fe, de una fe extraordinaria si es que deseábamos ser justos con él. ¿Por qué entonces no lo ayudaba?

—Apenas Isaac llegó al otro lado del techo —prosiguió— pudo contemplar una barca situada a una veintena de pasos. La tripulaban dos hombres ataviados con los ropajes de la guardia del *malik* de Qurduba. «¡Eh, tú! —gritaron a Isaac—. El *malik* nos ha enviado a rescatar a aquellos de sus súbditos que aún no han podido escapar de las aguas. ¡Sube a nuestra barca y ponte a salvo!» Isaac se sintió más tentado que nunca de abandonar su casa. Apenas a un palmo de donde se hallaba, las aguas se debatían furiosas devorando todo a su paso. Le costó, le costó mucho pero, al final, rechazó también la oportunidad que le ofrecían los soldados del *malik*.

Hubiera deseado cambiar de postura pero la experiencia me había enseñado que cualquier muestra, siquiera aparente, de distracción

o falta de concentración podía ser interpretada por mi padre como una falta grave de respeto y llevarle a no dirigirme la palabra durante días. Ahora no me lo podía permitir si deseaba saber cuál había sido el destino del pobre Isaac.

—Mientras contemplaba cómo la barca se alejaba hasta convertirse en un punto no mayor que una mosca, las aguas siguieron subiendo. Muy pronto, Isaac sólo tenía a su alrededor un reducido círculo todavía seco. Entonces, sabedor de que en apenas unos instantes sería tragado por las aguas, comenzó a gritar: «¡Adonai! ¡Adonai! He confiado en Ti. He creído en Ti. He descansado mi alma en Ti. ¡Y no me has oído! ¡Voy a ahogarme y no has hecho nada para salvarme! ¿Así guardas la palabra que diste a Tu pueblo, Israel, al que sacaste de la tierra de Egipto?». Entonces un rayo de luz horadó las tinieblas que habían ido cubriendo de negrura el firmamento. No se oyó nada, pero Isaac supo que era el mismo Adonai y que iba a responderle. Abrumado y sobrecogido, se postró sobre su rostro y entonces oyó la voz de Adonai que le decía: «Isaac, yo escuché tus súplicas. Primero, te envié a tus primos con un animal para que te salvaran; luego, fue un vecino el que acudió a socorrerte movido por mi inspiración y, finalmente, impulsé a los mismos *goyim* para que te proporcionaran refugio a bordo de su barca. ¿Qué más necesito enviarte para que te decidas a salvarte?».

Cuando mi padre, el rabino Maimón, concluyó la historia, sus ojos estaban clavados en los míos.

—¿Has entendido la historia, Moisés? —me dijo sin apartar la mirada de mí.

—Creo... creo que sí —dije.

—Bien, Moisés —repuso—, como has visto, algunas personas piensan que Adonai sólo puede actuar de manera directa. Si promete que nos alimentará, esperan encontrar a la puerta de su casa una canasta con comida; si asegura que nos curará, cuentan con sanaciones milagrosas. Al pensar así sólo demuestran que son unos ignorantes. Adonai nos da de comer proporcionándonos trabajo, talento o fuerza, y nos cura... bueno, nos cura no pocas veces a través de un médico. ¿Entiendes ahora?

—Sí —respondí lacónicamente.

—No sé lo que Adonai ha preparado para ti, hijo —dijo mi padre—, pero, sea lo que sea, las mejores labores son aquellas que a Él le permiten cumplir Sus mejores promesas. Alimenta el cuerpo o el alma de los demás, cúralos o enséñales a comportarse de la manera que Adonai desea.

No estaba acostumbrado a que mi padre se dirigiera a mí de una manera tan directa y sentí cómo un calor suave y, a la vez, emotivo invadía todo mi ser desde la raíz del cabello hasta las plantas de los pies. Abrí entonces la boca para solicitar una aclaración.

—¡Rabino, ya ha nacido! ¡Es un varón!

Era la madre de mi madrastra la que se había dirigido a mi padre con aquel tono de voz apresurado e inquieto pero, a la vez, feliz. Cuando el rabino Maimón abandonó la habitación arrastrado por la buena noticia, salida no de una boca angélica sino maduramente femenina, mis labios seguían abiertos en un gesto de sorprendida interrogación.

¡Qué diversidad de mundos se da cita en las relaciones entre hermanos! El libro de Bereshit, el primero de la Torah que Adonai entregó a Moisés en el Sinaí, refiere cumplidamente cómo la primera guerra entre seres humanos se produjo cuando Caín decidió matar a su hermano Abel. Como ha sucedido en la inmensa mayoría de las guerras que han tenido lugar en este mundo desde aquel entonces, el motivo distó mucho de ser noble. Caín aborrecía a Abel —quizá incluso le envidiaba— por la sencilla razón de que era mejor que él y de que Adonai le manifestaba su agrado. Es sabido que Caín invitó a su hermano a dar un paseo por el campo y luego lo mató. Cuando Adonai le salió al encuentro y le dijo que la sangre derramada de su hermano clamaba desde la tierra, Caín se limitó a señalar que no era el guardián de su hermano. En otras palabras, no sólo no reconoció ninguna culpa en lo que había sucedido, sino que incluso se permitió acusar a Dios de lo acontecido. Si Él —que era el guardián del género humano— no lo había impedido pudiendo hacerlo, ¿por qué tenía que culparle a él, un simple mortal? En esto tampoco han cambiado las cosas con el correr de los siglos. Los agresores siempre encuentran una justificación para sus actos y cuando se ven enfrentados con su responsabilidad la desvían hacia otros —sin excluir a Dios— pretendiendo presentarse como seres carentes de la menor culpa. Así son los malos hermanos, estén ligados por vínculos de sangre o por el simple hecho de que todos descendemos de la única pareja creada directamente por Adonai.

Sin embargo, a pesar de que la maldad puede aflorar en la relación entre hermanos también la bondad encuentra en ella algunos de sus frutos más sa-

zonados. El buen hermano nos escucha, nos comprende, nos apoya, nos ayuda, nos enseña, nos presta y si llegamos a caer en cautividad nos rescata. Al igual que sucede con el matrimonio, con el vino o con el perfume, el hermano es algo maravilloso creado por Dios pero también susceptible de generar terribles amarguras.

4

FOSTAT

Acudí esta mañana hasta el alcázar tal y como se me instruyó ayer. Desconozco quién es realmente el tal Abdullah pero puedo dar fe de que bastó musitar su nombre para que el centinela me franqueara la entrada indicándome cómo llegar al sitio donde se esperaba mi presencia. No podría asegurarlo dada la rapidez con que se desarrolló la escena pero me atrevería a decir que el guerrero manifestaba un temor que excedía con mucho el respeto debido a un superior.

Apenas crucé el portalón del alcázar me encontré con un anciano vestido con un ropaje lujoso pero comedido. Era lujoso porque nadie habría negado que tanto el género como el corte que lo formaban distan mucho de estar al alcance de la inmensa mayoría de los habitantes de esta población; era comedido porque se percibía un deseo nada oculto de no exagerar la suntuosidad. Deduje de ello que debía de tratarse de un funcionario importante, pero no tan influyente ni tan seguro de su posición como para poder dar muestra de su riqueza sin temor a despertar la envidia y, con ello, a labrar su desgracia. Se limitó a indagar mi nombre y a pedirme que lo siguiera, y así, efectivamente, lo hice.

No tardamos en llegar hasta un despacho de dimensiones regulares a cuya puerta montaba la guardia un centinela alto y de gesto exageradamente fiero. Me dio la impresión de que era uno de tantos campesinos que llegan a la ciudad y que intentan extremar la apariencia de aquello que creen que se espera de ellos para mante-

nerse en el puesto. A éste seguramente le habrían dicho que debía inspirar temor y allí estaba lanzando miradas brutales, tanto que pensé que era más simple que feroz.

Al atravesar el umbral me encontré con un hombre que escribía sentado a una mesa de hermosa madera. El ventanal daba sobre su espalda, con lo que no le faltaba luz para realizar sus tareas. Levantó la vista del escrito nada más apercibirse de mi presencia pero limpió la punta del cálamo y procedió a guardarlo en un estuche de metal bruñido antes de dirigirse a mí.

—¿Acaso eres Moisés, el médico? —me dijo con una voz neutra, fría, que sólo pretendía verificar lo que ya sabía.

Le contesté afirmativamente y antes de que concluyera mi respuesta volvió a hablarme.

—¿Dónde rendiste el examen para que se te otorgara la autorización de ejercer el arte médica?

Le respondí y pareció quedar satisfecho aunque todavía formuló un par de cuestiones más en relación con mis maestros y los lugares donde había realizado mis funciones de sanador de cuerpos.

—¿Crees que podrías curar las afecciones de una mujer? —me preguntó apenas terminé de responderle.

—He tratado a docenas de mujeres, quizá a centenares, desde que soy médico —le respondí intentando infundirle seguridad pero, a la vez, sin caer en la presunción ni en la petulancia.

—¿Tendría que visitarte esa mujer en tu dispensario? —preguntó sin que la frialdad desapareciera de su rostro.

—Es lo habitual —contesté—. Allí cuento con todo mi instrumental y, sobre todo, con remedios que no me resulta fácil llevar a una casa. Nunca atiendo a una mujer sin que alguno de sus deudos se encuentre delante pero, naturalmente, puedo hacer excepciones y...

El hombre levantó la mano para imponerme silencio.

—Mañana al mediodía, la mujer de la que te he hablado acudirá a tu casa —dijo—. Tu morada debe estar vacía a excepción de aquella servidumbre en la que tengas plena confianza.

Abrí la boca para indagar sobre la dolencia de la mujer pero no

tuve oportunidad de articular una sola frase. El funcionario dio una palmada y, antes de que pudiera darme cuenta de lo que sucedía, el hombre que me había llevado hasta allí acudió y me mostró la salida. Apenas unos instantes después me encontraba de nuevo en la calle. Me dirigí entonces a casa inmerso en un mar de pensamientos.

5

SEFARAD

Contemplé la manera delicada cómo la madrina se acercaba hasta llegar a la altura de la esposa de *abba*. Ésta sujetaba entre sus brazos un atadillo pequeño de cintas de color y telas suaves en cuyo interior apenas se rebullía mi recién nacido hermano. Al punto que abrió los brazos la mujer, mi madrastra le tendió la criatura, mientras en su rostro se dibujaba una mezcla de alegría y temor. Yo aún era un niño y todo lo que alcanzaba mi vista debía agradecerlo a los recortados huecos que dejaban entre sí las personas mayores. Sin embargo, el panorama no era del todo malo. Aunque bastaba con la presencia de diez varones para llevar a cabo la ceremonia, la sinagoga estaba más que llena y no debía a nadie extrañarle esa circunstancia porque no todos los días se procedía a circuncidar al hijo de un rabino. A pesar de todo, aquella multitud a medias silenciosa, a medias susurrante, no me impedía observar todo. El hecho de ser el hermano mayor del protagonista de la ceremonia me había concedido un lugar privilegiado en medio del evento.

La madrina apenas sostuvo en brazos a mi hermano durante unos instantes. Sin dejar de contemplarlo con una sonrisa de satisfacción casi similar a la que habría presentado de ser ella la madre, entregó la criatura en manos del *sandak*, un sujeto cuyos ojos redondos y grandes parecían flotar por encima de un océano de pelo oscuro. No me era extraño aquel rostro de hirsuta barba negra pero tampoco habría podido decir con exactitud a quién pertenecía.

Seguramente se trataba de alguno de los sirvientes de la sinagoga o de algún miembro importante de nuestro *qahal* pero no podría asegurarlo a ciencia cierta. Sí que estoy seguro de que no era persona de escasa importancia. Sus maneras cuidadas, el tono brillante y lustroso de sus cabellos, la calidad de sus vestimentas y el bordado de su *kipah* ponían de manifiesto que contarle como *sandak* de mi hermano era un honor. Por un instante, lanzó su mirada rebosante de orgullo sobre el pequeño y luego se dirigió con paso ceremonioso y seguro hacia la habitación contigua donde debería practicarse el *berit milá*.

Cruzó el umbral y depositó a la criatura en la Silla de Elías. Nadie —ni siquiera mi padre— me había podido explicar por qué aquel asiento recibía ese nombre, aunque no podía caber duda de que se trataba de una referencia directa al profeta que había clamado contra la corrupción de la reina Jezabel consiguiendo incluso que descendiera fuego del cielo para consumir un holocausto en honor de Adonai.

Gracias a la agilidad de mis piernas, logré entrar en la habitación antes de que lo hiciera demasiada gente y colocarme en primera fila para contemplar la parte más importante de la ceremonia. Por un instante, pude observar a mi hermano, solo por primera vez desde que había dado inicio aquel decisivo rito. Las fajas de tela lo ceñían impidiendo que pudiera coger frío —¡frío en la Qurduba veraniega!—, pero si bien podían limitar sus movimientos no tenían la capacidad de segar una sonrisa alegre que iluminaba su rostro redondo y rubicundo. Lejos de sentirse intimidado por la multitud de adultos, parecía divertido, como si intuyera que era la causa de aquel ceremonial complicado que todos seguían con tanto interés.

Apenas permaneció mi hermano unos instantes sobre la Silla de Elías, los suficientes para que quedara de manifiesto que esta parte de la ceremonia se había llevado a cabo sin complicaciones. Luego, mi padre volvió a tomarlo en sus brazos y lo depositó sobre el muslo derecho del *sandak*. Yo sabía que ése era el lugar donde todo debía consumarse y no pude evitar que la boca se me abriera por la emoción mientras el corazón comenzaba a latirme con más fuerza que nunca.

Como médico, sé que esta sencilla, aunque delicada, operación tiene magníficas consecuencias posteriores. A los varones les permite verse a salvo de infecciones y dolencias que son muy comunes entre los incircuncisos. Un hombre cuyo glande ha sido desnudado y purificado por obra de la circuncisión lo mantendrá sano y en buena disposición mucho más tiempo que aquellos que han conservado el prepucio. Es incluso posible que ese vigor llegue hasta el momento en que exhale el último aliento. Con todo, estoy convencido de que las mayores beneficiarias, médicamente hablando, de esta intervención son las mujeres. He podido observar cómo el útero y, en general, los órganos de la generación de aquellas que mantienen relaciones íntimas con hombres circuncidados no sufren, corrientemente, ni trastornos ni dolencias. Por el contrario, he tenido ocasión de comprobar cómo aquellas que se entregan a incircuncisos, en mayor o menor medida, acaban sufriendo trastornos en las partes de su cuerpo más específicamente femeninas. Si los monarcas de este mundo buscaran conservar la salud de sus súbditos, una de las primeras medidas que tendrían que poner en vigor sería la circuncisión de los varones.

Sin embargo, no se trata únicamente de una cuestión de salud. Es cierto que los varones sometidos a la circuncisión pierden algo de sensibilidad en su miembro viril pero esa circunstancia, no del todo positiva, tiene magníficas consecuencias para las mujeres. Entre ellas debe señalarse que alarga el tiempo del coito, multiplica los intentos del varón de hallar satisfacción a sus deseos y estimula su imaginación en el lecho. Del disfrute derivado de esas actitudes, no goza menos la mujer que el hombre.

A pesar de todo, se equivocaría el que pensara que los judíos circuncidamos a nuestros hijos meramente por razones médicas o de placer. Para nosotros no se trata tan sólo de una cuestión de salud o de disfrute. En realidad, en la circuncisión se recoge de manera simbólica toda una manera de contemplar la vida. Me consta que los hijos de Israel no son el único pueblo que circuncida a sus varones recién nacidos —por supuesto, a diferencia de algunos seguidores del islam jamás circuncidamos a las hembras— pero existen diferen-

cias esenciales entre la ceremonia que se realiza entre nosotros y la circuncisión practicada por otras naciones. Lo que nosotros conocemos como *berit milá* —y los árabes, como *jitán*, *jitanah* o *jatna*— es el cumplimiento de la señal del *berit* que Adonai contrajo con nuestro padre Abraham. Adonai le prometió que su descendencia sería numerosa como las arenas del mar y las estrellas del cielo y que a esa descendencia le entregaría *Erets Israel*. Como muestra eterna de que Abraham aceptaba el pacto, Adonai le ordenó circuncidar a los varones de su familia y de su servidumbre. Ese mandato quedó refrendado en el Sinaí cuando Adonai le entregó a Moisés la Torah donde se establecía que la circuncisión debería llevarse a cabo al octavo día del nacimiento de la criatura. Ni siquiera el mandato del *shabat*, del descanso semanal, es más importante que el del *berit milá*. Si el octavo día del nacimiento de un niño fuera un *shabat*, la ceremonia se llevaría igualmente a cabo. A mi edad, he contemplado cómo se realizaba docenas de veces pero aquella mañana precisamente era la primera vez que tenía posibilidad de asistir a un evento de semejante relevancia y la emoción me estaba provocando un temblor nervioso que no lograba contener.

En cualquier otro caso, un *mohel* hubiera tenido que llevar a cabo la ablación del prepucio de mi hermano. Sin embargo, mi padre, el rabino Maimón tenía la competencia necesaria para realizar aquella ceremonia y no estaba dispuesto a privarse de semejante privilegio, el de dejar inscrito de manera imborrable en la carne la pertenencia a un pacto que carecía de paralelo cuando fue sellado. Con gesto preciso, como si no le afectara el hecho de que se tratara de su hijo, desnudó el cuerpecillo y, una vez expuesto, apartó los muslos para poder ver con más facilidad su miembro viril. Mientras el *sandak* sujetaba lo mejor que podía al pequeño a fin de que no realizara movimientos inconvenientes, mi padre tomó de un cojín un cuchillo de afilada piedra. Es curioso. No podría decir con exactitud la manera en que vestía mi padre pero recuerdo a la perfección que, antes de descender sobre mi hermano, aquel instrumento despidió un destello amarillento que me pareció raro pero hermoso.

Su espalda, encorvada y ancha, me impidió ver lo que estaba su-

cediendo pero el llanto del niño me avisó de que la operación se había iniciado. Cuando vi que mi padre se inclinaba sobre el pequeño y acercaba los labios a su pene supe que todo estaba a punto de consumarse. Chupó la sangre que brotaba de aquel diminuto miembro viril y luego, con cuidado, la escupió en una panzuda copa de plata que alguien le tendió. Seguramente, la criatura no sangró mucho porque no tenía mucho con lo que sangrar. Sin embargo, cuando vi el cuajarón rojizo y salivoso que brotaba de los labios gordezuelos de mi padre apenas pude reprimir un gritito de sobrecogimiento. De hecho, cuando miré en torno mío para ver si alguien había captado mi falta de control sólo descubrí el gesto de reprensión reflejado en el arrugado rostro de la abuela del recién admitido en el pacto de Israel. Sin duda, era una mujer muy piadosa pero esa circunstancia no la convertía en alguien dotado de cariño o afecto. A decir verdad, su meticulosidad en el cumplimiento de los deberes religiosos solía producirme una desazón especialmente desagradable como estaba sucediendo justo en aquellos momentos. Estoy convencido de que aquella mirada me habría ocasionado una profunda tristeza de no ser porque un murmullo de satisfacción me devolvió a la atmósfera de alegría ligada con la ceremonia.

Levanté los ojos y alcancé a ver cómo mi padre entregaba a mi hermano a un hombre de cabellos extrañamente rojizos. A éste sí le conocía bien. Había llegado a Qurduba un par de años antes procedente del reino de Castilla. Al principio, su intención era convencer a mi padre y a otros miembros ilustres del *qahal* para que se trasladaran al norte donde, según él, abundaban las oportunidades de enriquecerse con el comercio. Durante algún tiempo le escucharon pero, al final, cuando supo que en Sefarad se podía ser judío y tener varias esposas, él mismo decidió quedarse en Qurduba... y se casó con la joven heredera de una familia de agricultores que vivían muy cerca de nuestra casa. Mi padre debía de apreciarle mucho porque, de lo contrario, no le hubiera conferido el inmenso honor de sostener a mi hermano mientras se le imponía un nombre judío.

Observé cómo colocaban delante de mi padre y del pelirrojo que sujetaba a mi hermano una copa de vino. Era plateada y su bru-

ñida superficie estaba primorosamente surcada por inscripciones tomadas de la Torah y dibujos no por caprichosos menos bellos. Con gesto piadoso, mi padre entonó una bendición especial y, a continuación, dijo en tono solemne:

—¿Qué nombre se le impondrá al niño?

Reconozco que me sorprendió aquella pregunta. Si mi padre, que además de ser el primogenitor, ostentaba la condición de *dayán* y rabino, ignoraba aquel dato, ¿quién podía saberlo en este mundo?

—Daniel —respondió con absoluta seguridad el hombre de cabellos rojizos.

Al escuchar el nombre experimenté una sensación dulcemente agradable. Apenas unas semanas antes había comenzado a leer el libro del *naví* que tenía el mismo nombre que acababa de recibir mi hermano. A diferencia de otros textos, aquel rollo estaba lleno de historias que me cautivaron desde el principio. En sus líneas pude conocer la historia de tres jóvenes que se habían negado a adorar la imagen del rey de Babilonia y que, precisamente por su obediencia a la Torah, habían sido arrojados a un horno de fuego, aunque no se les chamuscó un solo pelo. También me enteré de cómo los enemigos de Daniel habían logrado que lo arrojaran al foso de los leones, pero un ángel había cerrado las fauces de las fieras y no recibió un solo rasguño. No obstante, sin ningún género de dudas, lo que me había resultado más sugestivo era que el libro del *naví* establecía la fecha en que debía venir al mundo el mesías, el redentor que Adonai había dispuesto para salvar no sólo a su pueblo Israel sino también a los *goyim*. Si se tenían en cuenta esos antecedentes, había que llegar a la conclusión de que, decididamente, no se había equivocado en la elección del nombre.

—Lailaralairalala —comenzó a canturrear uno de los asistentes a la ceremonia, y entonces, como si se hubiera pronunciado un mágico ensalmo, todos comenzaron a acompañarle en su melodía alegre y risueña, que cantaba la alegría de la que disfrutaríamos todos una vez que el mesías hubiera llegado y en el mundo ya no existieran ni la enfermedad, ni el dolor, ni la injusticia, ni la muerte.

Algunos seres humanos son tan ingenuos como para creer que la liberación que ansían y que les convertirá en personas felices y libres puede ser meramente externa. Creen con absoluta seguridad que, si tan sólo pudieran pagar menos impuestos o soportar a un vecino menos molesto o si reinara aquel personaje en quien confían, el mundo experimentaría un cambio tan profundo que podrían ser inmensamente dichosos. Ahora no lo son, claro está, pero esa circunstancia grave la atribuyen a que no se dan las condiciones que los convertirían en personas por completo felices. No dudo de la convicción y de la buena fe de aquellos que piensan de esa manera. Sin embargo, estoy seguro y cierto de que yerran en grave manera.

La verdadera liberación siempre comienza por el interior de cada uno y el exterior es algo secundario que si carece de lo esencial se queda en nada. Creo que ésa es una de las razones principales por las que los musulmanes han fracasado. Mahoma, el fundador de esa estrambótica religión, les prometió todo lo que podría ser codiciable para ellos. Primero, el botín que obtendrían de los derrotados; luego las mujeres, que pueden poseer en número de cuatro si se trata de esposas legales e indefinido si de concubinas hablamos; por último, el paraíso. Si deseamos ser honrados, hay que reconocer que Mahoma lo prometió y tanto él como sus sucesores lo han otorgado. Raro es el musulmán que no tiene varias esposas, que no vive del trabajo de los pobres dhimmies, *ya sean nasraníes o hijos de Israel; o que no ansía ese paraíso en que desflorarán una tras otra a vírgenes perpetuas y trasegarán bebidas deliciosas pero no embriagantes. ¿Acaso son por ello más felices? Rotunda-*

mente no. Siguen ansiando lo que no poseen, se resienten de una manera espantosa cuando los derrotan y no paran de enzarzarse en discusiones teológicas que no son ejercicios de erudición, como sucede entre los hijos de Israel, sino combates a puñal desenvainado entre facciones que luchan a muerte para obtener el dominio del reino.

Cada vez estoy más convencido de que no existe posible felicidad si no va acompañada de una liberación interior. Así lo afirma Adonai en el Tenaj cuando ordena que circuncidemos nuestros corazones. Sí, sin liberación interna, la externa se reduce a palabras que luego sólo traen frustración y un ansia mayor de posesiones… que nunca se verá saciada del todo, y así, persiguiendo la dicha con el mismo éxito con que se puede atrapar el viento, el hombre asiste al deterioro de su vida hasta que ésta acaba y se ve reducido a un simple puñado de polvo.

6

FOSTAT

Aunque estoy acostumbrado a tratar docenas de enfermos a lo largo del día, debo reconocer que me sentí nervioso mientras esperaba la misteriosa visita que se me había anunciado en el alcázar la mañana anterior. No es que me creara una especial preocupación la posibilidad de que mi paciente pudiera tener alguna relación con persona de alcurnia. A eso, hasta cierto punto, estaba acostumbrado. Lo que me desasosegaba era el secretismo con que se estaban desarrollando las cosas. A fin de cuentas, una cantora, una danzarina, incluso una cocinera que perteneciera a un alto funcionario no justificaba aquella discreción… a menos, claro está, que el personaje deseara ocultarla de los ojos airados de una esposa presa de los celos o de la mirada codiciosa de un colega poderoso. Al llegar a esta conclusión, noté cómo en mi estómago se formaba una pesada bola creada por la inquietud. Lo único que le hace falta a un hijo de Israel para agravar su suerte en tierra extranjera es que le mezclen en un episodio en el que puedan darse cita los celos, la pasión y las ambiciones. Reflexionaba con pesar en todo esto cuando Aarón, mi fámulo, me informó de que acababa de llegar una visita, precisamente la que llevaba esperando toda la mañana.

Se trataba de dos personas —un hombre y una mujer— cuyos rostros iban cubiertos. No me costó reconocer en el varón al personaje que me había recibido en el alcázar y sometido a un interrogatorio somero sobre mi experiencia en el tratamiento de enfermeda-

des femeninas. Antes de que se desvelara su faz, su porte, su estatura, incluso un no sé qué indefinible que lo rodeaba como una aureola me habían indicado frente a quién me encontraba. Se llevó los dedos de la mano derecha al corazón, a la boca y a la frente y me deseó la paz. Respondí devolviéndole ese saludo que es idéntico en árabe y en hebreo.

—Ésta es la mujer de la que te hablé —me dijo al fin indicándome con un suave gesto de la mano a su acompañante.

—¿Acaso se me permite dirigirme a ella? —interrogué.

—No creo que sea necesario —dijo el hombre con un tono de voz en el que se traslucía la incomodidad que le había ocasionado mi pregunta.

Guardé silencio pero la respuesta me desagradó. Sé que es difícil que un paciente exprese con una claridad mínima el tipo de dolores que le aquejan. Por regla general, señala zonas difusas del cuerpo y describe con vaguedad su malestar. Si ahora tenía que averiguar lo que sentía la mujer a través del testimonio de un tercero, mi labor no iba a verse precisamente facilitada.

—¿Acaso puedo al menos examinarla? —dije mientras oraba en el interior de mi corazón para que se me permitiera.

—Sí —respondió tajante el hombre, y a continuación añadió: —Pero yo debo estar presente.

Aquellas palabras no me tranquilizaron. En realidad, me percaté en ese mismo momento de que, quizá, se me estaba sometiendo a una celada sin que yo lo hubiera advertido antes. Desde hace años estoy al tanto de las normas musulmanas acerca de qué varones pueden ver a una mujer y hasta dónde. Si aquel sujeto no era su esposo, su padre o su hermano mayor —era obvio que, desde luego, no era su hijo menor de edad— y yo la reconocía delante de sus ojos, se me podría acusar de cómplice en un delito de impudicia, complicidad que, en mi caso concreto, podría traducirse en una sentencia de muerte.

—*Sayidi* —dije inmediata pero respetuosamente—, sabes que la ley es muy estricta en lo que al cuidado del pudor de las mujeres se refiere. Si no eres su esposo o su padre no podrás permanecer aquí

mientras procedo a examinarla. Por supuesto, puedo llevar a cabo su reconocimiento pero sería indispensable que estuviera otra mujer delante.

El rostro del hombre pareció impasible pero un leve brillo que se manifestó en sus pupilas me permitió augurar que mis palabras habían resultado de su agrado.

—Esta mujer —me dijo— es mi esposa, mi primera esposa, mi esposa más querida pero desde hace unas semanas un mal extraño se apoderó de ella y está corroyendo su cuerpo. Temo por ello lo peor...

—Vamos a examinarla entonces —le dije interrumpiéndole—. Deberá tenderse en aquel diván.

La mujer intercambió una mirada con su marido y, obtenida su autorización, se echó en el lugar donde le había dicho. Mi intención era formularle algunas preguntas y proceder a una exploración de los lugares que me indicara pero no pude. Antes de que lograra despegar los labios, el esposo le había abierto la vestimenta que la envolvía y me mostró toda la parte de su cuerpo que iba desde el cuello hasta el pubis.

Me costó reprimir un gesto de desagrado frente a la visión que se me ofrecía ante los ojos. Aunque había zonas donde la piel aparentaba conservar su textura normal —que adiviné suave— y su color sano, la mayor parte de la zona mostrada estaba cubierta por lo que aparentaba ser una erupción blanquecina de aspecto profundamente desagradable.

—¿Puede ser lepra? —me preguntó el hombre mientras seguía sosteniendo el trozo de vestido entre sus dedos.

La palabra terrible resonó en mis oídos al mismo tiempo que yo la pensaba en lo más profundo de mi corazón. Antes de levantar los ojos de aquella piel contaminada, dejé que mi mirada se posara en el rostro de la mujer. Aunque seguía teniéndolo cubierto, había desviado hacia un lado la cabeza seguramente porque la vergüenza que sentía en esos momentos era insoportable.

—Sí —respondí—, puede serlo.

—¿Acaso podrías curarla? —me preguntó con un tono de mal reprimida impaciencia.

—Depende...

—¿De qué? —me interrumpió con la ansiedad cabalgando sobre su voz.

—De muchas cosas, *sayidi* —respondí intentando infundirle alguna calma—. En primer lugar, no todas las clases de lepra son iguales. Algunas tienen tratamiento y otras sólo permiten esperar la muerte aunque se puedan reducir los dolores. En estos momentos, no podría asegurarte qué tipo de dolencia es la que padece tu esposa.

—¿Qué necesitarías para ello? —me preguntó inquieto.

—Un par de días —respondí.

—Tienes uno —me cortó con el mismo tono de autoridad que había utilizado desde el primer momento en que nos habíamos visto.

Guardé silencio por un instante. Las prisas nunca son buenas pero tenía la convicción de que intentar discutir con aquel sujeto sería punto menos que imposible. ¿A qué se dedicaba en el alcázar? ¿Acaso sería jefe de soldados? ¿Se ocuparía más bien de la intendencia del sultán? No acertaba a saberlo pero no me cabía la menor duda de que tenía mando y de que ese mando lo ejercía sin que nadie se atreviera a contradecirlo. De momento, me pareció más prudente no hacerlo.

—Debes aislar totalmente a tu esposa —le dije—. Los platos, las copas, la bacinilla deben ser de su uso exclusivo. Tampoco debe compartir con ninguna otra persona la silla, los cojines, la ropa o el lecho.

—Sé que no es agradable la abstinencia —añadí—, pero copular con ella significaría un gran riesgo para ti.

—Tengo otras dos esposas —dijo tajante—. ¿Qué más debe hacer?

¡Dos esposas más! Sí, no me podía caber ninguna duda de que se trataba de un personaje de enorme importancia y fortuna. ¿Quién si no podría haberse permitido ese lujo?

—Lavarse con frecuencia —respondí a su pregunta—, pero que tenga mucho cuidado de no arrastrar agua que proceda de la herida a la parte sana de su cuerpo. Con eso sólo conseguiría extender el mal.

—Está bien —dijo el hombre—. Mañana regresaremos.

—Creí entender que me otorgabas un día —comenté procurando reprimir mi irritación—. Si volvéis mañana, teniendo en cuenta que necesito dormir, no habré podido contar con una jornada completa y tengo otros pacientes...

—No, *yahud* —me interrumpió irritado—. Ya no tienes más pacientes. No hasta que mi mujer se cure.

—Pero... pero... tengo que atender a... —intenté protestar.

—Esto te compensará —dijo mientras arrojaba una bolsa de cuero rojizo sobre mi mesa—. En cuanto a la próxima visita, será mañana después de la puesta del sol. Así, descontando el tiempo para dormir por la noche, habrás tenido un día completo.

El hombre apartó la mirada de mí, movió dos de los dedos de su diestra y la mujer se incorporó del diván y se cubrió totalmente. Antes de que pudiera decir una sola palabra, los dos abandonaron la estancia.

7

SEFARAD

Resulta difícil describir a cabalidad la belleza de la vida tranquila. De mis años en Sefarad recuerdo sobre todo la calma, el sosiego, la paz que envolvió como un escudo protector, como el mismo Ángel de Adonai, mi infancia. Desde el mismo momento en que el sol salía como un novio alegre del tálamo y comenzaba a correr por el firmamento hasta el instante en que cerraba los ojos en mi lecho buscando un sueño bien merecido, me sentía feliz y era así porque todo estaba en orden. Nada más abrir los párpados por la mañana, recitaba una breve acción de gracias para manifestarle a Adonai la enorme gratitud que llenaba mi pecho. A continuación venían, por este orden, la oración de la mañana, una nueva bendición por los alimentos, el desayuno y el tiempo de estudio con mi padre. Luego llegaba el momento de un tentempié frugal, de algún rato de juegos con mi hermano Daniel y, finalmente, de la comida. El calor de la tarde —ese calor que en Sefarad puede resultar pesado como plomo derretido— era, generalmente, el preludio de una siesta grata y placentera de la que me despertaba para acudir a entonar la oración de la tarde y, tras la cena, me despedía de la jornada deseando que Adonai nos restaurara pronto a Erets Israel, la tierra que había prometido a nuestro padre Abraham.

Aquel ritmo sereno y plácido sólo se veía interrumpido algunos días del año, pero generalmente era para celebrar festividades que comunicaban alegría a mi corazón y que me llevaban a sentirme

parte de un pueblo que vivía, trabajaba y rezaba unido. Cada seis días, la llegada del *shabat* anunciaba un descanso semanal, y varias veces al año participaba en las fiestas que nos recordaban que Adonai había intervenido en la Historia y que lo había hecho no porque fuéramos mejores que otros pueblos sino simplemente porque nos amaba.

Me parece obvio que, al menos al principio, mi hermano Daniel no pasara de ser un engorro más o menos molesto en el curso de las celebraciones. Sin embargo, en todas las imágenes que guardo de aquellas ocasiones, las ocasiones que las olas de la memoria traen hasta las playas de mi recuerdo, siempre aparece Daniel hablando, caminando, orando o riendo si no como una persona mayor, sí, al menos, como alguien consciente y no desprovisto de agudeza.

Ni siquiera cuando pasé la ceremonia de *Bar Mitsvah* a los doce años y me convertí en un miembro de pleno derecho del *qahal* cambió la situación. La madre de Daniel falleció poco después de su nacimiento de unas fiebres y como en casa no había hermanas que pudieran atenderle, me vi convertido en su guardián de noche y de día. Por supuesto, podría haberme quejado —y razones para ello no me faltaron— pero siempre recordaba lo que mi padre me había enseñado mientras leíamos Bereshit, el primer libro de la Torah. El único personaje del que las Escrituras consignaban que se hubiera atrevido a preguntar si acaso era el guardián de su hermano no había sido otro que Caín, el primer homicida, que asesinó a su hermano Abel movido por la envidia. Es verdad que Adonai fue misericordioso con él y le puso una marca en la frente a fin de que nadie lo matara si se encontraba con él sobre la faz de la tierra. Sin embargo, no por eso su culpa fue menor ni tampoco dejó de errar maldito por el mundo. En lo que a mí se refería, nada me hubiera podido convencer para repetir o incluso pensar aquellas palabras fratricidas. Ser el guardián de mi hermano podía no ser grato en ocasiones, pero haberme quejado de ello habría resultado aún peor.

De entre la maraña de recuerdos que se enredan entre sí como los rabos de las cerezas y acuden a mi corazón en sucesión inesperada destaca el referente a una fiesta de Pesaj, justo aquella en que

los hijos de Israel, por muy dispersos que estén por todo el mundo, recuerdan cómo Adonai los sacó de la esclavitud de Faraón, el rey de Egipto, con mano poderosa. Está preceptuado en la Torah que Adonai le entregó a Moisés en el Sinaí que, durante el espacio de una semana, no debemos consumir nada más que pan sin levadura. La razón no es dietética ni siquiera higiénica sino meramente simbólica. Al igual que la masa sin levadura no experimenta un efecto corruptor, al apartar de nuestro cuerpo la levadura también señalamos nuestra voluntad de pureza en el preciso momento en que deseamos celebrar nuestra liberación de la esclavitud. Por supuesto, las madres judías se ocupan de limpiar cualquier resto de levadura de la casa pero, como juego, suele ser común que los padres ayuden a los hijos en la búsqueda de los últimos restos del impuro material que puedan haber permanecido en el interior de la vivienda.

En la ocasión que ahora me viene a la memoria, mi padre había decidido dirigir con el mayor entusiasmo la persecución y captura de algunas miguitas que hubieran podido permanecer sin limpiar de ocasiones anteriores. Por unos instantes, el *dayán* Maimón dejó de ser el personaje solemne que yo conocía de forma habitual. Movía los muebles de madera de la casa, levantaba los picos de las ligeras alfombras, asomaba el rostro por detrás de los tapices multicolores en medio de una búsqueda incansable de cualquier resquicio de levadura.

—¡Aquí tampoco hay nada! ¡Aquí tampoco hay nada! —exclamaba con gesto fingido de disgusto, cuando lo cierto es que el brillo de sus ojos dejaba de manifiesto que se sentía embargado por esa alegría que sólo sienten los adultos que juegan con niños.

Habíamos recorrido un par de habitaciones de la casa mientras mi padre se iba envolviendo cada vez más en un alborozo tan acentuado que, de vez en cuando, se le escapaba una risita pícara de risueña satisfacción. Debo reconocer que, en aquel entonces, desconocía que los adultos esconden siempre algunas miguitas en la casa para diversión de los niños y, dado que ignoraba ese truco y que me constaba que mi padre era un hombre especialmente circunspecto, me sentía presa de un considerable estupor. ¿Qué le sucedía cada

año al llegar Pesaj para transformarse de esa manera? Porque, a decir verdad, no se debía a la fiesta ya que en el resto de las celebraciones mantenía su seriedad habitual.

Estábamos a punto de entrar en la tercera habitación cuando reparé en que Daniel no se encontraba a mi lado. Iba a llamarle cuando me percaté de que mi padre, con el rostro enrojecido por el esfuerzo y la frente empapada de sudor, se colocaba a gatas en el suelo para proseguir la búsqueda.

—He encontrado las miguitas.

La voz que acababa de sonar, débil, serena e infantil, era la de mi hermano Daniel. Lentamente, mi padre se levantó del suelo, pero la juvenil expresión de colmada alegría se había desvanecido por completo de su rostro enrojecido. El gozoso brillo que irradiaban sus ojos se había visto sustituido por un gesto de profunda sorpresa que enarcaba sus cejas como había visto que lo hacían los ladrillos blancos y rojos con algunas ventanas situadas en las casas de los seguidores de Mahoma.

—Ahí están —insistió Daniel señalando con el dedo índice de su diestra hacia un lugar donde la alfombra había sido retirada del suelo y dejaba al descubierto un montoncito de migas de pan.

Con paso trémulo, me acerqué hasta el lugar y pude comprobar que, efectivamente, mi hermano estaba diciendo la verdad. Con una sonrisa en los labios y conteniéndome para no palmotear de alegría me volví hacia mi padre. Sin embargo, de su rostro había desaparecido por completo la expresión de excitado gozo y, en su lugar, se dibujaba una mezcla de desilusión, desconcierto y desconfianza.

—Ésa es la levadura, ¿verdad? —pregunté temiendo que el hallazgo de Daniel fuera erróneo.

Abba asintió con la cabeza sin despegar los labios y, de manera inmediata, dio media vuelta y se adentró por el corredor separándose de nosotros.

Volví la mirada a Daniel sorprendido por aquella reacción —¿cómo no se alegraba después del esfuerzo que había realizado en la búsqueda de la levadura que había que arrojar de la casa antes de la celebración de Pesaj?—, pero mi hermano no parecía extraña-

do. En el brillo sutil, casi metálico, de sus ojos me pareció descubrir un disfrute oculto cuyas verdaderas razones se me escapaban totalmente.

—¡Moisés! —escuché entonces que gritaba mi padre—. Acércate a casa del matarife para ver a qué hora podemos ir a recoger el cordero de la familia. Llévate a tu hermano Daniel. ¡Y no lo sueltes!

Con un gesto sereno, mi hermano se agarró de mi mano derecha y tiró suavemente de mí en dirección a la puerta de la calle. De todos es sabido que, desde los días de Moisés, el pueblo de Israel come por Pesaj un cordero que debe ser consumido de acuerdo con unas normas especialmente estrictas y que además tiene que ser sacrificado de la manera establecida por nuestros sabios en el Talmud. En comunidades judías pequeñas, el oficio de matarife es desempeñado no pocas veces por el mismo rabino pero en Qurduba los hijos de Israel eramos tan numerosos que podíamos permitirnos pagar a una persona distinta para que desempeñara tan indispensable labor. El comercio del matarife se encontraba a media docena de calles de nuestra casa pero, a pesar de que la distancia no era muy grande, el paso de Daniel era aún corto y pensé que podría aprovechar esa circunstancia para interrogarle sobre la manera casi milagrosa en que había descubierto los restos de levadura.

—¿Cómo lo supiste? —susurré en voz baja cuando nos encontramos a un par de portales de la casa.

—¿El qué? —preguntó Daniel sin levantar la vista del suelo. Tenía cierta tendencia a tropezar y caerse y por eso miraba con especial cuidado el empedrado.

—El sitio donde estaba la levadura —respondí—. ¿Cómo adivinaste que estaba ahí?

—Ah —dijo Daniel—, vi como *abba* colocaba las miguitas debajo de la alfombra.

Por un instante, sentí como si me hubieran golpeado en la frente con un tablón y luego, de manera inmediata, noté un calor que me subía del pecho hasta el rostro y las orejas.

—¿*Abba* colocó las migas debajo de la alfombra? —pregunté presa de la sorpresa más absoluta.

—Ajá —respondió Daniel mientras se soltaba de mi mano para observar más de cerca un irregular reguero de hormigas rojizas que se desplazaba casi militarmente ante sus ojos llevando unos granos perdidos.

—Pero... pero... —balbucí— ¿por qué iba a hacer eso *abba*? No lo entiendo, Daniel.

Mi hermano se encogió de hombros. Desde luego, no compartía mi preocupación.

—¡Atiza al *yahud*! ¡Atiza al *yahud*!

Las palabras me llegaron con la suficiente fuerza como para arrancarme de aquellos pensamientos que tanto me preocupaban. No se trataba de gritos encolerizados sino de la letra de una cancioncilla entonada con buen humor y voz engolada.

Dirigí la mirada hacia el fondo de la calle. Media docena de sujetos vestidos de negro se habían colocado delante de la carnicería e impedían que la gente se acercara. La verdad es que no tuve la sensación de que necesitaran esforzarse mucho para conseguirlo. Su innegable aspecto de groseros matones, la manera en que movían los puños rítmicamente cada vez que decían lo de atizarnos y su pavoneo altivo y amenazador mantenía a los transeúntes a una prudente distancia.

—¡Hermano mío! ¡Oh, hermano mío! —seguían cantando—. ¡Atiza al *yahud*! ¡Oh, atiza al *yahud*!

Daniel levantó los ojos y un ligero temblor de su manita entre mis dedos me hizo comprender que estaba asustado.

—Moisés, ¿no sería mejor que nos volviéramos a casa? —dijo con una vocecita en la que se transparentaba un temor opresivo como quizá no había sentido nunca.

En otro instante, en otra ocasión, seguramente le hubiera dicho que sí pero ahora uno de los hombres vestidos de negro había trazado un gesto brusco con la mano y todos sus acompañantes se habían callado. La curiosidad —siempre la curiosidad— pudo en esa ocasión más que el instinto de conservación. Apreté la mano de Daniel para tranquilizarlo y no me moví del lugar donde estábamos.

—*Yahudin* —dijo con voz bronca el que parecía estar al mando

del siniestro grupo—, ¿por qué compráis aquí la carne cuando hay otras carnicerías en la ciudad? ¿Es que no deseáis probar las delicias que se os ofrecen en otros lugares? En ellos no encontraréis cerdo, que todos sabemos que es un animal impuro y asqueroso. Hay ternera y pollos y corderos. ¡Id a comprar a esos sitios!

No sé si esperaba realmente que sus palabras llevaran a los que le habían escuchado a dirigirse hacia las carnicerías de los musulmanes. Si así era, debió de sentirse muy desilusionado porque nadie dio un paso para moverse del lugar.

Por unos instantes, el hombre de negro contempló a los presentes y luego, con zancadas firmes y decididas, se acercó hasta uno de los ancianos que se encontraban frente a la carnicería. Un respingo de Daniel me obligó a mirarle. No me había soltado, pero con los dedos de la mano libre había formado una pantalla con la que taparse los ojos. No esperaba nada bueno de aquella situación y, dado que no podía evitarla, había decidido no contemplarla.

—¿Te parece mala la carne que vendemos nosotros, viejo? —preguntó el sujeto de negro al anciano.

Reparé entonces en que aquel pobre hombre no me era desconocido. Sí. Había tenido ocasión de verlo cuando había visitado alguna vez a *abba*. No podía recordar —quizá nunca lo había sabido— el motivo de que acudiera a nuestra casa pero, seguramente, se habría tratado de algo relacionado con la sinagoga o con alguna cuestión espiritual que deseaba ver aclarada. Sin embargo, ahora no era el personaje tranquilo, incluso afable, que yo había contemplado en el pasado. Se había convertido, por el contrario, en un ser tembloroso y pálido como la muerte.

—¿Sabes que me estás ofendiendo, viejo? —vociferó el sujeto de negro.

—*Sayidi*... yo... —apenas acertó a decir el aterrado anciano.

Si pensaba pronunciar alguna frase no tuvo oportunidad de hacerlo. Con gesto decidido, el hombre de negro le agarró de la barba y, de un brusco tirón, lo lanzó contra el suelo. Por encima de los presentes sobrevoló una exclamación de hondo pavor. ¿Cómo había podido aquel sujeto atreverse a tratar de esa manera a un anciano

indefenso? ¿Es que no sabía que el respeto a los mayores se encuentra contenido en los mandamientos de todas las religiones?

—¿Alguien más piensa comprar en esta carnicería? —escuché que vociferaba el agresor mientras yo me daba media vuelta y tirando de la mano de Daniel emprendía el regreso a casa.

No corrí pero había impreso tal rapidez a mis piernas que apenas tardé en desandar el camino. Sin embargo, en cuanto pude vislumbrar la puerta de casa, sentí como las lágrimas se me agolpaban en los ojos y el miedo descendía como un asfixiante sudario sobre todo mi ser. Tiré entonces con fuerza de mi hermano y entré a punto de romper a llorar por el portal.

Sin soltar a Daniel, me dirigí casi corriendo a la habitación donde mi padre acostumbraba a estudiar el Talmud. Abrí la puerta de un empujón y lo vi sentado en un sillón frente al escritorio donde reposaba una *meguil·lah*. Sólo entonces me permití soltar a Daniel y correr con todas mis fuerzas. Mientras me apretaba contra él y las lágrimas comenzaban a correrme por las mejillas únicamente pude decir:

—¡*Abba*! ¡*Abba*!

Ciertamente, esta vida se encuentra repleta de paradojas. Una de las circunstancias en que mejor se aprecia la veracidad de lo que ahora afirmo es la errónea valoración que realizamos del desarrollo de las cosas. No pocas veces, lo que parece difícil se nos demuestra dotado de una extraordinaria facilidad. Nos habían intimidado el aspecto externo de la tarea, los comentarios emitidos por otros, las malas experiencias iniciales y, sin embargo, a pesar de todo, finalmente, aquello que parecía teñido por la mayor de las dificultades se revela sencillo y sin mayores complicaciones a la hora de realizarlo.

Lamentablemente, también existe el fenómeno opuesto, el de que lo fácil se vuelva difícil. Un matrimonio que parecía llamado a ser feliz y plácido, una sencilla operación para abrir un absceso y limpiarlo, la educación de un hijo dócil y obediente adquieren de manera repentina características de brega extraordinaria y difícil. Donde primero hubo amor, nace ahora el resentimiento y la repulsión; donde sólo había una hinchazón, se infecta una herida que ocasiona la muerte; donde se abrigaba el respeto, se dan cita el desprecio y el desapego. Quizá es que las nociones de fácil y difícil no se corresponden ciertamente con la realidad. Son simplemente rótulos que deseamos colocar sobre las situaciones para consolarnos con la idea de que las acometeremos con éxito —las fáciles— o de que no debemos sufrir por el fracaso a la hora de abordarlas —las difíciles—, pero la verdad es que nada, absolutamente nada, se encuentra aferrado con seguridad entre nuestras manos y que, llegado el momento, sólo Adonai, que crea el espíritu en el vientre de la madre, sabe lo que sucederá.

8

FOSTAT

Apenas abandonaron mi casa, comencé a rebuscar en mis tratados de arte médica todo lo referente a la lepra. Las descripciones eran escasas o, al menos, así me lo parecieron a mí, que tenía que encontrar una solución para aquel problema que no había buscado. Ni Hipócrates ni Dioscórides ni Galeno —todos ellos tan útiles en otras ocasiones— me sirvieron de nada. Sus opiniones sobre diagnóstico, luxaciones o plantas curativas eran valiosas pero carecían de aplicación para el caso que me angustiaba.

Me senté en la silla de brazos y, como en otras ocasiones en que intentaba dar con el diagnóstico exacto o con el remedio apropiado, apoyé la cabeza en la palma abierta de la diestra. Por más que insistamos en lo contrario —o que ocultemos la realidad de las cosas— lo cierto es que los médicos distamos mucho de conocer —incluso de reconocer— todas las dolencias que pueden aquejar a aquellos que se aproximan a nosotros en busca de curación o alivio para sus dolores. En multitud de ocasiones ni siquiera sabemos cuál es el mal que se encuentra ante nosotros y en no menos lo identificamos con dudas e ignoramos totalmente la manera de tratarlo. En esa situación me encontraba yo. Tenía una idea seguramente acertada al pensar que aquella repugnante dolencia blanquecina era lepra, pero ¿de qué clase exactamente y, sobre todo, cómo tratarla?

Fue entonces cuando de algún pliegue perdido de mi memoria me llegó el recuerdo. Como si el poder de un rayo hubiera entrado

en mi cuerpo, me levanté de un salto de la silla y me dirigí hacia el armarito donde guardaba las *meguil·lot* del Tenaj. Lo abrí con el mismo entusiasmo con el que una criatura golosa se habría precipitado sobre la alacena para extraer de ella un tarro lleno de dulces. Extendí el índice y sin tocarlos los enumeré en voz baja. Bereshit, Shemot, Vayiqrá, Bamidvar... Vayiqrá. Sí, si la memoria no me era infiel ahí podía encontrarse la solución a mi problema.

Desenrollé la *meguil·lah* y comencé a recorrer con la vista los apretados caracteres hebreos. La grafía era excelente, la tinta de buena calidad, el material sobre el que se había escrito inmejorable. Fui pasando con rapidez las referencias al ritual de los sacrificios, a la investidura de los *kohanim*, a las *mitsvot* relativas a la alimentación que es *kosher* y la que es impura, a la purificación de la parturienta... sí, aquí estaba la enseñanza que Adonai había entregado a Moisés en relación con la lepra, la dolencia que en hebreo recibe el nombre de *tsaraat*.

Deposité con cuidado la *meguil·lah* encima de la mesa y me dispuse a examinar con la mayor atención las referencias a la lepra. El texto hacía referencia a la lepra de las vestiduras, de las casas y, por supuesto, de los seres humanos. Me centraría en ésta...

9

SEFARAD

—¿Crees entonces que no volveremos a tener problemas?

El que preguntaba era Yosef ibn Abraham, uno de los comerciantes más acaudalados de Qurduba, y la persona a la que acababa de dirigirse no era otro que mi padre, el *dayán* y rabino, y, por eso mismo, representante del *qahal*.

Hacía poco que había pasado la ceremonia de *Bar Mitzvah* y ya se me podía considerar un adulto, por lo que mi presencia en aquella reunión resultaba permisible. En realidad, casi era obligada teniendo en cuenta que algún día podría llegar a suceder a mi padre en el ejercicio de sus funciones relativas al cumplimiento correcto de la Torah. Procurando no parecer indiscreto, le dirigí la mirada.

—Hermano —respondió *abba*—, si Adonai viviera en esta ciudad lo más seguro es que le romperían las ventanas a pedradas.

Una risa suave coreó sus palabras. Sí. Bien mirado, tenía razón. ¿Quién podía garantizar en este mundo que los hijos de Israel iban a verse libres de problemas de manera definitiva? Abraham, nuestro padre, nunca se había visto libre de vagar por una tierra que sería de sus descendientes pero de la que él apenas logró adquirir unos palmos, los correspondientes al sepulcro de su esposa Sara. Isaac, su hijo y heredero, tampoco logró asentarse en aquel territorio y acabó sus días ciego. Jacob y José murieron en Egipto, la misma tierra donde sus descendientes fueron sometidos a servidumbre y de donde Ado-

nai los sacó con mano poderosa por medio de Moisés. Y eso sólo había sido el principio...

Abba esperó a que se apagaran las risas y dejó que su mirada recorriera los rostros de los presentes. Entonces lo ignoraba, pero ahora sé que la persona que tiene autoridad debe ser muy cuidadosa en lo que dice. Si cae en la imprudencia de dar la sensación de que no sabe lo que va a suceder, los que son guiados por él se sentirán desamparados y el miedo los paralizará o los impulsará a dar pasos equivocados. Claro que no se trata tampoco de mentir. Tan sólo hay que dar la impresión, exenta de vanidad, de que sujeta las riendas.

—Hablé esta mañana con el cadí —dijo al fin— y no existen motivos para que estemos preocupados. Lo que sucedió hace dos días fue únicamente un incidente aislado que no volverá a repetirse. Podremos celebrar la fiesta de Pesaj con la tranquilidad de todos los años.

Un murmullo de aprobación y alivio coreó aquellas palabras.

—¿Se castigará a los culpables?

La pregunta sonó como un áspero fustazo que disipó la ingenua alegría que había invadido la sala. *Abba* se llevó la mano diestra a la boca y sofocó una tosecilla. Le había visto realizar ese gesto en otras ocasiones y había llegado a la conclusión de que era solamente una manera de ganar tiempo mientras pensaba en lo que iba a contestar.

—A decir verdad, Simeón —respondió al final—, no hablé de ese tema con el cadí y...

—Si esos canallas no reciben su merecido, volveremos a tener el mismo problema mañana —le interrumpió Simeón.

Un nuevo murmullo, esta vez de airada desaprobación, recorrió la estancia. Bien estaba que la gente se sintiera inquieta, pero ¿cómo podía permitirse alguien interrumpir al *dayán* precisamente cuando estaba explicando lo que sucedía? ¿Es que acaso nadie había enseñado buenos modales a aquel sujeto?

Contemplé a mi padre. Le conocía de sobra para saber que lo estaba pasando muy mal y que los esfuerzos que realizaba para mantener la calma eran titánicos.

—Simeón, eres muy joven... —comenzó a decir mientras su interlocutor apenas lograba contener un gesto de fastidio—. Hay ocasiones... hay ocasiones en que no resulta prudente ser demasiado riguroso en la aplicación de la justicia. Actuar de esa manera sólo puede contribuir a empeorar las cosas.

—¿Empeorar las cosas? —exclamó Simeón levantando los brazos—. El pobre Ezequiel está con un susto que no se atreve a salir de casa y su taller se encuentra prácticamente paralizado. Sus hijos marcharon a Fez hace años, pero él insistió en permanecer en Sefarad. Decía que ésta era su tierra, que nadie le apartaría de ella. Bien. Ahora, esos canallas a los que nadie va a castigar le han dejado tan atemorizado que no puede trabajar. ¿Quién va a dar de comer a su mujer, que es una anciana? ¿Lo hará el cadí?

Casi podía masticarse el silencio, que resultaba pesado como la losa de un sepulcro. Simeón podía ser joven pero lo que acababa de decir no era ninguna insesatez.

—El *qahal* se ocupará de él y de su familia —respondió mi padre con tono firme—. Siempre socorremos a los nuestros y ahora no vamos a hacer una excepción.

Simeón dejó escapar un gesto de desánimo pero no pareció suficiente como para que *abba* cambiara su manera de hablar.

—Simeón —le dijo adoptando un tono especialmente conciliador—, te comprendo. Sí, créeme, te comprendo a la perfección. Sé que la justicia exige que se encuentre a los culpables, que se les castigue y que se ayude a su víctima. Pero nosotros no somos iguales a los musulmanes. En su sociedad nos vemos reducidos a la mera condición de *dhimmíes*, igual que les pasa a los nasraníes. Somos tan sólo una población tolerada. Conque nos dejen vivir, conque no se produzcan más abusos como éste, podemos darnos por satisfechos. Y por lo que se refiere a los daños, los asumiremos nosotros mismos.

Me pareció que Simeón iba a protestar pero antes de que pudiera abrir la boca, Yehudah formuló otra pregunta.

—*Dayán*, ¿al menos se sabe quiénes atacaron a nuestro anciano? Lo digo para estar prevenidos.

Mi padre bajó los ojos y, por unos instantes, guardó silencio. Me pareció que se encontraba sumido en unos pensamientos demasiado onerosos para su alma como para que pudiera soportarlos todos a la vez. Finalmente, levantó la mirada y dijo:

—Los que le atacaron fueron *almuwajjidun*.

—¡*Almuwajjidun*! —se hizo eco una voz situada al fondo de la sala—. ¡No puede ser!

Como si respondieran a un ensalmo mágico, los ojos de todos los presentes se volvieron hacia la persona que acababa de hablar.

—¿Los conoces, verdad? —preguntó mi padre.

—¡Claro! —respondió el interpelado, que se puso en pie con gesto encolerizado.

Lo reconocí enseguida. Era Urías ibn Tarfón. Había llegado a Qurduba tan sólo un par de años atrás acompañado de dos hermanos, la esposa y tres hijos. Al parecer, había poseído tres comercios en Marrakesh pero se había visto obligado a abandonar todo por problemas con los gobernantes locales.

—Pero ¿los conoces bien? —preguntó Simeón.

—Claro que sí —dijo con gesto airado Urías—. Esos desalmados fueron los culpables de que tuviera que dejar todo en Marrakesh. ¡Mi casa con jardín! ¡Mis caballos! ¡Mis tres comercios!

Cada pérdida había sido corroborada por un murmullo de pesar, pero la mención de las tiendas perdidas levantó una auténtica oleada de comentarios entrecruzados.

—¿Quiénes son? —preguntó con angustia un miembro de la comunidad propietario de una tienda de telas.

—Sí, hermano, ¿quiénes son? —remachó la cuestión Yehudah.

—Son fanáticos —respondió Urías con gesto de pocos amigos—. Verdaderos fanáticos. Sí, ya sé que todos los seguidores del tal Mahoma pueden convertirse en fanáticos, ya sé que sólo podemos aspirar a ser súbditos de ínfima clase si son ellos los que gobiernan, ya sé que sólo los esclavos se encuentran detrás de nosotros. Bueno, pues aun así, la situación aquí en Sefarad es envidiable en comparación con el gobierno que ellos imponen. Sólo creen en el *taujid*, la doctrina de la unidad de Al·lah.

—También nosotros creemos que sólo hay un Dios —me atreví a intervenir.

—Pequeño Moisés —dijo Urías mirándome con un gesto mezcla de enfado y de compasión—, no tienes idea de cómo es esa gente. No se trata de que crean en un Dios único como nosotros o como el resto de los musulmanes. Es que ellos están empeñados en ser los únicos que creen como es debido. Hace veintitantos años, un loco de aquella tierra llamado Ibn Tumart...

—¿Ibn Tumart? —gritó Yehudah—. ¿El de Qurduba?

—Sería conveniente que no alzáramos la voz —intervino mi padre—. Las paredes oyen.

—¿Ese Ibn Tumart era el que vivió en Qurduba? —volvió a repetir en voz baja Yehudah.

—Sí —respondió con gesto apesadumbrado mi padre—, es el mismo Ibn Tumart que conocemos. Ahora, hermano, si puedes acabar el relato cuanto antes...

—Claro, *dayán*, claro —dijo Urías—. Bueno, el caso es que Ibn Tumart, el mismo que algunos conocéis porque estuvo en esta ciudad, cruzó el estrecho y desembarcó en África. No sé qué demonio...

—Urías, por favor —le interrumpió mi padre con voz suplicante—, deberías cuidar tu lenguaje.

—Está bien, *dayán* —concedió el interpelado—. Como iba diciendo, algo le sucedió al llegar a aquella tierra y se convirtió en una persona muy religiosa.

—Eso no es tan malo... —comentó en voz alta Yehudah.

—No, no lo es —concedió Urías— pero es que a este... a este... personaje se le ocurrió hace unos veinte años proclamarse *al-mahdí al-masum*.

—¿*Al-mahdí al-masum*? —preguntaron tres o cuatro personas con la voz sobrecogida por el pánico.

Su sorpresa no carecía de motivo. Mis conocimientos del islam eran limitados pero sabía al menos que el *mahdí* era un personaje que debía aparecer, según creían los musulmanes, justo antes del fin del mundo pero, hasta donde yo tenía noticia, ese *mahdí* no había

sido calificado nunca de *al-masum*, es decir, el infalible, el que no se equivoca, el que no puede incurrir en el error. Fuera quien fuese Ibn Tumart, había que reconocer que distaba mucho de ser modesto en sus pretensiones.

—Sí, nada menos —respondió Urías que apenas controlaba ya su cólera—. Supongo que en un lugar del mundo con más sensatez en la mollera de sus gobernantes, un sujeto así habría sido arrojado a una casa de locos con instrucciones para que no se le pusiera en libertad jamás. En África no pensaron que pudiera ser tan peligroso y cuando quisieron darse cuenta había comenzado a conquistar una ciudad tras otra y una vez que las tenía en sus manos…

Hasta ese momento, Urías había hablado con la voz revestida de ira pero, de repente, pareció que algo se había quebrado en su interior.

—Los… los… los crucificaban —dijo con la garganta repleta de recuerdos y pesar—. Sí, creedme, aquellos que se negaban a reconocer a Ibn Tumart como el gran *naví* de Dios eran encarcelados, torturados y crucificados.

—¿Y los *dhimmíes*? —preguntó Yehudah con un ligero temblor en sus palabras.

—Los *dhimmíes* eran forzados a convertirse —respondió Urías mientras las lágrimas inundaban sus ojos—. Si no se doblegaban, eran obligados a dejar la población en la que habitaban y, a veces… a veces, ni siquiera marchándose podían salvar la vida.

Apenas hubo concluido la frase, Urías se dejó caer sobre su asiento y, llevándose ambas manos a la cara, comenzó a sollozar como una criatura de corta edad.

—*Dayán* —dijo con voz ahogada Yehudah al cabo de unos instantes—, ¿el cadí sabía si los *almuwajjidun* de Qurduba eran muchos?

Pero mi padre no había escuchado la pregunta. Con paso decidido, había llegado hasta Urías y, tras rodear sus hombros con el brazo derecho, lo apretaba contra sí.

—Mataron a mi hermano… —dijo entre lágrimas Urías—. No les había hecho nada… nada, absolutamente… era un hombre bueno y… y temeroso de Dios…

—No llegarán hasta aquí, Urías —dijo mi padre—. El cadí me lo ha prometido. También ellos los temen, también ellos saben que si llegaran a esta tierra sus días estarían contados. Por eso no lo conseguirán. Te lo prometo.

Todos guardaron silencio y yo sentí el orgullo de ser el hijo de alguien que podía garantizar de manera tan contundente la seguridad de todos nosotros.

A lo largo de los años que he vivido me he encontrado en repetidas ocasiones con personas que piensan que poseen el conocimiento suficiente para explicar todo lo que sucede. No me refiero a cuestiones como las razones que impulsan a las aves a emigrar hacia el norte, la manera en que crecerá el trigo en los campos ese año o la forma en que la sequía afectará la cosecha. Los conocimientos de ese tipo son accesibles, comprobables e incluso pueden alcanzar un grado de prodigiosa exactitud. De lo que yo estoy hablando es de esas personas que contemplan a un vecino que padece una desgracia y lo atribuyen a un castigo divino, o el ensalzamiento de un familiar y lo consideran un premio de Adonai como si Dios se molestara en comunicarles Sus propósitos todas las mañanas. Por supuesto, este tipo peculiar de mortal cree con convicción que posee ese conocimiento privilegiado. Sin embargo, eso no significa que lo tenga sino sólo que así lo cree.

Si a su orgullo no suman una considerable estupidez, estas personas acaban descubriendo, más tarde o más temprano, que estaban errados y que su seguridad no pasó de ser una muestra insoportable de altanería que, quizá, llegó incluso a rayar en el terrible pecado de tomar el nombre de Dios en vano. Cuando, efectivamente, se encuentran frente a tan lamentable realidad, no pocos se sienten tan dolidos, tan avergonzados, tan desconcertados que se hunden igual que el barco frágil que es anegado por la tormenta en el mar encrespado. Este error puede incluso ser más grave y peligroso que el anterior. El descubrir un día que hemos estado equivocados no es una desgracia. Por el contrario, creo que deberíamos interpretarlo como una verdadera bendición.

Precisamente por eso uno de los autores del libro de los Tehil·lim rogaba a Dios que le mostrara aquellos pecados que, por ser ocultos, no llegaba a apreciar en su interior. El que ha llegado a contemplar dónde se había equivocado no debe sufrir ni tampoco cerrar los ojos frente a tan ingrata realidad. Simplemente debe sentirse agradecido a su creador porque ha realizado un descubrimiento que arrojará luz sobre su vida, quizá incluso la bastante como para tener una existencia digna de tal nombre.

10

FOSTAT

Examiné el texto de Vayiqrá relacionado con la lepra. Las instrucciones contenidas en él parecían notablemente precisas. Había que examinar la parte cubierta por la llaga. Si el pelo que crecía en ella se había vuelto blanco y la llaga parecía más hundida que el resto de la piel, se trataba, sin duda, de lepra y había que aislar al individuo. Si, por el contrario, la mancha era blancuzca y brillante pero no estaba más hundida que la piel ni el pelo se había vuelto blanco, había que proceder a un aislamiento por espacio de una semana. Al cabo de la misma, había que examinar de nuevo al enfermo y, si la mancha no se había extendido, debería quedar recluido una semana más. Concluida ésta, si la llaga hubiera perdido su color y no se hubiera extendido por la piel, podría considerarse al paciente curado. De lo contrario...

Me llevé la mano a la barba y, por un rato, me acaricié suavemente las guedejas negras que la formaban. Por más que me esforzaba, no conseguía recordar cómo estaban los cabellos que aparecían en medio de la llaga —nada pequeña— que había contemplado cubriendo buena parte del torso de la mujer. Daba igual. Mañana por la tarde, volvería a mi dispensario y podría examinarla de la manera más pertinente.

Sonreí. En contra de lo que había pensado al principio iba a contar con tiempo de sobra. Miré por la ventana. El sol había comenzado a descender pero aún la luz era clara y buena. Mientras una alegría tranquila me caldeaba el cuerpo, di una palmada.

—¿Acaso deseas algo, *sayidi*? —preguntó Aarón tras cruzar el umbral de la puerta.

—Sí, sí —respondí risueño—. Estoy hambriento. ¿Qué hay en casa para comer?

11

SEFARAD

Las palabras que pronunció mi padre en aquella reunión parecieron estar dotadas con la unción de que sólo disfrutan los *neviim*. Durante los años siguientes, apenas volvimos a saber de los *almuwajjidun*. En realidad, nuestras únicas noticias se limitaban a alguna familia aislada que había cruzado el estrecho en busca de la paz que esperaba encontrar en la tierra de Sefarad. En alguna ocasión, los recién llegados permanecían en Qurduba y en otras se dirigían más hacia el norte e incluso se adentraban en tierra de nasraníes movidos por la convicción de que allí encontrarían una tolerancia mayor para sus prácticas y costumbres. Seguramente porque aquellas experiencias eran esporádicas, no tardó mucho en caer en el olvido la misma existencia de aquella secta que seguía a un *naví* musulmán con pretensiones de ser *al-mahdí al-masum*.

De aquellos años que siguieron al ataque sufrido por el anciano sólo guardo recuerdos aislados pero hermosos. En ocasiones, cuando cierro los ojos tras un día de trabajo pesado suben desde mi corazón mil y una sensaciones que disfruté en aquellos días. El dulce sabor de las doradas naranjas de Sefarad, el olor perfumado de los limones verdes y amarillos, el color blanco y brillante de las casas grandes y pequeñas, el tacto frío y suave de los baldosines lisos que rodeaban la fuentecilla de nuestra casa... esos y otros placeres pequeños pero profundos parecen encarnarse en mí provocándome un océano de voluptuosas sensaciones. Mientras mis párpados se aprie-

tan para ayudarme en la concentración, me parece que las ventanas de mi nariz se llenan de la fragancia del azahar que viene del patinillo de la casa de al lado o que mis oídos escuchan el suave murmullo del agua burbujeando al desplomarse desde su musical chorro. Luego, vuelvo a abrir los ojos y me encuentro nuevamente en esta tierra tan lejana de la mía. ¿De qué me sirve que el sol también aparezca en este lugar si no puedo ver cómo alumbra los olivos, las viñas, las huertas de Sefarad?

Sin embargo, tengo la impresión de que nada de aquello —ni los colores, ni las luces, ni los sabores— me importaba en esos años. En realidad, me limitaba a ser feliz y mi atención se centraba en otras cuestiones. Fundamentalmente, el estudio de la Torah. En esa época, viví la embriagadora sensación de creer que tenía entre las manos las claves de explicación de cualquier acontecimiento que pudiera acaecer bajo el sol. La lectura, durante varias horas al día, de las Sagradas Escrituras fue provocando en mí la convicción de entender todo y —lo que era peor— de poder explicarlo todo. Tan convencido estaba de mi sabiduría —ahora al recordarlo no sé si echarme a reír o ponerme a llorar— que incluso a los diecinueve años me permití escribir un comentario a la Mishnah y un tratado de pensamiento lógico. Como tantos jóvenes —y más si son instruidos— mi osadía no era escasa. Pretendía dominar el texto de interpretación de la Torah debido a nuestros sabios más ilustres y, a la vez, me permitía dar lecciones sobre la mejor manera de ordenar el pensamiento.

Quizá esa nada humilde disposición mía hubiera carecido de trascendencia de haberla limitado a mi tranquila y —debo insistir en ello— dichosa vida. Lamentablemente, disfrutaba proyectándola sobre las existencias de otros. Muy pronto, comencé a considerar —al menos así lo creía yo— cada minúsculo episodio de los que componen el día como manifestaciones claras de la acción de Adonai. Además, empecé a interpretar lo que sucedía en la existencia de los demás. ¿Acaso no había enseñado Moisés en la Torah que Adonai protegería de la desgracia a los que obedecieran Sus mandamientos? Pues yo, cuando el verdulero tenía una mala racha o le

robaban las verduras, llegaba a la convicción de que había alguna situación de pecado en su familia que merecía aquel castigo. Por supuesto, ése era un criterio que volvía a aplicar a una familia cuando en ella enfermaba alguno de sus miembros, y no digamos ya si moría. A fin de cuentas, Adonai había castigado con la muerte el pecado que el rey David había cometido con Betsabé, la esposa de Urías, o el comportamiento idolátrico de la perversa reina Jezabel. Quizá yo no conocía —ni nadie de la comunidad— los pecados cometidos por aquella persona pero estaba seguro de que Adonai estaba al corriente de ellos.

Al igual que el comerciante espera que el comprador le entregue de manera inmediata y correcta el precio de la transacción, creía yo que detrás de cada hecho no sólo se encontraba Adonai sino que además se hallaba una explicación sencilla y exacta como una fácil operación aritmética.

No recuerdo haber expresado muchas veces aquel punto de vista pero si así fue no se debió a la carencia de convicción sino a la falta de oportunidad. De hecho, recuerdo una vez en que regresaba con mi padre de dar sepultura a un joven llamado Benjamín. Por lo que yo sabía, se trataba del primogénito —y único hijo varón— de una de las familias más prósperas de nuestro *qahal*. Había caído enfermo de manera inexplicable y, muy pronto, en apenas unos días, falleció.

Naturalmente, yo había manifestado a sus padres mi pesar por la pérdida que acababan de sufrir, pero en lo más profundo de mi corazón estaba convencido de que Benjamín era culpable de algún pecado oculto que había provocado la acción punitiva de Adonai. Mientras acompañaba a mi padre a casa, aquella idea seguía creciendo en el fondo de mi corazón hasta el punto de que no me resultó fácil impedir que desbordara mis labios. De hecho, apenas hubimos entrado en la estancia donde estudiaba la Torah con mi padre cuando me dirigí a él con resolución.

—*Abba* —le dije—, creo que acabamos de contemplar un acto de justicia divina.

Sin decir palabra, mi padre depositó encima de la mesa el *sidur*

del que había leído las oraciones. Luego se volvió con lentitud y me miró fijamente a los ojos.

—¿Quieres decirme algo, Moisés? —preguntó con un tono de voz neutro.

—No... no... bueno, sí —respondí dubitativo—. Quiero decir que si Benjamín ha muerto tan joven seguramente se debe a que ha cometido algún pecado secreto.

—¿Tienes... tienes alguna prueba de eso? —preguntó mi padre—. Quiero decir que si le viste perpetrando alguna falta, algún acto vergonzoso.

—Pues no... —contesté confuso—, pero no hace falta.

El rostro de mi padre adquirió una consistencia pétrea, como si, de repente, gracias a un mecanismo desconocido para mí, su carne se hubiera trasmutado en granito.

—Entonces, Moisés, ¿cómo lo sabes? —preguntó *abba*.

—Bueno —contesté desconcertado— si hubiera sido un hombre intachable nunca hubiera muerto joven... así lo enseña el libro de los Tehil·lim.

—¿El libro de los Tehil·lim? —preguntó *abba* mientras sus facciones seguían endurecidas.

—Sí —respondí lacónicamente.

—Moisés —comenzó a decir *abba* sin dejar de mirarme—, eres un buen muchacho y conoces la Torah y el resto del Tenaj, pero... pero no tienes la menor idea de lo que estás diciendo.

—Pero, *abba* —intenté responder—, el Tenaj enseña que...

—Hijo —me interrumpió—. Te voy a contar una historia.

No deseaba en aquellos momentos escuchar ninguno de esos relatos de los que *abba* conocía centenares, pero el respeto me hizo callar.

—Hace muchos siglos —comenzó mi padre— existía un bandido que actuaba de una manera un tanto extraña. Quiero decir con esto que, por supuesto, robaba y saqueaba pero además sufría una curiosa manía.

Calló por un instante y tomó asiento.

—Será mejor que te acomodes, Moisés —dijo *abba* y esperó a

que le obedeciera antes de proseguir—. Aquel bandolero conducía maniatadas a sus víctimas hasta su cueva y allí las tumbaba sobre un lecho. Te parecerá que ese comportamiento era una muestra de compasión pero, en realidad, se trataba de algo muy distinto. Cuando tendía a sus cautivos, el bandolero loco pretendía que sus medidas encajaran a la perfección con las de aquella cama. ¡Pobres de ellos si no era así!

—¿Por qué, *abba*? —pregunté apresado por la extrañeza del relato.

—Porque si eran más cortos que el lecho, el bandolero los estiraba hasta que las medidas coincidían y de esa manera, por regla general, para cuando había logrado su objetivo, estaban descoyuntadas casi todas sus articulaciones.

—¿Y si eran más largos?

—Bueno —respondió *abba*—, en ese caso el problema se zanjaba antes. El bandolero cortaba a hachazos aquellas partes del cuerpo que sobresalían del lecho.

—¡Qué horror! —musité sobrecogido.

—Sí —concedió—, era espantosa la manera de actuar de aquel bandolero. En su corazón enfermo había anidado la idea de que podía amoldar la realidad a los estrechos límites de su lecho. Seguramente, lo conseguía pero no sin destruir vidas ni sin causar un incalculable dolor. Moisés, debo decirte que tú eres como ese bandido.

Un escalofrío sacudió mi cuerpo al escuchar aquellas palabras. ¿Cómo podía yo asemejarme a aquel sujeto desequilibrado que estiraba o recortaba a sus víctimas sin más interés que el de que se amoldaran a las medidas caprichosas de un extraño mueble?

—Jamás debes cometer el error de pensar que la Torah es lo mismo que la manera en que tú interpretas la Torah —prosiguió—. Adonai nos ha dado la inteligencia y el entendimiento precisamente para evitar que cometamos estupideces como las que perpetraba el bandolero loco. La verdad es que no sabemos la razón por la que el pobre Benjamín enfermó y murió dejando a sus padres sumidos en el más profundo de los dolores. Lo único que sabemos con certeza es que nadie supo curarlo y que Adonai ha tenido alguna razón para

permitir que todo sucediera de esa manera. Sin embargo, a menos que Él nos lo revele de una forma especial ni tú ni yo podemos aventurarnos a explicar las causas de una desgracia semejante, y menos si para ello tenemos que recurrir a culpar a alguien cuyo pecado desconocemos.

—Pero… —intenté defenderme mientras sentía un calor insoportable acumulándose en las orejas.

—Hijo —prosiguió *abba* sin permitirme hablar—, entre los diez *devarim* que Adonai le entregó a Moisés en el Sinaí, entre aquellas líneas escritas por su propio dedo, figura en un lugar preeminente el mandato de no tomar el Nombre de Adonai en vano. Para quebrantarlo no es necesario jurar en falso o blasfemar. Basta con atribuir a Adonai acciones que, en realidad, desconocemos si se originaron en Él. Al afirmar que Benjamín fue castigado por un pecado te estás atribuyendo la función de ser el portavoz de Adonai y, francamente, no conozco ninguna razón para aceptar esa posibilidad. Por otro lado, no te vendría mal recordar que tu madre murió al darte a luz y que la de tu hermano Daniel tampoco vivió mucho más. Espero que no atribuirás su desdichado destino a que eran unas despiadadas pecadoras.

Al escuchar aquellas palabras, sentí un malestar que invadió mi cuerpo provocándome un temblor mezcla de vergüenza y de pesar.

—No te apenes en exceso, Moisés —me dijo *abba*—. No sabías lo que estabas haciendo y eso limita tu culpa.

Sin despegar los labios, asentí con la cabeza aunque ni una mínima pizca del inmenso pesar que me invadía se apartó de encima de mi corazón. Mientras tanto, mi padre se levantó y dio unos pasos hasta llegar a una de las estanterías que cubrían el muro occidental de la estancia. Buscó algo con la mirada y, finalmente, extendió la diestra y sacó uno de los rollos apilados en el anaquel. Luego desandó el breve camino y puso el libro encima de la mesa, justo enfrente de donde yo me encontraba sentado.

—Hijo —dijo—, los hombres somos incapaces de realizar algo que nos permita merecer el perdón de Adonai. En realidad, sólo podemos pedirlo con un corazón contrito y humillado, y recibirlo con

gratitud y humildad. Pero después de eso, no como pago sino como muestra de gratitud, deberíamos hacer algo que contribuyera a paliar en el futuro los males de los que somos directamente responsables o que no hemos podido paliar en el pasado. Si Benjamín hubiera contado con un buen médico, quizá no habría sucedido nada de esto. Ya no puede remediarse su muerte pero si, para evitar otras, tú aprendieras ese arte, su fallecimiento no habría resultado en vano.

—No tenía idea... —comencé a decir.

—Lo entiendo, hijo —dijo—. No tiene sentido, de todas formas, que te sigas atormentando. Lo que sí creo es que merecería la pena que leyeras este libro.

Coloqué las manos sobre el rollo y lo abrí. Entonces mis ojos se posaron en las primeras líneas. «Tanto los médicos más modernos como los más antiguos denominan lugares a las partes del cuerpo y bregan para lograr diferenciar las enfermedades relacionadas con aquellas, porque el tratamiento debe cambiar según las diferencias.» Desde entonces, han pasado muchos años, pero jamás he olvidado aquella regla de oro.

Agur, el hijo de Jaqué, uno de los sabios que escribieron el libro de los Tehil·lim, resultó especialmente brillante a la hora de plantear las limitaciones del saber humano. Tal y como él mismo dijo: «¿Quién subió al cielo y descendió? ¿Quién encerró los vientos en sus puños? ¿Quién ató las aguas en un paño? ¿Quién afirmó todos los extremos de la tierra? ¿Cómo se llama y dime —si es que lo conoces— el nombre de su hijo?». Sin embargo, lo que me resulta más difícil de comprender no son cuestiones como el ritmo de las olas o el viaje de las nubes o la trayectoria del sol. Aquello que me parece más inaccesible es lo que se oculta en el corazón humano, y de entre todos los sentimientos que abriga creo que el más incomprensible es el amor.

Mortales que sólo merecerían la muerte porque constituyen un grave peligro para la sociedad son, sin embargo, amados por sus madres como si se tratara de santos o profetas; hombres pomposos y estúpidos encienden las pasiones de mujeres que hasta podrían ser calificadas de inteligentes; e incluso hembras que constituyen una sentina de vicios exenta de cualquier virtud atraen a algunos varones bondadosos como la serpiente al ratoncillo que ansía engullir.

Nada permite —reconozcámoslo— hallar una lógica en el amor. De hecho, todos los mortales encuentran salada la sal o dulce la miel pero cuando se habla del amor hallamos que aquella persona que es deseada por uno puede ser considerada, sin embargo, repulsiva por otro.

Es cierto que no podemos entenderlo pero tampoco entendemos el sol y, no obstante, éste nos alumbra y hace crecer las frutas y las verduras con su

luz. Es cierto que no podemos comprenderlo pero tampoco comprendemos cómo el feto crece dentro de la madre y, sin embargo, así se transmite la vida desde Adán y Eva. Es cierto que no podemos aprehenderlo pero tampoco somos capaces de aprehender cómo los alimentos se acaban convirtiendo en carne de nuestra carne y sangre de nuestra sangre y no por eso dejamos de comer.

Incomprensible, ininteligible, en apariencia absurdo, no hay nada más grande que el amor. No existe en verdad sentimiento más puro, más noble, más gozoso ni más bello. Por ello, no debería causarnos extrañeza que cuando Salomón, el rey sabio, quiso encontrar un símbolo adecuado para expresar la relación entre Adonai e Israel utilizara el de los abrazos, los besos y las caricias que se intercambian y prodigan el hombre y la mujer. Al igual que él escribieron también neviim *como Oseas o Ezequiel. No seré yo, desde luego, el que pretenda llevarles la contraria. Creo que el amor dio existencia a este mundo y que puesto a perpetuar nuestra especie sobre la tierra eligió también un medio bien diferente al de los animales de pluma, pelo o escamas. Es un medio que puede prodigarse sin amor pero que sólo en el amor encuentra su consumación plena.*

12

FOSTAT

Llegaron esta mañana tan velados y cubiertos como ayer. Sin embargo, esta vez el marido distaba mucho de aparentar la calma tan absoluta de la que había hecho gala el día anterior.

—*Yahud*, ¿acaso sabes ya cuál es la dolencia de mi esposa? —me preguntó con un tono de voz en el que la impaciencia apenas quedaba oculta por la irritación.

—Me resulta indispensable examinarla otra vez —le dije aparentando que no me había percatado de su estado de ánimo.

—¿Acaso tu memoria es tan flaca que no recuerdas lo que tus ojos vieron ayer? —preguntó el hombre.

Palpé con facilidad todo el peligro que se desprendía de aquellas palabras. Sin duda, se consideraba un personaje dotado de enorme autoridad para comportarse con aquella altivez pero también, sin duda alguna, no hubiera tolerado yo aquella conducta desprovista totalmente de cortesía de no haber sido un musulmán el que me dirigía la palabra.

—Tienes razón, *sayidi* —respondí con una sonrisa—. No he hablado de manera adecuada y, por lo tanto, a causa de mi torpeza, no he sabido expresarte lo que resulta indispensable para ayudar a tu esposa.

Guardé silencio por un instante. Al parecer, mis palabras no habían irritado más al hombre. Podía correr el riesgo de seguir hablando.

—No he olvidado el examen de ayer —proseguí— pero como tú, *sayidi*, recordarás, llegué a tocar en ningún momento la piel de tu esposa.

—¿Qué pretendes, *yahud*? —me interrumpió alterado el hombre.

Caminé hacia la mesa y cogí de encima de ella una tablilla de madera. Luego, sujetándola con dos dedos únicamente, se la mostré.

—Lo que pretendo es colocar este trozo de madera sobre su piel —respondí con una tranquilidad que cada vez me costaba más mantener—. Es la única manera de comprobar si su carne está hundida en el lugar donde se halla la herida blanca.

Por un instante, clavó en mí su mirada como si le fuera posible escrutar cualquier oculta y maligna intención que pudiera albergarse en lo más profundo de mi corazón. Luego, sin apartar los ojos de mi rostro, chasqueó los dedos y su esposa se tendió en el mismo diván donde la había examinado el día anterior.

Di unos pasos hasta colocarme al lado de la mujer. Sólo se le veían los ojos pero en sus pupilas no resultaba difícil percibir el tinte mezclado del temor y la vergüenza. No quise intimidarla y me limité a mirar a su esposo.

—Descúbrete —dijo éste con voz áspera, y la mujer volvió a exponer el pedazo de su cuerpo herido por la gran llaga blanca.

Me incliné sobre aquel cuerpo tembloroso para examinarlo más de cerca y pude percibir cómo temblaba de una manera casi imperceptible. En ese momento, sentí una compasión inmensa hacia aquella criatura que no podía mostrar su rostro ni tampoco abrir la boca sin permiso de su marido. En aquel palpitar leve se traslucía el miedo contenido seguramente no sólo hacia el dolor propio de la enfermedad sino también hacia el abandono o el aislamiento que se producirían sin ningún género de dudas en el caso de que su enfermedad resultara incurable o contagiosa.

No me costó percatarme de que los cabellos que crecían en la zona afectada por la mancha blanca eran negros. Reprimí una sonrisa de satisfacción, pero no tenía duda de que sólo podía interpretar esa circunstancia como una buena señal. Ahora sólo quedaba realizar la prueba definitiva.

—*Sayidi* —dije respetuosamente—, te ruego que coloques esta tablilla sobre el cuerpo de tu esposa.

El hombre se acercó hasta el lugar donde me encontraba y agarró el pedazo de madera.

—¿Dónde debo ponerlo? —preguntó con una voz empapada de inquietud.

—Ahí —dije señalando sin tocar un punto en el que se juntaba la carne sana con la infectada por la llaga blanca.

Me obedeció y al hacerlo pude comprobar que le temblaba ligeramente la mano. Sí. Era más que posible que su aspereza se debiera no tanto a la soberbia como al miedo y a la ansiedad.

Me incliné sobre el cuerpo de la mujer y, procurando no rozarlo, examiné la manera en que descansaba el trozo de madera en aquella piel que había experimentado ya las primeras dentelladas de una enfermedad que muchas veces era mortal. No cabía ninguna duda. La parte blanquecina no estaba hundida.

—¿Qué ves, *yahud*? —me preguntó, pero la manera en que se dirigió a mí ya no me pareció altiva sino simplemente asustada.

—Tu esposa tiene lepra, *sayidi* —respondí.

El rostro del hombre se contrajo en una mueca dolorosa exactamente igual que si hubiera recibido un puñetazo en la boca del estómago. Su esposa, por el contrario, dio un respingo y luego su respiración se volvió más agitada.

—Sin embargo —proseguí— no debes preocuparte, *sayidi*. El mal de tu esposa tiene tratamiento y curará en unas semanas.

—¿Estás seguro de lo que dices, *yahud?* —preguntó mientras me aferraba por los hombros y comenzaba a zarandearme—. Si te burlas de mí, te mataré...

—Sí —respondí intentando mantener la calma—, la enfermedad es grave pero tu mujer se verá libre de ella. Cuando eso suceda, podrá volver a llevar una vida normal.

No pude continuar. Un sonido denso, incontenido, creciente, comenzó a elevarse por el aire de la estancia hasta que nos envolvió como si de un sudario se tratara. Volví la mirada hacia el lugar de dónde procedía aquella manifestación de algo tan primario como el

nacimiento de un niño o la muerte de un anciano. El cuerpo de la mujer seguía tendido en el diván, pero era sacudido por unos hipidos bruscos y sincopados. La enferma estaba sollozando las lágrimas que había retenido en el fondo de su pecho durante semanas enteras.

13

SEFARAD

Aunque todo el globo terrestre se halla situado bajo las dos grandes luminarias de las que habla la Torah, he podido comprobar que los astros no se ven igual bajo el cielo de Sefarad que bajo el de otras ciudades. Ni que decir tiene que para mí el firmamento era más azul, más puro, más hermoso en aquella tierra a la que pudo huir hace ya siglos el *naví* Jonás. Cuenta el Tenaj que entonces existía al sur de Sefarad un reino conocido como Tarshis, aunque he oído que en esta tierra lo denominaban Tartessos. Jonás pretendía escapar de una misión que le había encomendado Adonai pero no lo consiguió. Adonai provocó una tormenta y entonces sus compañeros de navegación lo arrojaron al mar. Seguramente, el *naví* se hubiera ahogado de no ser porque un gran pez enviado por Adonai se lo tragó y lo mantuvo en su vientre durante tres días. Jonás, arrepentido de su desobediencia, regresó a su tierra y nunca llegó a Sefarad. Sin embargo, en la época de Salomón, el hijo del rey David, ya había hijos de Israel en Sefarad y creo que desde entonces nuestra presencia en esa tierra maravillosa ha sido continua.

En buena medida, mi misión en esta vida —como en el caso de Jonás— también comenzó a desarrollarse en relación con la tierra de Sefarad. Allí aprendí los primeros pasos en el estudio de la Torah, escribí mis primeros libros y también comencé a leer los primeros tratados de medicina. Aunque con el paso de los años puedo preciarme de una cierta reputación como médico, debo señalar, sin embar-

go, que esta disciplina presenta especiales dificultades para un hijo de Israel. A semejanza de los musulmanes, pero a diferencia de los nasraníes, nos está prohibido tocar cadáveres so pena de incurrir en una situación de impureza que nos aparta de la mesa y del lecho de nuestros correligionarios. Creo entender que esta norma que Adonai le entregó al *naví* Moisés pretende preservarnos del riesgo siempre presente de contagio y de lo que luego podría ser una epidemia ulterior. Desde ese punto de vista, se trata de un mandato no sólo santo sino también justo y bueno. El que lo obedece recibe desde el principio el premio por su sumisión a la Torah.

A pesar de todo, no seré yo el que se engañe sobre la otra consecuencia de este mandamiento. Debemos reconocer que los médicos no tenemos la menor posibilidad de estudiar cuerpos. Apenas sabemos cómo es un hombre en su interior; desconocemos la manera en que la sangre se mueve por nuestras venas y tenemos grandes lagunas acerca de órganos tan importantes como los de la generación o la digestión. Bastaría con que pudiéramos abrir esa envoltura exangüe que ya no sirve a nadie y que será sustituida por otra mejor en el día de la resurrección para que todos esos secretos se nos fueran revelando de forma paulatina, pero ¿quién osaría quebrantar un mandato de Adonai de manera tan directa? y, siendo realistas, ¿quién podría garantizar que al hacerlo no contraeríamos dolencias que podríamos transmitir a otros? Desde luego, éste es uno de los casos en que, de forma muy evidente, la violación de la Torah se podría traducir en terribles males. También es una faceta —aunque nunca lo afirmaré en público— en que los nasraníes nos aventajan escandalosamente. Estoy convencido de que el día en que posean como nosotros los escritos de los grandes médicos nos adelantarán con facilidad.

Por supuesto, ninguna de estas reflexiones se daba cita en mi corazón cuando mi padre me entregó aquel libro. Creo que, en realidad, lo primero que se manifestó fue un sentimiento de curiosidad hacia aquella disciplina rara vez mencionada antes y ahora tan presente no sólo en nuestras vidas, sino también en la manera en que debía entender la Torah. No me avergüenza reconocer que aquel rollo se apoderó pronto de mi voluntad.

En sus líneas escritas con una bella caligrafía fui aprendiendo que las úlceras de los riñones se distinguen de las de la vejiga por su propia naturaleza, ya que las primeras arrastran en la orina sustancias carnosas mientras que las segundas presentan forma de lámina. Aprendí a identificar el órgano dañado por una lesión mediante la observación de los líquidos o sólidos arrojados a través de la herida o a reconocer una dolencia gracias a un examen meticuloso del vómito. Igualmente me enteré de que el aire expulsado del tórax señala la lesión de la membrana que envuelve las costillas o que la sangre que brota a borbotones suele ser una señal inconfundible de una lesión en una arteria.

La acumulación de aquellos conocimientos ejerció sobre mí un efecto subyugador que no había conocido hasta entonces. Es verdad que el estudio de la Torah me había cautivado pero al hacerlo me proyectaba a realidades que a muy pocos les es dado dominar. En buena medida, el conocimiento de la revelación está abierto a todos y a todos les es necesario, pero ni todos lo desean ni a todos alcanza por diversas razones. De hecho, habrá que esperar al *ha-olam havah* para que el conocimiento de Adonai llene los corazones como las aguas cubren la mar. La disciplina a la que dedicaba ahora mis horas me ponía empero en contacto con una realidad más cercana ya que cualquiera, sea hijo de Israel o *goy*, tiene un cuerpo que necesita cuidados cuando sufre o enferma. Creo que además existía una razón adicional —de la que entonces no era muy consciente— para beber de aquellas aguas con verdadera ansia.

Abba me había mostrado, el día en que se dio sepultura al desdichado Benjamín, que había cosas que escapan a nuestra capacidad de comprensión. Aquella sensata enseñanza podía yo entonces aceptarla con la cabeza pero no con el corazón. Algo arraigado en mi interior con enorme firmeza se sublevaba contra la idea de no poder dar cumplida explicación a cualquier evento que pudiera cruzarse en nuestras vidas, y ahora ese algo se veía halagüeñamente satisfecho al descubrir una disciplina que brindaba caminos innumerables para saber y entender lo que en apariencia era desconocido e incomprensible. Visto todo a distancia, estoy casi seguro de que esa vanidad tí-

pica de los hombres que les impulsa a creer que pueden saber todo me sirvió de acicate en mis estudios de medicina. El resultado no ha sido malo con el paso de los años pero la raíz era pésima porque, mucho más de lo que señaló mi padre, somos incapaces de saber, entender y explicar lo que verdaderamente resulta importante en esta existencia. Así, tuve ocasión de comprobarlo apenas unas semanas más tarde.

Acostumbraba en aquel entonces a dedicar un tiempo, tras la oración de la tarde, a la memorización de aquel libro prodigioso que me había entregado *abba*. Debo decir que era un buen estudiante, pero aun así no faltaban las ocasiones en que abandonaba mi asiento y me dirigía a la ventana fuertemente cerrada con celosías para contemplar un pedazo del mundo que palpitaba fuera de las cuatro paredes de aquella dependencia.

Aquella tarde mi atención se había centrado en la diferencia entre órganos físicos y psíquicos, y aunque el tema me había resultado especialmente interesante no por ello dejé de necesitar descansar un poco de la acumulación de datos. Sin una idea fija en la cabeza, me puse en pie y, tras dar unos pasos, me encontré al lado de la celosía. Por unos instantes, distraje mi mente con los juegos de luz y polvo que provocaban los crepusculares rayos del sol que penetraban en la estancia. Suavemente acaricié la madera labrada y me dispuse a regresar a mi quehacer. Entonces fue cuando la vi.

Sé que muchos han intentado explicar la sustancia exacta de la que está formado el amor. Para ciertos estudiosos constituye un estado de enajenación de la mente semejante al ocasionado por la embriaguez o la locura; para otros, no se diferencia especialmente del impulso que lleva a los animales a aparearse para conservar su especie. Sé que los que sustentan este tipo de opiniones se sienten orgullosamente satisfechos de ellas y que incluso disfrutan intentando imponerlas a los demás. Sin embargo, me consta que no pasan de ser especulaciones pobres y erradas de la profunda e inexplicable naturaleza del amor.

Cuando contemplé a la joven que se encaminaba hacia la puerta de nuestra casa, no experimenté ni locura ni deseo de copular, pero

estoy seguro de que en lo más profundo de mi pecho comenzó a arder esa llama de la que Salomón dijo que no podía ser apagada por muchas aguas. Aunque llevaba cubierta la cara como suele ser común en las tierras regidas por los musulmanes, pude contemplar perfectamente sus ojos y sus cabellos. A pesar de que ya han pasado varios años desde entonces, estoy convencido de que aunque me encontrara en el extremo del mundo y ya hubiera llegado el *ha-olam havah*, el recuerdo de aquel día permanecería imborrable.

Sus ojos eran de un color suavemente verde, tanto que podían adoptar una tonalidad ambarina según la manera en que sobre ellos descendiera la luz. Me consta que esa circunstancia es normal en otros países, pero en el sur de Sefarad y, especialmente en Qurduba, resultaba una rareza que rozaba con lo mágico. Es posible que la fuerza del sol en esa parte del orbe haya convertido en casi imposible el nacimiento de seres con ese color de ojos, pero sé que también hay otras circunstancias que han influido en esa ausencia. La principal es el desagrado que Mahoma, el *naví* de los musulmanes, manifestó de siempre hacia las personas de ojos claros. Los consideraba malditos y por ello resulta más que posible que aquellos que profesan el islam y han tenido niños con pupilas de color claro hayan preferido no pocas veces abandonarlos que sufrir esa desgracia en el seno de la familia. Seguramente aquella muchacha había salvado la vida porque no pertenecía a una familia musulmana.

Pero si peculiares eran sus ojos, tanto o más lo era su cabello. Las mujeres de la parte de Sefarad donde yo nací y crecí lo tenían negro. Negro crespo o negro sedoso, negro brillante o negro mate, negro liso o negro rizado, pero siempre negro como las noches en que sus esposos y amantes debían disfrutar al sujetarlo entre sus dedos o sentirlo sobre la piel. El de aquella muchacha empero era de un color castaño.

Quedé tan prendado por la contemplación de aquella extraña belleza —sabía que lo era aunque sólo pudiera ver sus ojos y sus cabellos— que apenas reparé en que estaba entrando en casa y cuando, finalmente, me di cuenta de que así era, sentí cómo un azoramiento cálido y acelerado se posesionaba de todo mi ser. ¿Qué po-

día venir a hacer aquella joven al hogar del rabino más importante de Qurduba?

La prudencia habría aconsejado que reprimiera mis impulsos y continuara estudiando o, al menos, recogiera con calma libros, papel y pluma. No pude o no supe hacerlo. Olvidándome de cuál era mi obligación dejé todo tal y como estaba y me dirigí lo más deprisa que pude hacia la entrada de la vivienda.

Llegué justo a tiempo de ver cómo mi padre estaba recibiendo a la muchacha y le indicaba el camino de una de las habitaciones principales de la casa. Fue entonces cuando me percaté de manera cabal de que no venía sola —¡qué absurdo!, ¿cómo iba a ir sola una mujer a visitar una casa?—, sino acompañada por un hombre que tendría la edad de mi padre. Aquel descubrimiento me causó tanta sorpresa que permanecí paralizado durante unos instantes, los suficientes para que la comitiva de tres se distanciara de mí adentrándose en la habitación. Sólo cuando fui consciente de que habían desaparecido de mi vista, sentí un súbito malestar. Había perdido la oportunidad de unirme a ella, de conocer a la joven, y ahora ¿cómo iba a recuperarla?

Durante unos instantes, paseé arriba y abajo del corredor devanándome los sesos acerca de la manera de penetrar en aquella estancia sin dar la sensación de ser una persona indiscreta y carente de la más mínima educación. Había comenzado ya a morderme las uñas cuando vislumbré que una de las criadas de la casa aparecía por el otro extremo del pasillo llevando una bandeja. Entonces supe que mi momento había llegado.

—Sara —le dije con voz firme—, dame la bandeja de los invitados.

Aún ahora me pregunto qué hubiera sucedido si la fámula se hubiera negado a obedecer mis órdenes o si lo que llevaba en las manos hubiera resultado ser simplemente un tentempié destinado a mi hermano o a mí. Pero a esas horas no creo que la provecta mujer tuviera muchas ganas de discutir conmigo y se limitó a dejar que retirara de sus manos la suave carga de la hospitalidad.

Tambaleándome, procurando que nada se cayera y deseando dar una apariencia de normalidad, me dirigí a la entrada de la habita-

ción donde mi padre se encontraba con los recién llegados. Estaba a punto de entrar cuando repentinamente sentí que una inmensa, aplastante inseguridad se apoderaba de mí. ¿Qué pensaría *abba* si me veía entrar en la estancia llevando la bandeja? Yo no era una mujer, ni siquiera era un niño. ¿Cómo reaccionaría al contemplar a su hijo, *a su sucesor*, realizando esa tarea tan fuera de lugar?

Sin poderlo evitar, un sudor frío comenzó a descenderme por la espalda a la vez que me erizaba el vello de las manos. Al mismo tiempo, noté cómo un temblor ligero pero molesto se apoderaba de mis miembros. Cuando los objetos colocados encima de la bandeja comenzaron a emitir un ligero pero nítido tintineo, supe que mis manos estaban perdiendo la firmeza necesaria. No me cupo entonces la menor duda de que si no lo impedía, inmediatamente todo se vendría abajo.

Cerré los ojos. Mantuve así los párpados durante unos instantes, los suficientes para contar hasta veinte. Luego, los abrí nuevamente, inspiré hondo y di los pasos indispensables para entrar en aquel lugar donde había estado miles de veces aunque ahora me pareciera extraña y aterradoramente ignoto.

Estaba justo enfrente cuando alargué los brazos y, empujando la bandeja, aquella dependencia se abrió ante mí. Entonces sucedió.

El género humano está marcado desde el momento de su creación por la desigualdad. Baste recordar que de Caín y Abel, los dos primeros vástagos de la unión de Adán y Eva, uno fue justo y piadoso y el otro resultó un asesino despiadado. Algunos interpretan esta circunstancia como una desgracia pero la realidad es que además resulta imprescindible que seamos diferentes. Si sólo hubiera carpinteros, ¿quién se ocuparía de sembrar la tierra? Si únicamente existieran carniceros, ¿quién levantaría las casas? Si la actividad de toda la sociedad fuera la medicina, ¿de dónde obtendríamos las ropas que nos cubren?

Por otro lado, no deseo ni siquiera imaginar las consecuencias de que todos los hijos de Adán se convirtieran en estudiantes de filosofía. De semejante decisión resultaría una desgracia para el bienestar de cada reino y, por añadidura, llegaríamos al final de la especie humana. Ya no se trataría sólo de que, empleados en elucubrar, no hubiera ni comida, ni vestidos ni viviendas. Es que por si fuera poco entre los entregados a esa noble disciplina que es la filosofía se congregaría esa clase especial de necios que se caracteriza por creer que sólo existe lo que puede verse.

He tropezado con algunos de estos estúpidos a lo largo de mi existencia. Gente que cuestiona la existencia del alma e incluso la de Dios simplemente porque nunca han podido captar con los ojos ni la una ni la otra. Siguiendo su argumento, tampoco existirían los dolores de muelas porque nunca los hemos visto entrar en la boca de un enfermo ni tampoco el amor o el odio porque no caminan por las callejuelas a la búsqueda de personas a las que bendecir o maldecir con su presencia.

En el fondo su necedad es una mezcla peligrosa de ignorancia y de ceguera, una mezcla que les impide ver, simplemente porque no tienen la menor idea de cómo mirar. Esto me recuerda aquella historia referente al profeta Elías cuando tuvo que esconderse en el desierto huyendo de la perversa reina Jezabel que lo buscaba para matarlo. Se refugió entonces en una cueva y pasó en ella la noche. Mientras se hallaba en aquel recóndito lugar le llegó la palabra de Adonai indicándole que saliera y le esperara en pie. Elías obedeció y, al producirse un huracán, creyó que allí encontraría a Adonai, pero Adonai no estaba en el huracán. Tuvo lugar a continuación un terremoto y Elías pensó que en medio del temblor de tierra encontraría a Adonai, pero Adonai no se hallaba en aquella catástrofe. Se produjo entonces un incendio y Elías esperó encontrar a Adonai entre las llamas, pero tampoco fue en ese lugar donde Adonai se manifestó. Sólo entonces sopló una brisa suave y, en medio de ella, donde nadie —quizá ni el propio Elías— lo hubiera esperado, se manifestó Adonai.

Ciertamente, así sucede con muchos. No perciben porque sus ideas preconcebidas, su orgullo y su ignorancia les impiden ver. Entonces, igual que un ciego que se empeñara en afirmar la inexistencia de los árboles y de los colores simplemente porque sus ojos no pueden verlos, niegan lo que no perciben. ¡Pobres necios, ciegos y guías de ciegos!

14

FOSTAT

—¿Deberá seguir mi esposa un tratamiento especial? —me preguntó el hombre mientras intentaba reprimir las lágrimas que afloraban a sus párpados.

Confieso que aquella manifestación de sensibilidad me conmovió. Ahora no tenía ninguna duda de que su dureza, su falta de consideración, su carencia de la más mínima cortesía se habían debido únicamente a la angustia que le había ocasionado el temor a perder a su esposa. Él mismo me había dicho que tenía otras pero, ciertamente, sentía por ésta un amor muy especial, quizá porque había sido la primera con la que se había desposado o quizá, por el contrario, porque era la última y en ella había cifrado esperanzas de obtener lo que no había recibido de sus mujeres anteriores.

—Sí —respondí—, su dolencia tiene tratamiento. En primer lugar, como ya indiqué en una consulta anterior, deberá mantener durante al menos dos semanas un aislamiento total en lo que se refiere a ropa, platos y comida. Todo debe ser especial para ella y tendrá que ser lavado cuidadosamente y en agua a punto de herbir.

—Así se hará, *sayidi* —me dijo el hombre con acento sumiso.

Tuve que hacer un esfuerzo para no sonreír porque era la primera vez que se dirigía a mí de manera respetuosa y sin hacer referencia a mi religión o a la premura con que debía actuar.

—En segundo lugar —proseguí—, debes proporcionarle una alimentación indispensable.

—Así se hará —me dijo inmediatamente. Casi con precipitación.

—Bien —continué—. Deberá tomar cebada, sopa de leche y ruda. Excluirás de su alimentación el cordero y la vaca. De la carne, sólo probará la de gallina, con un cuidado especial de apartar la grasa y los nervios. En cuanto al pescado, sólo debe consumir el que tenga a la vez escamas y aletas. Totalmente prohibido comer cualquier animal del mar que no reúna esas dos condiciones.

El hombre fue asintiendo con la cabeza a cada una de las palabras que yo le decía. Era obvio que no deseaba dejar nada olvidado, que tenía un interés especial por cumplir al pie de la letra lo que le estaba diciendo. Al verle así, tan dispuesto pero, a la vez, tan frágil y temeroso, volví a sentir cómo una oleada de compasión me inundaba el pecho.

—Será mejor que te lo escriba todo —le dije, y a continuación me dirigí a la mesa.

Mientras la mujer, aún hipando, se cubría el cuerpo, repetí una vez más todas las instrucciones verbalmente y las consigné sobre el papel para que no quedaran sólo a merced de la memoria. Cuando le tendí el escrito, el hombre lo agarró con fuerza y lo guardó en el interior de su vestimenta como si de un precioso tesoro se tratara.

Me levanté de mi asiento y acompañé cortésmente a los dos esposos hasta la puerta. Para sorpresa mía, el marido permitió que la mujer cruzara antes el umbral. De hecho, casi la empujó para que actuara así. Sin duda, debía quererla mucho cuando permitía algo tan irregular como que le antecediera.

Sin embargo, no tardé en descubrir que tenía otras intenciones. Apenas su esposa hubo salido de la estancia, cerró la puerta y tomándome del brazo dijo con un tono de voz impregnado de ansiedad:

—*Sayidi*, he de formularte una última pregunta.

—Estoy a tu servicio —le dije mientras comenzaba a temer que deseara arrancarme un precio más barato por mis servicios, un pago meramente simbólico o incluso que no cobrara nada en absoluto.

—Supongo… supongo… —dijo tembloroso— que esta… esta dolencia tendrá algún origen… Quiero decir que si alguien se rom-

pe una pierna es porque se ha caído o porque se la han golpeado y... en este caso...

¡Ahora comprendía todo! ¡Aquel hombre temía que su mujer hubiera estado con alguien que le hubiera contagiado la dolencia! Por supuesto, jamás lo reconocería, pero me estaba sondeando en busca de los datos que yo pudiera darle. La amaba mucho pero, al mismo tiempo, la sospecha había corroído su corazón y ahora ni siquiera podía disfrutar plenamente de saber que su mujer estaba en vías de curación.

—Sí —respondí con toda seguridad—, Moisés, al que vosotros los musulmanes conocéis con el nombre de Musa, dejó establecido el motivo que ocasiona este tipo de lepra. Lo conocía de sobra porque su hermana María lo padeció para desgracia suya.

Comprendí por la mirada de aquel hombre que estaba sufriendo lo indecible con mi preámbulo, pero que no se atrevía a interrumpirme ahora que, en apariencia, le iba a revelar una verdad a la vez importante y temida.

—La causa de esa enfermedad no es otra que la murmuración —dije con gesto circunspecto—. María había murmurado contra su hermano Moisés y el cuerpo le quedó cubierto de esa lepra blanquecina que has visto en tu esposa.

—¿La murmuración? —exclamó sorprendido.

—Sí, *sayidi* —proseguí—, y si lo piensas no te resultará tan extraño. Las mujeres no pocas veces se dedican a hablar mal las unas de las otras, pero si además existen entre ellas rivalidades como las que se dan entre las esposas...

—Claro, claro, comprendo —dijo el hombre llevándose ambas manos a la barba y tirándose de las guedejas.

—Por su propio bien y el de tu casa —continué— debes impedir que exista la murmuración entre ellas. En el caso de la que acabo de atender creo que no tengo que darte más razones que las que tú has visto en su cuerpo.

—Lo haré, *sayidi*, lo haré —respondió con las órbitas de los ojos aún dilatadas por la sorpresa que le había ocasionado aquel conocimiento médico que no esperaba.

—No nos damos cuenta —añadí— pero cualquiera de nosotros puede caer en la murmuración y acarrearse con ello la lepra. Permíteme que me atreva a decirlo, pero ni yo ni tan siquiera tú mismo nos encontramos a salvo de ese azote.

Estaba abrumado cuando salió de mi dispensario, pero al menos me queda una satisfacción. Se lo pensará dos veces antes de infamar a su esposa.

15

SEFARAD

Es sorprendente la manera en que algunos recuerdos quedan incrustados en nuestra memoria con la misma fuerza con que las piedras de los palacios se ven sujetas entre sí por un juego extraordinario de arquitectura y equilibrio. Al igual que las joyas insertas en metales preciosos no sólo no privan a éstos de su valor, sino que les proporcionan una belleza añadida, algunos recuerdos resaltan nuestra existencia e indican hasta qué punto ha merecido la pena que se viviera. Han pasado los años, pero cuando mi corazón vuelve la vista atrás lo que sucedió aquel día resalta envuelto en el halo de una belleza extraordinaria.

No fue el rostro de mi padre lo primero que contemplé al cruzar el umbral. Fue, simplemente, una de las ventanas de la habitación, que aparecía cerrada de la manera pertinente con su juego de celosías. Por un momento, un enorme desconcierto se apoderó de todo mi ser. Sin embargo, se trató únicamente de un instante. Con la mayor elegancia de movimientos de que fui capaz, giré hacia la derecha.

Allí estaban los tres. Mi padre, con los ojos abiertos de forma descomunal y un gesto de interrogación que le cruzaba el rostro de la misma manera que la luz surca las tinieblas; el otro hombre, que tampoco daba la sensación de saber muy bien lo que estaba sucediendo aunque le parecía tan extraño que resultaba imposible de comprender; y ella, de pie, quieta y oculta, de la manera más discreta posible, tras su velo.

—Es mi hijo Moisés —dijo al fin *abba* destruyendo la inmovilidad sorprendida a la que todos habíamos quedado reducidos.

—Ah, bien, rabino, bien —exclamó el recién llegado mientras se ponía en pie y, acercándose, me daba un abrazo—. Es un mocetón robusto e imagino que también sabio.

—Moisés —prosiguió mi padre—, nuestro visitante es Abraham ibn Isaac. Le acompaña su hija Susana.

Tendí la mano a Abraham en forma fraternal y, a continuación, incliné un poco la cabeza para saludar a Susana. Se trataba de una muchacha ya crecida, de manera que resultaba absolutamente impropio estrechar su mano. Como señala claramente el Talmud, podía darse la circunstancia de que se encontrara en los días de su menstruación y de ser así me habría comunicado su impureza. Ningún rabino, ni hijo de rabino, ni siquiera un judío sin responsabilidades espirituales hubiera osado, por lo tanto, rozarle el pelo de la ropa.

—Nuestros visitantes acaban de llegar de Tulaytula, la gran ciudad situada al norte —comentó mi padre—. Se trata de un viaje largo y no exento de peligros de manera que seguramente agradecerán tu diligencia en brindarles nuestra hospitalidad...

Conocía lo suficiente a mi padre como para percatarme de que aquellas palabras no encerraban un elogio, sino una pregunta indirecta sobre las razones que me habían impulsado a sustituir a la fámula en el desempeño de sus tareas.

—To... toda muestra de hospitalidad es poca para nuestros hermanos —respondí fingiendo un aplomo del que carecía.

La manera en que la lengua de mi padre se pegó al interior de una de sus mejillas me indicó que no había quedado convencido de mis palabras. Sin embargo, a mí eso me resultaba totalmente irrelevante en esos momentos. Como si no encontrara nada anormal en lo sucedido, situé la bandeja delante de nuestros invitados y tracé un gesto con la mano para que se sirvieran.

Sabía de sobra que no resultaba correcto observar con atención a un invitado, pero no pude evitar que mi mirada descendiera sobre las manos de Susana. Eran pequeñas, delicadas y, supuse, suaves. Estaba totalmente absorto en ellas cuando escuché la voz de mi padre:

—Moisés, quédate con nosotros. Estoy seguro de que tu corazón curioso disfrutará de lo que nos pueda relatar Abraham.

Una vez más percibí a la perfección lo que *abba* deseaba comentarme. Me reprendía suavemente por meterme donde no me llamaban pero, a la vez, me proporcionaba una excusa para permanecer en la estancia.

Tomé asiento e intenté mantener la atención sobre lo que el recién llegado estaba dispuesto a relatar. Confieso que no me parecía que nada de lo que pudiera decir tendría interés para mí. Seguramente por eso guardo un recuerdo vago y poco claro de lo que narró acerca de la situación de los hijos de Israel en Tulaytula, de sus negocios y de los avatares que había sufrido su familia durante el viaje.

—El caso, hermano —dijo Abraham al cabo de un buen rato de cháchara—, es que al morir mi esposa Raquel me encontré con que no tenía un heredero varón. Esta hija es buena pero todos sabemos que de poco servirá si no encuentra un esposo y continúa mi estirpe con un considerable número de hijos...

Aquella última afirmación despertó en mí un interés por el relato de Abraham del que había carecido totalmente hasta ese momento. ¿Así que aquel hombre de cuya ocupación no me había enterado se encontraba en casa porque buscaba un esposo para aquella muchacha de extraña belleza? No dije palabra, no miré a nadie pero, mientras bajaba la cabeza como buscando ocultarme de los demás, sentí que enrojecía hasta la raíz del cabello.

—Bueno... hermano Abraham —comenzó a decir mi padre con una voz que yo conocía muy bien y que solía indicar que preparaba el terreno para una negativa desagradable—, comprendo tu situación. Si yo fuera tú también habría dejado Tulaytula en busca de un marido para mi hija. Pese a todo, aunque entiendo tu encomiable conducta, no puedo evitar decirte la verdad. Pocos hombres estarán dispuestos a darte a sus hijos como yernos...

—¡Ofrezco una buena dote, rabino! —interrumpió Abraham, aunque en su voz me pareció hallar más un tono de desaliento que de cólera.

—No lo dudo, no lo dudo... —dijo mi padre moviendo la cabeza— pero... no deseo ofenderte, hermano, pero... bueno, seguramente ya sabes que los rasgos de tu hija no son... los más adecuados. Ese pelo claro, esos ojos... verdosos...

Me atreví a levantar la mirada, pero procuré que no se notara. Abraham estaba, desde luego, profundamente compungido. En cuanto a la muchacha... La parte de su rostro que estaba descubierta aparecía arrebolada por una viva tonalidad escarlata. Sin embargo, no me pareció que aquel rubor estuviera teñido por la vergüenza. Por el contrario, tuve la sensación de que era un estandarte que anunciaba a gritos la belleza oculta bajo el velo.

—Sí, hermano... sí, lo que afirmas es cierto —dijo Abraham conteniendo a duras penas las lágrimas—, no puedo quitarte la razón en nada de lo que dices pero ¿qué puedo hacer yo?

—¿Quién sabe? —comentó mi padre—. Fue el *naví* Isaías el que escribió que los pensamientos de Adonai no son nuestros pensamientos... No pierdas la fe. Cosas más difíciles ha visto el pueblo que Adonai sacó de la esclavitud de Egipto.

Aquella referencia a Moisés y a Pesaj fue como una señal para que los dos cambiaran de conversación y en adelante se dedicaran a mencionar el estado de la sinagoga y el reparto del poder en el seno del *qahal*. Pero a mí no me importaba nada de aquello. Sólo sentía interés por la muchacha que estaba sentada frente a mí y a la que no podía mirar directamente porque hubiera resultado una descortesía indecente e imperdonable. Sin embargo, todos mis sentidos parecían especialmente sensibilizados de tal manera que percibía su aroma fragante y fresco, que podía intuir las formas que ocultaban sus amplios ropajes y que escuchaba su respiración serena pero incitante.

Finalmente, Abraham se puso en pie, y su hija y mi padre le imitaron. Creo que *abba* sentía un verdadero aprecio por el recién llegado porque incluso se permitió el gesto, cargado de familiaridad, de colocarle un brazo por encima del hombro mientras le acompañaba hasta la puerta de la calle. Allí se despidió de Abraham y de su hija, y yo subrayé su amistoso gesto con una nueva inclinación de cabeza.

Abba permaneció un rato al otro lado del umbral contemplando cómo los dos visitantes se alejaban. Hubiérase dicho que deseaba asegurarse de que no se perdían en el camino de regreso. Por último, respiró hondo y, dando media vuelta, volvió a entrar en la casa. Fue entonces cuando se percató de que me encontraba allí, esperando.

—¿Se puede saber qué haces aquí, Moisés? —dijo con un tono de reprensión contenida—. Creo que ya has perdido bastante tiempo hoy.

—*Abba*, quiero casarme con esa muchacha —respondí con un tono de voz firme aunque sereno.

Por un instante, fugaz como el relámpago que ilumina el negro firmamento una noche de tormenta, las cejas de mi padre se arquearon dando a sus ojos un aspecto de peculiares ventanas.

—*Abba*, quiero que esa muchacha, Susana, sea mi mujer —volví a repetir aún más seguro de lo que deseaba expresar.

Los labios de mi padre se fruncieron. Luego, en un gesto que nunca antes había visto en él, elevó la diestra y la posó suavemente sobre mi cabeza.

Según me relató mi padre, Abraham ibn Isaac estuvo a punto de volverse loco de contento cuando conoció su propuesta para que entregara a su hija al primogénito del *dayán* más importante de Qurduba. No es que los ingresos que percibía mi padre fueran especialmente importantes pero el prestigio de que disfrutaba en el seno del *qahal* convertía el enlace con su familia en un timbre de honor. Entre los hijos de Israel siguen existiendo descendientes directos del rey David —uno de ellos será el mesías— y, por supuesto, entrar a formar parte de ese abolengo y contar con la posibilidad de engendrar al que ha de ser libertador de nuestro pueblo y luz para los *goyim* constituye un honor que no puede evaluarse con dinero. Nuestra familia entraba dentro de ese supuesto tan excepcional, pero aunque no hubiera sido así contaba por añadidura con enormes atractivos. En aquellos tiempos, mucho menos revueltos que los actuales, era bastante común en todo el orbe, al menos hasta donde yo tenía noticia,

que familias acaudaladas por sus actividades en los más diversos negocios buscaran emparentar no sólo con estirpes acomodadas sino también con aquellas cuyos miembros destacaban por su erudición y piedad.

Fue justo esta circunstancia la que facilitó enormemente las negociaciones para firmar la *ketubah*, ese documento que establece entre los hijos de Israel las condiciones de un matrimonio, desde la cuantía de la dote hasta el ajuar de la pareja. Aunque han pasado ya años desde aquellos momentos, confieso que no sé con exactitud qué llevó a *abba* a aceptar la boda. Algunos pensarán que su único impulso fue el interés. Abraham era sin duda un hombre adinerado, y no sólo la dote que aportaría Susana sino la posibilidad de una desahogada situación futura constituían atractivos difícilmente negables. Sin embargo, a pesar de la veracidad de ese alegato, los inconvenientes eran numerosos. En realidad, muy pocos padres en Sefarad —salvo los muy codiciosos o los muy precisados— habrían estado dispuestos a tener descendientes de ojos o cabellos claros como los que tienen los *goyim* por mucho que el corazón de sus hijos se hubiera adherido al de una mujer de manera tan estrecha como lo está la uña con la carne. Por eso creo que, aunque nunca tuvimos oportunidad de hablarlo, las razones que impulsaron a *abba* a entrar en negociaciones para aquel enlace fueron muy diferentes. Seguramente, recordaba cómo tiempo atrás también él había contraído matrimonio con una mujer, mi madre, a la que amaba por más que su familia no dejara de sentir por ella una clara aversión. Como ya relaté, mi padre consiguió vencer aquellos obstáculos mencionando un sueño que había tenido. Es posible que pensara que era absurdo que yo pasara por la agonía que él había sufrido. Sin embargo, pienso que hubo una razón que pesó más que la fortuna del padre de la novia o que sus propios recuerdos de juventud. Se trataba de un motivo sencillo y simple pero, a la vez, muy poderoso. Me quería.

Recuerdo los meses que precedieron a la fecha que Abraham y *abba* habían fijado para la boda con Susana como un sueño de una belleza inenarrable e igualmente bien difícil de explicar. Las imágenes

de aquellas semanas se arremolinan en mi corazón llenas de un colorido brillante y, además, cargado de una extraña luminosidad, semejante a la que sólo nos es dado contemplar tejida con la sutil sustancia de los sueños.

Rememoro con especial felicidad los momentos en que nuestras familias permitieron que Susana y yo pudiéramos estar juntos. No fueron muchos ya que ninguno de los dos podía descuidar sus obligaciones para entregarse meramente a la holganza o al disfrute y, por supuesto, siempre transcurrieron en presencia de una tercera persona que garantizara la honestidad de nuestras citas. Sin embargo, en aquellas horas, felices como ninguna, me fue dado disfrutar del mayor don que Adonai entregó a los hombres. El libro de Bereshit narra cómo Adán se vio sumido en la tristeza cuando, tras dar nombre a todos los animales, no encontró pareja para sí mismo, y también describe cómo Adonai creó para él una esposa con un hueso que extrajo de su costado. No se lo sacó de la cabeza para que lo gobernara, ni de las manos para que trabajara por él, ni de los pies para que fuera una simple alfombra a la que pisar o humillar. Lo tomó de la parte de su cuerpo que se hallaba más cercana al corazón porque, ciertamente, ningún hombre puede ser plenamente feliz si en lo más profundo de su alma no encuentra una mujer que lo ame y a la que amar.

El propio rey Salomón, desesperado por la vacuidad que había contemplado a lo largo de su existencia, reconoció esta verdad en el libro de Qohelet cuando escribió: «Goza de la vida con la mujer que amas, durante todos los días de la vida de tu vanidad que te han sido dados bajo el sol, durante todos los días de tu vanidad, porque esa es tu parte en la vida y en tu trabajo con el que bregas debajo del sol». Salomón escribió estas palabras movido por *Ha-Ruaj Ha-Kodesh*, y es difícil que hubiera podido expresar una verdad mayor. Durante aquel tiempo en que fui inmensamente feliz, descubrí que mi dicha pendía de aquellos ojos cuyo verdor tan extraño me parecía, de aquellos cabellos de color castaño claro apenas intuidos bajo el velo, de aquella voz suave y tan hermosa que hubiera sido incapaz de describirla.

De entre el tesoro de dicha que Susana me llevó a vivir en aquel tiempo escogería, sin dudarlo, una tarde muy especial. Para aquel entonces, nuestra relación duraba ya más de medio año y veíamos acercarse con gozosa rapidez el día de nuestra boda. Llevábamos un tiempo departiendo ante la presencia aburrida de Ester, una tía de Susana, cuando, repentinamente, la mujer se sintió indispuesta. Nunca he sabido a ciencia cierta a qué se debió su malestar, pero sí recuerdo que se llevó la mano al pecho y que respiró hondo varias veces seguidas como si deseara asegurarse de que el aliento no le iba a faltar. Susana le manifestó su preocupación pero su pariente insistió en que sólo era cuestión de airearse y, sin mediar más palabras, se puso en pie y nos abandonó en el patinillo donde nos encontrábamos.

Fue aquella reacción tan inmediata que no supimos qué hacer. Tan sólo me consta que, pasada la sorpresa del inesperado abandono, sentí descender sobre mí la sensación no experimentada antes de estar a solas con Susana. Aquella circunstancia me abrumó tanto que, por un instante, bajé la cabeza sin atreverme muy bien a mirarla ahora que nadie nos acompañaba. Cuando levanté los ojos, asistí a algo que no habría esperado nunca. Susana se había llevado la diestra hasta el lugar donde el velo se sujetaba y, con gesto seguro pero tierno, acababa de desanudarlo. Antes de que pudiera percatarme de lo que estaba sucediendo, aquel púdico pedazo de tela había descendido dejando al descubierto su rostro.

Ignoro la manera en que se sintió el corazón de Adán cuando, al despertar del sueño que insufló en su cuerpo Adonai, descubrió a su lado a aquella de la que dijo que era huesos de sus huesos y carne de su carne. Sin embargo, me cuesta creer que su emoción pudiera ser mayor que la que yo experimenté al contemplar el rostro de Susana. Si sus ojos peculiarmente claros me habían parecido dotados de una hermosura que me sentía incapaz de describir, el resto de sus facciones me pareció forjado con los materiales propios de una belleza original y turbadora. Y es que ante mí no apareció una muchacha inquieta presa de la incomodidad sino una mujer que me sonreía y, al hacerlo, irradiaba una luz que me envolvía el corazón.

—Moisés —dijo y al escuchar mi nombre sentí que un escalofrío se deslizaba a lo largo de mi espina dorsal—, ¿acaso no deseas besarme?

Fue escuchar aquella sencilla y clara pregunta y una tempestad se desató en el fondo de mi espíritu. ¡Besarla! ¡Nadie besaba en nuestra comunidad a una joven antes de desposarse con ella! Sin embargo, la manera en que se había dirigido a mí, no me permitía abrigar la sospecha de que Susana fuera una muchacha desprovista del recato que se esperaba entre las hijas de Israel. Me miraba y en sus ojos yo sólo podía ver alegría y dulzura.

Seguramente, otros miembros de nuestra comunidad se hubieran levantado encolerizados ante aquella muestra de autosuficiencia femenina que, si en una mujer casada era censurable, en una soltera rayaba en la indecencia más impúdica. Sin embargo, algo asentado en lo más profundo de mi corazón me decía que aquella pregunta no encerraba perversidad ni maldad alguna. A pesar de todo, guardé silencio porque, lo confieso, ignoraba lo que debía responder.

Fue en ese momento cuando percibí la mano de Susana posada sobre la mía, y mi corazón comenzó a latir con las mismas fuerzas que un corcel enloquecido que se desboca. No tuve tiempo de reaccionar. Antes de que pudiera realizar el más mínimo gesto, Susana se colocó a mi lado, acercó su boca a la mía y selló mis labios con un beso.

El sentimiento de justicia más elemental parece exigir que cada hijo de Adán cargue con sus propias culpas, que pague por sus delitos, que satisfaga por sus transgresiones. Sin embargo, en la Torah que Adonai entregó a Moisés en el Sinaí a este principio acompaña otro de no menor relevancia. Me refiero a la creencia en la expiación. Un ser inocente, sin culpa, incluso sin defecto era ofrecido de diversas maneras a Adonai en sacrificio por los pecados cometidos por los hijos de Israel. A este respecto, el Yom Kippur tenía desde sus inicios un significado muy concreto. El pueblo de Israel reconocía sus pecados pero éstos eran cargados sobre un tercero, un animal impoluto, que padecía en lugar de los culpables. El mismo naví *Isaías se refiere al siervo sufriente de Adonai que cargará con las culpas de los demás sufriendo y muriendo por ellas. En cierta medida, es como si alguien completamente inocente aceptara pagar la multa, sufrir los azotes o aceptar la ejecución en lugar del verdadero culpable.*

Sin embargo, el reverso de ese consuelo gratuito y misericordioso es que no resulta fácil cargar con las culpas ajenas y más cuando implica soportar un castigo inmerecido. ¿Por qué habría de cargarse con el pecado ajeno? ¿Por qué pagar con él? La clave para intentar comprenderlo —seguramente entenderlo de manera cabal no se encuentra a nuestro alcance— es que este principio expiatorio —desconocido, por ejemplo, entre los musulmanes y otros goyim*— es una manifestación del amor de Adonai. No es el suyo un amor que nos valora por encima de nuestros méritos sino uno que conoce sobradamente nuestra incapacidad para enmendar nuestros yerros y nuestra imposibilidad*

de obtener el perdón por nuestros propios méritos, y aun así perdura fiel y leal. Porque amar lo amable es propio de un hijo de Adán, pero amar aquello que no es digno de ser amado sólo puede derivar de una chispa mayor o menor del amor de Adonai.

16

FOSTAT

Me encontraba atendiendo una luxación, cuando uno de los centinelas del alcázar irrumpió en mi dispensario. Se trataba de una figura fuerte, alta, bien armada. Sin duda, era una presencia impresionante y de no haber sido porque tenía que tranquilizar a mi paciente, también yo me hubiera dejado llevar por el miedo. No en vano un solo golpe de aquel sujeto podría haber causado la muerte prácticamente instantánea de cualquiera de nosotros.

Detrás del recién llegado vislumbré la figura de Aarón. Era obvio que mi fámulo había intentado detener a aquella magnífica presencia pero que, al fin y a la postre, la visión de las armas había podido más que él.

—Tienes que acompañarme —me dijo inclinando un poco el asta de su lanza para subrayar la orden.

—No lo haré antes de concluir este vendaje —respondí bajando la cabeza y continuando mi trabajo mientras oraba desde lo más profundo de mi corazón para que no me atravesara allí mismo.

—¡*Yahud*, tienes que venir! —exclamó irritado el guerrero.

—Si no atendiera a este hombre, su miembro podría quedar dañado para siempre. Entonces tú serías el responsable y como tal te acusaría ante tu superior —dije fingiendo una serenidad que no tenía—. Puedes sentarte a esperarme. Será cuestión de un instante.

Observé con el rabillo del ojo que el guerrero movía los ojos incómodo. Sin duda, no sabía qué hacer. Por un lado, estoy seguro de

que me habría alanceado complacido pero, por otro, no podía permitirse una sanción. Dudó un rato y antes de que pudiera tomar una decisión, conseguí terminar con el vendaje.

—Ya podemos irnos —le dije mientras ayudaba a ponerse en pie a mi paciente.

No tardamos en llegar al alcázar pero no puede decirse que se tratara de un itinerario agradable. En la puerta de mi casa había quedado esperando un compañero de mi inesperado visitante, y la turba habitual de curiosos, haraganes y murmuradores se había congregado ya para dar su opinión sobre lo que sucedía. Cuando vieron que los dos guardianes me llevaban entre ellos, los murmullos se desataron y pude captar perfectamente cómo algunos hacían referencia a mis viciadas prácticas médicas como la causa de aquella detención.

Desembocamos al final en el mismo recinto donde me había encontrado por primera vez con el hombre cuya mujer atendí hace ahora varias semanas. No había vuelto a saber de él —ni me había pagado ni se había interesado siquiera por saber la cantidad que me debía— y daba por supuesto que su esposa se habría recuperado totalmente de la lepra. Ahora, sin embargo, al verle sentado con su habitual gesto ceñudo al otro lado de la mesa me sentí súbitamente inquieto. Si la mujer no se había curado o la dolencia se había extendido a alguna otra persona podía esperar cualquier calamidad.

—Siéntate, *yahud* —me dijo con gesto autoritario mientras me indicaba un taburete cercano a su escritorio.

Apenas pude disimular un escalofrío al escuchar cómo la puerta se cerraba tras de mí con un chasquido metálico.

—Te he hecho llamar para comunicarte las últimas novedades acerca de la dolencia de mi esposa —me dijo.

Me forcé a mirarle a la cara para que no diera la sensación de que le hurtaba la mirada por miedo o culpa. Fue entonces, al mover la vista, cuando me percaté de que había un tercer personaje en la habitación. En otro momento, en otro lugar, me habría atrevido a decir que su aspecto físico resultaba insignificante. Era bajo y gordo, de rostro rojizo y facciones bastas. Incluso me había parecido que

era tuerto de un ojo. Sin poderlo evitar, comencé a interrogarme acerca de la posibilidad de que se tratara de mi ejecutor.

—Te escucho respetuosamente —acerté a decir con un hilo de voz.

—Mi mujer está perfectamente —dijo el hombre sin abandonar su expresión ceñuda—. Seguí al pie de la letra tus instrucciones. Eran sencillas y fue fácil hacerlo. No sólo sirvieron para que ella recuperara la salud, sino también para que la vida en mi casa sea más grata.

Tardé un instante en comprender lo que acababa de decirme. Su esposa había comido ruda, pollo sin nervios ni grasa o pescado con escamas y aletas, pero además ¡había logrado imponer la ausencia de murmuración entre sus mujeres! Me costó reprimir una sonrisa al percatarme de la fortuna de aquel hombre. Tan sólo por ese logro debería haberme cubierto de oro de los pies a la cabeza.

—Ahora —prosiguió—, sólo tienes que calcular el monto de tus honorarios y podrás ver cómo la cantidad que te entrego es superior a la que tú deseas que te satisfaga.

Hice ademán de comenzar a hablar pero el hombre alzó la mano y dijo:

—No voy a regatear contigo, *yahud*. Uno de mis criados acudirá a tu casa esta tarde. Ahora retírate.

Finalmente, sería el propio interesado el que fijaría mis honorarios. Bueno, teniendo en cuenta que hubiera podido no pagarme nada lo cierto es que me podía dar por afortunado. Me incliné de la manera más ceremoniosa posible y musité unas palabras de despedida.

Mientras cruzaba el umbral, tuve la sensación de que la mirada penetrante del hombrecillo gordo se clavaba, fría y cortante como un cuchillo, en mi nuca.

17

SEFARAD

Lo normal hubiera sido que *abba* estuviera encarcelado en una prisión de angustia y desazón, precisamente esa cárcel que en lugar de limitar nuestros movimientos parece dotarlos de un impulso hacia los movimientos apresurados y continuos. Sin embargo, ahora que todo había cambiado de una manera tan radical, daba la sensación de que en su interior se abrigaba una calma serena, justo la que resulta más necesaria en tiempos de turbulencia.

En realidad, creo que denominar turbulencia a lo que había sucedido en Qurduba en las últimas horas constituye una manera bien suave de hablar. Recuerdo que me hallaba sufriendo la enésima probanza de mi traje de bodas a manos de Avner, uno de los mejores sastres del *qahal,* cuando mi hermano Daniel entró en la habitación con las facciones desencajadas. Se apoyó sin resuello en la pared y tras inspirar y expirar trabajosamente unas tres o cuatro veces dijo con un hilo de voz:

—Han entrado... han entrado en... la ciudad...

Sin escuchar las quejas de Avner, que me advirtió del peligro de que se rasgaran mis vestiduras nupciales, me acerqué en un par de zancadas hasta Daniel. Reparé entonces en que el sudor le perlaba la frente cayendo en reguerillos desde sus sienes.

—¿Quiénes han entrado? —le pregunté mirándole fijamente a los ojos.

—Ellos... —me respondió boqueando.

Reprimí como pude mi impaciencia. Daniel no sólo no estaba disipando mi inquietud sino que estaba inyectándome un incómodo y desazonante nerviosismo.

—Vas a romperte el traje y te queda muy bien —escuché que repetía a mis espaldas Avner.

—Daniel —dije al fin—, será mejor que te sientes y te tranquilices.

Con dificultad, mi hermano atendió a mis palabras y se dejó caer desangelado sobre un taburete. Esperé entonces a que se sosegara un poco sin formularle ninguna pregunta nueva. A esas alturas, estaba más que convencido de que, a menos que aquella agitación lo abandonara, no sacaríamos nada claro de él. Tardó unos instantes pero, finalmente, aquella táctica dio resultado.

—Han llegado los *almuwajjidun* —dijo al fin.

Reconozco que si Daniel me hubiera dicho que la sinagoga se había incendiado no me hubiera sentido tan agitado. La mención, sin embargo, de los *almuwajjidun* arrojó sobre mi corazón una sensación insoportable de agobio, igual que si hubieran descargado en él saco tras saco de pesada arena.

—¿Estás seguro de lo que dices? —pregunté con la voz empañada por la preocupación.

Daniel asintió con la cabeza. Luego respiró hondo y añadió:

—Los vi entrar esta mañana en la ciudad. Había salido de la aljama... Sí, sí, ya sé que no debería haberlo hecho pero lo hice. El caso es que me encontraba cerca del barrio de los nasraníes cuando sentí, primero, un olor a quemado y, a continuación, comencé a ver cómo se levantaban aquí y allá columnas de humo.

—¿De incendios? —le interrumpí.

—Sí —respondió Daniel—, de incendios.

Guardé silencio. Para ser sincero, debo reconocer que no me costaba intuir el resto de la historia. Aun así dejé que Daniel diera detalle tras detalle de lo que había visto.

—Iban totalmente vestidos de negro y hubiérase dicho que procedían de la *Guehenna* y que los capitaneaba el mismo Satán —prosiguió Daniel mientras sus ojos se llenaban de lágrimas—. Entraban

en las casas y sacaban arrastrando a los niños, a las mujeres, a los ancianos. Luego prendían fuego a la vivienda y después...

Y después Daniel relató como habían saqueado, incendiado, violado, asesinado y crucificado con absoluta impunidad mientras él intentaba regresar a la aljama. Antes de que concluyera el día, no había casa del *qahal* que no supiera lo que había sucedido y seguía sucediendo en Qurduba. Sin embargo, su conocimiento no se debió a las informaciones de Daniel sino a los alaridos de dolor que brotaban incesantemente del barrio de los nasraníes.

—¿Crees que harán lo mismo con nosotros? —pregunté aquella noche a *abba* cuando terminó de recitar las oraciones.

Mi padre respiró hondo y cerró los ojos. Fue sólo un instante. Luego abrió nuevamente los párpados y dijo:

—Sólo Adonai lo sabe, hijo. Cuando los hijos de Israel llegaron a Sefarad hace varios siglos se comportaron bien con nosotros, pero desde entonces... desde entonces han pasado muchas cosas. Cada vez que una nueva oleada de musulmanes pasa el Estrecho se abren camino en esta tierra a sangre y fuego. Primero, aplastan a los nasraníes; luego, nos atacan a nosotros y, finalmente, se dedican a degollar a los musulmanes que ya vivían en Sefarad y que tienen dificultad para aceptar su manera de ver la vida.

—No siempre actuarán así... —dije con un hilo de voz que carecía de convicción pero que ansiaba ser convencido.

—No, es cierto —respondió—. En ocasiones no los degüellan y prefieren crucificarlos.

Durante los dos días siguientes, las casas de la aljama permanecieron cerradas a cal y canto. Ni un solo comercio, ni una sola tienda, ni siquiera la más modesta abacería se atrevió a abrir las puertas por miedo a verse asaltada por aquellos invasores que procedían del otro lado del Estrecho. Mientras tanto, casi a cada hora del día, los varones del *qahal* llegaban hasta la casa de mi padre para saber su opinión acerca de lo que iba a sucedernos. Los más optimistas argüían que puesto que los musulmanes no trabajaban y vivían de nuestros impuestos seguramente no desearían perder la fuente de su bienestar. Claro estaba que los recién llegados ansiarían una parte de su

botín, y más en la medida en que procedían de un país pobre que limitaba con el desierto, pero, una vez que se hubieran llenado las alforjas con el producto de nuestra sangre y de nuestro sudor, permitirían que siguiéramos viviendo sin ocasionarnos mayores molestias.

Esta opinión era compartida por muchos, quizá por la mayoría, pero no faltaban las voces discordantes. Se trataba, en general, de gente que había venido desde el otro lado del Estrecho y que comentaba que aquellos guerreros no estaban interesados en las tierras, el dinero o las posesiones sino única y exclusivamente en someter a todos al Dar-al-Islam.

Recuerdo una de aquellas tardes en la que, tras una acalorada discusión, los hombres de mayor relevancia dentro de nuestra comunidad abandonaron nuestra casa, y mi padre y yo nos quedamos a solas. Apenas acababan de salir, cuando dirigí la mirada a *abba* y le dije:

—¿Qué es lo que crees que esa gente desea de nosotros?

Mi padre encogió los hombros y, levantando las palmas de las manos hasta la altura del pecho, me miró con un gesto situado a mitad de camino entre la desolación y la ironía.

—La mayoría cree que nos dejarán vivir en paz... —añadí intentando forzar a mi padre a apoyar aquel punto de vista.

—Hijo —dijo al fin—, hay algo que debes de tener en cuenta en situaciones como ésta. Cuando existe miedo, y da lo mismo que sea a perder la vida, la salud o la propiedad, el juicio de la mayoría no suele ser de mucho valor. En ocasiones así, la gente no razona, Moisés. Más bien se dedica a confundir sus deseos con lo que sucede, por muy distintos que sean en realidad ambos extremos.

—¿Quieres decir que no crees que vayan a dejarnos vivir en paz? —pregunté mientras una incómoda sensación de angustia se apoderaba de mi pecho.

—¿Puede el etíope cambiar el color negro de su piel o perderá el leopardo sus manchas? —citó mi padre del *naví* Isaías—. Bueno, Moisés, podemos confiar en Adonai. Aparte de eso no contamos con ninguna seguridad.

Dos días después de aquella conversación que me sumió en el mayor desánimo, fue cuando mi padre se vio convocado ante el emir y me pidió que le acompañara. Llegamos hasta su residencia en medio de un interminable océano de ruinas renegridas y cadáveres en estado de putrefacción. En lugar de limpiar las huellas de sus tropelías, los nuevos amos de Qurduba parecían demasiado descuidados y sucios para preocuparse de todos aquellos restos de sangre y destrucción. Eso, pensé entonces aunque hoy me inclino a creer que, sencillamente, deseaban dejar constancia de que no se detendrían ante nada para conseguir sus objetivos. El hedor de los muertos sin sepultar, el humo interminable de los numerosos incendios y la suciedad acumulada sólo eran símbolos bien elocuentes de lo que cabía esperar para los rebeldes.

—Soy el rabino Ibn Maimón —dijo mi padre cuando llegamos ante la morada del nuevo señor de Qurduba.

El centinela nos lanzó una mirada de desprecio no menos humillante que un escupitajo y, a continuación, entró en la vivienda. Apenas tuvimos que esperar. Pasados unos segundos, un hombre vestido de negro de los pies a la cabeza apareció en el umbral.

—¿Acaso eres el rabino? —preguntó clavando unos ojos excepcionalmente negros en el rostro de mi padre.

—Lo soy, *sayidi* —respondió *abba.*

—Ven conmigo entonces —dijo volviéndose enérgicamente sobre sus talones.

Le seguimos a lo largo de un corredor oscuro sobre el que arrojaban su luz mortecina unas teas escuálidas. Luego, cuando menos podría esperarse, la luz que se anunciaba al final del pasillo dio paso a la claridad de una tarde en la que el sol no había comenzado a caer. Fue así como salimos a un jardín cuya presencia era precedida por el aroma refrescante de los arrayanes.

Resultaba extraordinariamente hermoso aquel lugar cuyo aire se encontraba embalsamado por árboles que pocas veces había tenido la posibilidad de contemplar. Sin embargo, me pareció que los hombres vestidos de negro que lo ocupaban no parecían tener mucho interés en su cuidado. Mientras intentaba llenar mis pupilas de

aquella belleza que no nos era dado poseer en la aljama, el guerrero que nos precedía llegó a la puerta de otro edificio.

Iba demasiado deprisa, como si tuviera el cuerpo entrenado para realizar los ejercicios físicos más duros, pero no podíamos permitirnos no seguirlo. Forzando el paso, logramos no perderlo de vista y, al borde de nuestro resuello, llegar al lugar donde nos conducía. Se trataba de una enorme puerta de dos hojas —a decir verdad nunca había tenido ocasión de ver una parecida— ante la que se hallaban dos centinelas ataviados con aquellas omnipresentes vestiduras negras. Nuestro acompañante se acercó a uno de los dos hombres y susurró algo a su oído. Ignoro qué le dijo pero, a pesar de su brevedad, el efecto resultó casi fulminante. Como impulsado por un resorte, el centinela se apartó y su compañero imitó su gesto inmediatamente. Entonces, nuestro guía empujó la puerta, que se abrió de par en par.

Apenas cruzamos el umbral, aquellas pesadas hojas de madera volvieron a cerrarse a nuestras espaldas y nos vimos sumidos en una oscuridad casi total. Fue necesario que pasaran algunos instantes para que nuestros ojos se acostumbraran a la penumbra y pudieran distinguir a un hombre que, sentado en el suelo, fijaba la mirada en un libro que, posado en un atril, descansaba ante él. Aún hoy en día ignoro cómo podía distinguir una sola letra en medio de aquella negrura pero durante algunos instantes siguió leyendo como si no se hubiera percatado de nuestra presencia. Luego, inesperadamente, levantó la mirada y, dirigiéndola hacia nosotros, dijo:

—Tú, el más viejo, eres el jefe de la comunidad de los *yehudin*, ¿no es así?

—Lo es, *sayidi* —respondió mi padre con un tono respetuoso.

—La gente como tú tiene un nombre especial —dijo nuestro interlocutor mientras comenzaba a ponerse en pie y caminaba lentamente hacia nosotros—. Algo como ru... ra...

—Rabino, *sayidi* —dijo mi padre.

—Sí, rabino. Eso es —comentó el hombre que apenas se encontraba ahora a un par de pasos de nosotros—. Bien, quiero que sepas algo de suma importancia. Fíjate bien en lo que voy a decirte porque ni lo repetiré ni tengo por qué explicártelo. ¿Me has entendido?

—Sí, *sayidi* —respondió *abba* mientras yo comenzaba a sentir en la boca del estómago un peso similar al que me habría ocasionado engullir un cesto repleto de piedras.

—Muy bien, muy bien, rabino —dijo el hombre mientras abría la boca en una sonrisa ancha que dejó de manifiesto dos hileras amarillas de dientes enormes.

Por un instante, guardó silencio. Sin embargo, no pude evitar sentir que aquella quietud era similar a la que antecede a la tempestad y que aquella intuición me provocara una náusea que apenas logré sofocar antes de que me llegara a la boca.

—Escucha bien, rabino —dijo al fin mientras aquella sonrisa se agrandaba hasta convertirse en la mueca que se dibuja en el rostro del gato justo antes de abalanzarse sobre el ratón—. Tienes dos días para abrazar públicamente el islam.

—*Sayidi*, disculpa mi atrevimiento —respondió *abba* con una voz firme y en apariencia tranquila—, pero tengo entendido que el profeta en quien crees aseguró que ni los *yehudin* ni los nasraníes serían inquietados en su fe.

El hombre de las vestiduras negras sonrió. Por un instante, pareció que le divertía la manera en que mi *abba* le había contestado. Se trató efectivamente de un solo instante porque, de la manera más inesperada, alzó la mano y la descargó sobre el rostro de mi padre.

Cuando vi que *abba* caía al suelo como si lo hubiera fulminado un rayo, corrí a ayudarle. Fue entonces cuando me percaté de que no había sido objeto de una simple bofetada. Como un río estrecho de odio y dolor, su mejilla aparecía rasgada por un corte hondo y rojizo. Mientras le ayudaba a incorporarse, volví la mirada hacia su agresor. Distinguí entonces una fusta negra en la mano derecha del musulmán. Cuándo y cómo la había cogido implica para mí un enigma cuya resolución ignoro pero, fuera como fuese, demostraba que podía estar hablando con la mayor serenidad y, a la vez, preparándose para herir.

—*Sayidi* —balbució mi padre mientras se apoyaba en mí para ponerse en pie—, ¿de qué te serviría una conversión como la mía?

—Conozco el papel que los *yehudin* otorgan a sus rabinos —cor-

tó con gesto autoritario el hombre de negro—. Aceptarás el islam y así se lo comunicarás a tu gente.

—*Sayidi* —dijo *abba*—, no tengo miedo a la muerte. Prefiero morir mil veces a renegar de la fe que Adonai le entregó a Moisés en el Sinaí y…

No pudo terminar la frase. Una carcajada que parecía surgida de las profundidades de la *Guehenna* llenó la tenebrosa estancia en que nos encontrábamos.

—Tu vida me trae sin cuidado, rabino —dijo cuando se hartó de reírse—. Tengo la suficiente autoridad para quitártela o para dejar que la conserves. No. Quiero algo muy diferente. Si no abrazas el islam, toda tu comunidad, hombres, mujeres, niños, ancianos, será pasada a cuchillo. ¿Me comprendes?

Muchas personas se quejan de la dificultad que entraña tomar decisiones. Sin duda, no es fácil escoger. Sin embargo, de entre todas las alternativas, la más difícil no es aquella que nos obliga a adoptar decisiones que nos afectan a nosotros mismos sino que pueden recaer sobre la existencia de los demás.

¡Cuántos magistrados jamás habrían ensuciado sus manos con el dinero reluciente pero perverso del soborno para satisfacer su codicia pero lo hicieron a fin de que sus hijos no fueran asesinados por un oscuro criminal que acechaba en una esquina! ¡Cuántas mujeres no habrían rendido nunca su virtud para obtener oro o prebendas pero lo han hecho para salvar a un padre, a un esposo o a un hermano de una mazmorra! ¡Cuántos hijos se hubieran apartado con horror de una palabra desabrida o de un acto de desobediencia dirigido hacia sus padres pero la pronunciaron o lo cometieron para defender a otro hermano más joven o más débil!

Toda desobediencia de la ley que Adonai ha inscrito en el corazón de los hombres es mala y no puede minimizarse esa realidad. Sin embargo, no puedo olvidar que cuando el rey David y sus hombres morían de hambre tomaron los panes sagrados que sólo pueden consumir los sacerdotes y los devoraron para saciarla. No fueron los únicos ni tampoco lo serán en el futuro. Por ello, me resulta difícil no sentir compasión hacia aquellos que quebrantaron esa ley no porque buscaran para sí beneficios o medros sino porque ansiaban ayudar a otros y no veían, conocían o sabían otra manera de hacerlo.

18

FOSTAT

Aarón entró en mi alcoba y me despertó con esa falta de delicadeza que parece caracterizar su manera de actuar por encima de cualquier otra circunstancia.

—¿Te has vuelto loco? —exclamé al percatarme de que no se había desencadenado un terremoto, sino que se trataba tan sólo de mi fámulo arrancándome del sueño.

—*Sayidi* —me dijo jadeando—, el hombre... el hombre importante te espera... Parece muy urgente...

—¿Acaso podría saber quién es ese *hombre importante* que te ha enloquecido de esta forma? —dije mientras alargaba la mano en dirección a la ropa.

—El de la mujer... —balbució Aarón cuyos ojos me parecieron monstruosamente dilatados a la mortecina luz de la tea que sujetaba en la mano derecha.

—¿Qué mujer? —pregunté cada vez más irritado mientras terminaba de ajustarme la ropa—. ¿Alguna que se ha puesto de parto?

—No, no, *sayidi* —dijo el fámulo—. Aquel que vino con su esposa e iban los dos tapados y cuando se fue, la dejó fuera y se quedó un rato hablando...

—Ya —le interrumpí mientras al sueño maldespejado se unía ahora una sensación de inquietud procedente de creer que había identificado a mi intempestivo visitante.

Estaba sentado en mi dispensario y la luz que venía desde una

lámpara posada sobre la mesa le otorgaba un aspecto fantasmagórico. Seguramente, la pitonisa de Endor no vio nada más sobrecogedor ni siquiera cuando convocó al espíritu del *naví* Samuel para que acudiera ante ella.

—¿En qué puedo servirte, *sayidi*? —dije mientras penetraba en la estancia.

Al escuchar mi voz, se levantó de su asiento de un salto y, volviéndose hacia mí, me saludó ceremoniosamente.

—*Sayidi*, te ruego que me disculpes por haber venido a turbar tu sueño pero era indispensable —me contestó con un tono de respetuosa amabilidad que me ocasionó un profundo desconcierto—. Te ruego —prosiguió— que me consideres tu amigo, mejor incluso, tu hermano. Aunque es verdad que nuestras religiones son distintas, no es menos cierto que el servicio que me has rendido supera con mucho cualquiera que haya podido recibir de cualquier otro hombre. Mi esposa favorita no sólo ha curado de su enfermedad sino que además su carácter es más dulce, más sereno, más tranquilo. Soy feliz, *sayidi*, y te lo debo a ti.

Nada de lo que ahora me decía el musulmán era novedad pero no pude evitar sentirme sorprendido por la manera tan acusada en que había cambiado su manera de expresarse.

—Precisamente porque te aprecio —continuó—, he decidido recompensarte con largueza. En esa bolsa que he dejado sobre tu mesa encontrarás un tributo de gratitud. No debe ser conocido por nadie ese pago y precisamente por ello he sido yo en persona quien ha venido a traértelo. Mañana, uno de mis esclavos te entregará otra cantidad que equivale a lo que he calculado que podrían ser tus honorarios.

Intenté protestar. Me parecía bien que deseara comportarse conmigo generosamente pero no quería correr el riesgo de que se arrepintiera al poco tiempo de su prodigalidad y cobrara contra mí algún género de resentimiento.

—No —me cortó—, no pretendas disuadirme. A fin de cuentas, lo que te entrego es oro y el oro tiene un valor limitado. Deseo además hacerte partícipe de un secreto aún más importante.

Hasta entonces en mi corazón se habían albergado sucesivamente el sobrecogimiento, la sorpresa, la inquietud. Al escuchar la mención de un secreto tuve por primera vez miedo. Acceder a un secreto de alguien importante significa convertirse en partícipe de acciones o conocimientos que no siempre son lícitos y que, precisamente por eso, pueden acarrear pesares sin cuento.

—*Sayidi* —le dije humildemente—, piensa en quién soy. Quizá en tu generosidad no has reparado por mi condición pero...

—Tú eres un sabio y precisamente por ello cuentas con mi gratitud —me interrumpió el hombre—. Y ahora escúchame. El otro día, cuando acudiste al alcázar a mi convocatoria, había un segundo hombre en la estancia donde nos encontramos.

Por primera vez desde aquel día me vino a la mente el sujeto grueso y bajo que había observado toda la escena. Al hacerlo ahora sentí cómo aumentaba mi inquietud.

—Has de saber, amigo Moisés —dijo el hombre—, que ese hombre es uno de los guerreros más valientes que tendrás ocasión de conocer en tu vida. A pesar de su aspecto, es fiero como un león y hasta el último de sus hombres se dejaría matar por él sin rechistar.

Ciertamente, no debe creerse en las apariencias, pensé mientras escuchaba aquellas palabras. De aquel hombre hubiera podido pensar que era un juez, un médico, un sabio pero jamás un guerrero.

—Se llama Saladino y ejerce el verdadero poder en esta tierra en nombre de su señor, el sirio Nur-de-Din —continuó el musulmán—. No exagero al decirte que el sultán niño es meramente un muñeco entre sus manos.

Guardé silencio pero la ansiedad había comenzado a descenderme del pecho para posarse como plomo fundido sobre la boca del estómago.

—Saladino quedó impresionado por la manera en que curaste a mi esposa, a la que conoce desde hace tiempo —dijo el hombre mientras en sus pupilas se dibujaba un brillo extraño—. Sé que está interesado por ti. Mucho más de lo que tú podrías imaginar. Uno de

estos días, seguramente el que menos lo esperes, te hará llamar. Estate preparado para cuando eso suceda.

Lo intenté, Adonai lo sabe, pero no logré conciliar el sueño durante el resto de la noche.

19

SEFARAD

La noche que siguió a la entrevista que mantuvimos con el caudillo de los *almuwajjidun* mi padre no pudo dormir. Se trató únicamente del principio porque durante todas las horas que sucedieron a aquella triste jornada el sueño huyó de sus párpados como la fortuna se aparta de aquel que está maldito. No puede decirse que yo descansara bien pero en alguna ocasión, mientras intentaba acompañarle en su pesar, el sopor que sólo ocasiona el agotamiento acababa venciéndome. Despierto estaba cuando yo abandonaba este mundo arrastrado por el cansancio y despierto volvía a hallarlo cuando sobresaltado regresaba de mi breve alivio. Eso fue precisamente lo que sucedió la noche inmediatamente anterior a la fecha fijada para la apostasía.

Había intentado acompañar a mi padre en el torrente de oraciones en que se sumergió después de las preces nocturnas de ritual. La verdad es que sólo lo conseguí por unas horas. Apenas desaparecido el sol, el silencio comenzó a invadir las estrechas calles de la aljama y, muy pronto, las palabras recitadas por mi padre se convirtieron en una especie de conjuro adormecedor. Parpadeé una y otra vez en un deseo de mantenerme despierto. Incluso llegué a pellizcarme los brazos con verdadera saña, hasta que se me saltaron las lágrimas a causa del dolor. Sin embargo, mi cuerpo no estaba dispuesto a permitir que se le negara un reposo no sólo merecido sino también imprescindible. Finalmente, me envolvió como un manto y caí dormido.

Desperté sobresaltado como si fuera un descuidado centinela al que se ha sorprendido en falta. Angustiado, miré en torno mío y descubrí a mi padre arrodillado en el suelo. Intenté incorporarme y me percaté de que sobre mi cuerpo había sido depositada una prenda de abrigo. Experimenté entonces una profunda sensación de ternura. Ni siquiera en momentos como aquellos *abba* había dejado de cuidar de mí. En algún momento, debía de haber interrumpido sus plegarias para taparme y evitar que el frío se aferrara a mi cuerpo.

Procuraba ponerme en pie sin hacer ruido, cuando mi padre se alzó. Un malestar, negro y sordo, se apoderó de mí al contemplarlo. Antes de acudir a la convocatoria de aquel hombre vestido de negro, *abba* había sido un hombre hasta cierto punto robusto que conservaba un cabello negro con apenas alguna cana en las sienes. Sin embargo, en aquellas horas su espalda se había encorvado como si hubieran descargado sobre sus hombros un peso invisible pero no por ello menos oneroso. Al mismo tiempo, las hebras plateadas habían comenzado a cubrirle la cabeza y la barba, mientras unas ojeras violáceas se habían alojado bajo sus ojos. En realidad, antes de que concluyera el plazo, había envejecido no menos de diez años.

Fue entonces cuando me percaté de lo extraño que era que *abba* hubiera orado de rodillas. A diferencia de los nasraníes o de los musulmanes, esa postura no es habitual entre los hijos de Israel. Podemos inclinar nuestra cabeza que, previamente, cubrimos pero nuestras preces se desarrollan de pie. De repente, recordé que sólo en el Tenaj se habla de antepasados nuestros que se arrojaban rostro a tierra para impetrar la misericordia de Adonai. Lo hizo Moisés para evitar que todo el pueblo de Israel —idólatra en su adoración del becerro de oro— fuera exterminado y también actuó así el *naví* Daniel cuando ansiaba el regreso de nuestra nación del destierro en Babilonia. El recordar aquellos paralelos me llevó a sentir una pena aún más profunda que la que hasta ahora había abrigado en mi pecho en relación con *abba*.

En esta vida que nos es dado vivir bajo el sol, las cosas no son como deseamos que sean sino como realmente se desarrollan, y el negarnos a comprender esa sencilla realidad sólo es causa y motivo

de sufrimientos indecibles. Bastaba mirar a los ojos de mi padre para comprender que no creía en ninguna alternativa aparte de las que le había ofrecido el hombre ataviado con vestiduras negras. O apostataba y quedaba aislado del pueblo al que habían pertenecido tanto él como sus antepasados entregándose a la eterna condenación en la *Guehenna* o se mantenía fiel a su fe y entonces no sólo sería ejecutado sino que la gente a la que había amado durante años, a la que había entregado su tiempo, su vida y su sudor, sería asesinada junto a él.

—¿Has tomado una decisión? —pregunté, y me sorprendí al escuchar cómo aquellas palabras salían de mi garganta sin que yo les hubiera autorizado hacerlo.

Abba cerró los ojos e inclinó ligeramente el mentón en un gesto dolorosamente afirmativo. Capté entonces que sostenía en la mano derecha un *sidur*. Era su viejo libro de oraciones gastado por el uso cotidiano, por la devoción ininterrumpida, por el compromiso inquebrantable de dirigirse al Creador al menos tres veces al día. Seguramente, lo había utilizado tan sólo unos momentos antes para recitar la *amidah* de la mañana. Hacía años que ese ritual matutino lo compartíamos con mi hermano Daniel formando un trío de voces masculinas que colocaban ante Adonai la nueva jornada. Sin embargo, resultaba obvio que *abba* había decidido orar aquel día a solas. Ni me había despertado a mí, ni había señal de que Daniel hubiera entrado en la habitación.

Con serenidad, mi padre se acercó a un arcón de madera que reposaba en el suelo y, sacándose una llave que llevaba colgada del cuello con un cordón, lo abrió. Luego levantó la tapa y depositó en su interior, con el mismo cuidado que si hubiera sido el mejor de los tesoros, el *sidur*. Cuando volvió a echar la llave, me pareció que una raya, profunda y roja, se había dibujado en su frente envejecida. Luego, con las espaldas cargadas como si sobre ellas pesaran setenta inviernos, se dirigió hacia las celosías de madera y las abrió de par en par.

Un raudal de fresca luz penetró en la habitación con toda la luminosidad que sólo puede proporcionar el nacimiento de un nuevo

día. Deslumbrado por un instante, mi padre entornó los ojos casi por completo mientras sus manos sujetaban los extremos de los postigos y entonces, como si, cerrados sus párpados, pudiera ver algo que mis pupilas no alcanzaban a vislumbrar dijo:

—*Shemá, Israel, Adonai Elohenu, Adonai ejod.*

Sentí un escalofrío al escuchar aquellas palabras que Moisés había transmitido al pueblo de Israel, las palabras que daban sentido a nuestra fe pero, sobre todo, a nuestra misma existencia, se desarrollara ésta donde se desarrollase. Sí. *Escucha, Israel, Adonai, nuestro Dios, Adonai es uno.* Con aquella sencilla fórmula en los labios, millares de hijos de Israel habían entregado su vida al sacrificio en el pasado.

Abba permaneció en aquella posición unos instantes. Luego, como si pudiera absorber directamente el aliento vital que permite existir a cualquier ser que respira, inspiró hondo y abrió los ojos. Al separarse de la ventana, seguía siendo un hombre prematuramente avejentado, pero en sus ojos brillaba una luz profunda y extraña que nunca antes me había sido dado contemplar. Quizá por eso no me extrañó que con paso no rápido pero sí seguro se encaminara hacia la salida. Sin mediar palabra entre nosotros, me dispuse a seguirlo.

Pasamos el umbral de la estancia, la puertecilla que daba al patio y la salida a la calle como si una fuerza superior nos impulsara. Envuelto en la sensación de que, quizá, tan sólo estaba soñando, procuré mantenerme a su altura mientras se encaminaba al lugar donde tan sólo dos días antes había hablado con aquel hombre venido del otro lado del Estrecho. Recuerdo que la mañana era ligeramente fresca y que los pajarillos, como si se quejaran por la temperatura baja, piaban llenando el aire de advertencias de su malestar. Desde luego, no deja de ser curiosa la manera en que la memoria conserva en nuestros corazones detalles como éstos y, a la vez, permite que se escapen otros en apariencia más necesarios para nuestros quehaceres cotidianos. Así, envueltos en un frío que sólo la rapidez del paso de mi padre paliaba en parte y en unos trinos que anunciaban más temor que alegría, llegamos a nuestro destino.

Apenas nos encontrábamos en una esquina situada a una veintena de pasos, cuando *abba* se detuvo, inspiró hondo y se irguió como

un soldado que estuviera sometido a rigurosa revista por un celoso superior. Luego, dobló la calle y se acercó pausadamente hasta los centinelas.

—Anuncia a tu jefe que acaba de llegar el rabino Ibn Maimón —dijo con gesto sereno y cargado de autoridad.

El guerrero se mantuvo inmóvil durante un instante. Creo que, muy probablemente, se preguntaba si debía hacer caso de lo que acababa de escuchar o, por el contrario, tenía que golpear a aquel *yahud* insolentemente seguro de sí mismo. Al final, optó por entrar en el interior del edificio.

Contemplé de reojo a mi padre. A pesar de que la situación era difícil, no hubiera podido decir que estuviera amedrentado o siquiera inquieto. Repentinamente, se volvió hacia mí y sus labios se descorrieron en una sonrisa cargada de ternura a la vez que me guiñaba el ojo izquierdo.

—¡*Abba*...! —exclamé sorprendido por aquella inesperada manifestación de afecto.

—Ya viene —dijo él y, al ver como regresaba el centinela, guardé silencio.

—Puedes pasar, *yahud* —dijo el recién llegado con gesto de asco, como si aquella posibilidad fuera tan ofensiva como la de permitir que un cerdo se aposentara en su alcoba.

No resultó difícil recordar el camino que habíamos recorrido tan sólo dos días antes. Sin embargo, si entonces una curiosidad inquieta había embargado nuestros corazones, en este momento éstos se hallaban rebosantes de una consternada amargura. Así, el aroma de los arrayanes me pareció ahora pesado y mortal como las especias que se utilizan para el embalsamamiento de un cadáver y la llegada hasta el umbral, protegido por la doble puerta, me dio la impresión de venir custodiada por el Ángel de la muerte.

Ante aquella superficie pulida y maciza nos esperaba el guerrero que había actuado como guía nuestro tan sólo dos días antes. En su rostro cetrino e hirsuto aleteaba ahora una media sonrisa de triunfo semejante a la del hombre que, mediante las artes más innobles, ha logrado convencer a una mujer para que yazca con él.

—Te está esperando, *yahud* —dijo mientras empujaba la puerta para franquearnos el paso.

Una sensación de mortal gelidez, semejante a la que sólo puede sentirse al penetrar en un sepulcro subterráneo, se apoderó de mí al seguir a mi padre al interior de la estancia. La penumbra era tan tenebrosa como lo había sido el primer día pero ahora se me antojó que estaba sirviendo para dar cobertura a las peores intenciones que pudiera albergar un corazón humano. El hombre que emergió de las sombras no tenía tan sólo la pretensión de suprimir la libertad más sagrada que puede tener un hombre, no sólo había manifestado altaneramente su voluntad de segar cuantas vidas fueran necesarias para conseguir sus propósitos. En realidad, ansiaba poseer aquello que sólo se encuentra en las manos de Adonai y de cada persona en particular, la decisión sobre el destino eterno de una criatura creada a imagen y semejanza del Dios único. Con gesto altivo, levantó el mentón y nos dirigió una mirada similar a la que podría haber lanzado si nos hubiera contemplado desde una altura, y en realidad así era. Nos veía desde la elevación que sólo proporciona el saber que se puede disponer de la vida de los demás como de un pastelillo o un insecto.

—¿Qué has decidido, rabino? —dijo al fin.

Miré de soslayo a mi padre. Me pareció que el extremo de su nariz temblaba de manera casi imperceptible. Se trató, sin embargo, de un solo instante. De repente, aquel rostro desapareció de mi vista. Di un respingo temiendo que *abba* se hubiera desvanecido pero no era así. Tranquilo, se había puesto de hinojos ante su verdugo. Luego abrió los brazos y mostró las palmas de tal manera que, por un instante, me pareció que se rendía ante aquel hombre. Entonces, se inclinó colocando las manos en el suelo y dijo:

—Asadu Al·lah ila-lah ua Muhammad al-rasul Al·lah.

Habría deseado que, al escuchar aquella confesión en árabe que afirmaba que no había más Dios que Al·lah y que Mahoma era su enviado, la tierra se hubiera abierto para tragarnos a todos, que el sol se hubiera vestido de luto y que el firmamento se hubiera plegado como un rollo. Sin embargo, nada de aquello sucedió. Sólo el silen-

cio, un silencio agobiante y pesado que parecía dispuesto a devorarnos como el gran pez hizo con Jonás. *Abba*, el rabino más respetado de Qurduba, el hombre que me había engendrado en el seno de mi madre y que me había enseñado a leer y a obedecer la Torah, acababa de apostatar. Con aquellas sencillas palabras pronunciadas en árabe, acababa de rasgar cualquier ligazón que tenía con Israel y de confesar como verdadero a un *naví* que era indiscutiblemente falso y que no había conocido nunca el Tenaj lo suficiente como para que las referencias a él que aparecían en el Corán no estuvieran plagadas de errores. Ni siquiera yo podría seguir considerándole mi padre.

En algunas situaciones extremas, actuamos no según nos guían la razón o las enseñanzas que hemos recibido, sino de acuerdo con aquello que, realmente, abriga nuestro corazón. Estoy convencido de que eso fue lo que pasó aquella mañana. Sin pensarlo, sin reflexionar en ello, sin meditar un solo instante, yo también me dejé caer de rodillas y tocando con mi frente el suelo recité:

—*Asadu Al·lah ila-lah ua Muhammad al-rasul Al·lah.*

Aún no habíamos llegado a casa, en realidad ni siquiera habíamos pasado media docena de calles, cuando pude contemplar al primer grupo. Eran seis, siete, como mucho ocho personas que rodeaban a Yehudah. Me bastó mirarlas para saber que las noticias de nuestra apostasía apenas habían tardado en alcanzar a los miembros del *qahal*. Dirigí los ojos hacia *abba* y contemplé que sobre su rostro había descendido un velo de impenetrabilidad que impedía saber lo que había en su corazón.

—Traidor... —escuché a mis espaldas apenas dejamos atrás a aquel grupo.

Traidor, traidor, traidor... resonaron como un eco asesino las voces de aquellas personas. Miré a mi padre implorándole con los ojos que apretara el paso. No lo hizo. *Abba* no parecía ser consciente de lo que sucedía. Así, doblamos la esquina y nos dispusimos a subir la leve cuesta que conducía hasta nuestra casa. Entonces los vi. Allí estaban todos o, al menos, casi todos aquellos que en algún u otro

momento de mi existencia habían acudido a casa de *abba* para pedirle consejo, ayuda, asesoramiento u oraciones. Estaban todos o casi todos, pero de ninguno de ellos brotó una palabra de aliento, un gesto amable, una sonrisa comprensiva. Al igual que las aguas del mar se abrieron ante Moisés para dejar paso a los hijos de Israel, aquella gente, como si fuera un solo ser, se pegó contra los muros de las casas y dejaron entre ellas un pasillo estrecho y envuelto en una atmósfera de muda hostilidad.

Nada de aquello pareció importar a *abba*. Como si pudiera vislumbrar algo que los demás ignoraban, comenzó el ascenso. No podía yo, sin embargo, compartir aquella serenidad. Intentando no perderle de vista, no dejé de mirar a uno y otro lado para evitar que alguien le hiciera daño. Fue precisamente esa ansia por ver todo lo que me impidió fijar la mirada en lo más importante. Alguien —¿quién?— puso la zancadilla a mi padre y éste se desplomó cuan largo era sobre las piedras de la calle. El choque de aquel cuerpo contra el suelo me hizo volver el rostro. Intenté acercarme en su ayuda pero un empujón contra un hombro estuvo a punto de hacerme caer también a mí. Lo siguiente que alcancé a ver fue cómo una piedra se estrellaba contra la espalda de mi padre.

—¿Estáis locos? —grité—. ¿Habéis perdido el juicio? ¿Acaso no lo conocéis desde hace años?

Pero nadie estaba dispuesto a responder a aquellas preguntas. Como si un demonio invisible hubiera dado la orden de continuar con aquella ceremonia infernal, sobre la espalda de mi padre se estrellaron los desperdicios, las cáscaras, los excrementos de animales. Sin embargo, nada de aquello parecía afectarlo. Sin limpiarse toda la inmundicia que había llovido sobre él, logró ponerse en pie y continuó caminando.

Intenté seguirlo mientras cubría su cuerpo pero no lo conseguí. Eran demasiados golpes, demasiadas injurias, demasiada gente para poder protegerlo por más que yo estuviera dispuesto a recibir toda aquella miseria sobre mi carne, por más que les gritara, por más que les suplicara piedad.

Así, cubiertos de golpes y esputos, logramos terminar de subir

aquella cuesta y llegar a unos pasos de la puerta de nuestra casa. Me sentí tan aliviado por dejar atrás a aquellos que tanto habían significado para mí que no me preocupé por ver la situación en que estaba la vivienda. Fue entonces cuando los vi. Estaban quietos y rígidos, más que un árbol, quizá semejantes a las imágenes a las que la Torah que Adonai entregó a Moisés nos prohíbe rendir culto. Eran Abraham y su hija Susana, la mujer a la que yo amaba, aquella con la que debería contraer matrimonio.

Abraham esperó hasta que llegamos a la misma puerta. Entonces se acercó a mi padre y apoyando la diestra en su hombro le obligó a volverse. Pude ver entonces el rostro de *abba*. El sudor, la suciedad, la grasa, la escoria formaban una mezcla medio líquida, medio compacta que se escurría en regueros sobre su cuello. Abraham sacó entonces un documento de su bolsillo y, sin dejar de mirar a mi padre, lo rasgó con ademán encolerizado. Al caer al suelo los pedazos, pude distinguir las letras trazadas por la caligrafía esmerada de *abba*. Aquel texto no era otra cosa que la *ketubah*, el documento de matrimonio que Susana, nuestros padres y yo tendríamos que haber firmado el día de la boda.

Abba no retiró la mirada pero la manera en que seguía mirando a Abraham no tenía nada de altanera o soberbia. Creo que más bien soportaba todo aquello como las heces de una copa amarga que había decidido apurar hasta el final. Intenté contener las lágrimas, unas lágrimas que empujaban hacia mis ojos la sensación de haber perdido toda mi vida anterior sin excluir a Susana. Entonces sonó. Resultó similar a un trallazo, a un cascote que se estrellara contra un muro de piedra, a una campanada como las que brotaban de los lugares de culto de los nasraníes. Sin embargo, había sido únicamente un salivazo que Abraham había arrojado contra el rostro de *abba*. Luego, como si no tuviera nada más que decir o hacer, dio media vuelta y se dirigió hacia la cuestecilla.

Fue entonces cuando contemplé el rostro de Susana. Estaba cubierto con un velo oscuro y espeso pero sus ojos aparecían totalmente cuajados de lágrimas, tanto que el hecho de que no se derramaran sobre sus mejillas resultaba casi prodigioso. Yo también la

miré y deseé al mismo tiempo tener una fuerza como la suya para no romper a llorar como si fuera una hembra débil. Sabía también como ella que nunca seríamos marido y mujer, que jamás cruzaríamos una sola palabra entre nosotros, que nunca volveríamos a vernos. Entonces, como aquella tarde que no olvidaría nunca, se llevó la mano al lugar de su cabeza donde se anudaba el velo que la cubría de miradas impúdicas e indebidas, y lo soltó.

Aquel rostro que había visto en tan sólo una ocasión volvió a presentarse ante mí y, a pesar de la pena que lo embargaba, pude cerciorarme de que seguía siendo tan hermoso, tan bello, tan delicado como yo sabía. Me percaté entonces de que, sin emitir sonido alguno, sus labios articulaban unas palabras que no me era dado escuchar. Fruncí los párpados intentando descifrar aquel mensaje insonoro.

«Te amo, Moisés. Te amo, Moisés. Te amo, Moisés...», decían incansables. Mientras sentía cómo el corazón comenzaba a dar saltos dentro de mi pecho, la miré intentando que de mis pupilas pudiera salir expresado todo el amor que sentía hacia ella.

«Yo también, Susana. Yo también, Susana. Yo también, Susana...», dijeron mis labios sin emitir sonido alguno.

Entonces aquella mujer de hermosos ojos verdes y seductor cabello castaño, aquella mujer que podía haber sido la mía se llevó la mano al extremo del velo y volvió a anudarlo sobre su rostro. Luego se giró y, sin volverse ni una sola vez, descendió la cuesta.

SEGUNDA PARTE

EL LIBRO DE LA AUSENCIA DE SEFARAD

Existe algo en la naturaleza de los hijos de Adán que nos lleva a añorar el lugar que abandonamos, y esto nos sucede tanto si en él recibimos el bien como si cosechamos exactamente lo contrario. Si se da el primer caso, nuestro recuerdo gira en torno a todo lo que fue bueno y ya no tenemos; si tiene lugar el segundo, nuestro anhelo puede resultar incluso más punzante porque lamentamos que nuestra experiencia fuera mala y que se malograra lo que pudo ser posible o quedó reducido a frustración. En uno y otro caso, el paso del tiempo va borrando los contornos reales de lo pasado de la misma manera que lo hacen las olas del mar con los dibujos que trazamos en la arena de la playa. Al final, incluso lo peor queda borroso y lo mejor nos parece muy superior en bondad a lo que verdaderamente sucedió. Al comparar, pues, ese pasado con el presente sólo sentimos pesar y dolor.

Creo que ésa es una de las razones fundamentales por las que no podemos construir nuestro presente ni nuestro futuro sobre el pasado. Aquel tiempo que no volverá no fue jamás como ahora nos viene al corazón y la aureola de falsedad con que lo envolvemos sólo tiene como efecto real el de impedirnos disfrutar del presente y el de apartarnos de un futuro que podría ser dichoso. Se trata de un tributo demasiado oneroso pagado a cambio de un material descompuesto.

1

FOSTAT

Por alguna razón que no termino de desentrañar hay algunas ocasiones en que podemos olfatear las dificultades con la misma facilidad con que los perros olisquean las tormentas y se remueven inquietos. Vemos el rostro de un niño alegre y juguetón y, sin embargo, algo nos dice en nuestro interior que pronto caerá enfermo víctima de una fiebre elevada. Contemplamos la respiración animada y sana de una mujer y, a pesar de todo, sentimos en lo más profundo de nuestro ser que de un momento a otro sufrirá una enfermedad más grave que nunca. Nos levantamos una mañana cuando el sol brilla reluciente en medio de un firmamento hermosamente azul y, no obstante, sentimos que todo se irá complicando hasta convertirse en una jornada aciaga.

Ignoro a qué se deben estas reacciones de nuestro espíritu, por qué no siempre aciertan y por qué se dan en unos mortales y están ausentes en otros. Lo que no puedo negar es que existen y que aquella mañana, un par de meses después del episodio de la mujer aquejada de lepra, cuando concluí la oración de la mañana noté en el pecho una punzada de ansioso malestar. Ciertamente, no tenía ninguna razón para sentirme mal, pero a medida que fue discurriendo el desayuno y, posteriormente, comencé a atender enfermos, aquella extraña sensación fue creciendo en mi interior como si se tratara de una mancha de aceite derramado sobre un lienzo. A media mañana, incluso me permití un reposo y le ordené a Aarón que me prepara-

ra un cocimiento. El sabor de la bebida me fue agradable pero no me devolvió el sosiego.

Después de recitar la *amidah* de la tarde, decidí subir a la terraza que corona mi casa. Podría decir que tan sólo buscaba respirar un aire algo más fresco que el que se había acumulado en el interior de la vivienda. Podría decirlo ciertamente pero no se correspondería con la verdad. Decidí situarme en el lugar más elevado al que podía acceder para otear en el horizonte la llegada de *aquello* que esperaba sin saber realmente de qué se trataba.

No tuve que esperar mucho. Apenas había dirigido la mirada un par de veces a ambos lados de la calle, cuando lo distinguí, y supe en lo más íntimo de mi ser que aquello que llevaba temiendo desde hacía varias semanas se acercaba a toda velocidad a mi morada.

2

SEFARAD

Hace ahora más de mil setecientos años las huestes del rey babilonio Nabucodonosor entraron en la ciudad de Jerusalén. La habían asediado despiadadamente durante meses y ansiaban con toda la fuerza de sus perversos corazones destruirla hasta sus cimientos. Sin embargo, lo más grave no fue que arrasaran una urbe que era envidia de las otras naciones sino que de su afán aniquilador no escapó siquiera la Casa que el rey Salomón había edificado para adorar a Adonai. Los babilonios irrumpieron de manera blasfema en sus atrios y saquearon codiciosamente todo lo que hallaron a su paso. Después, despreciablemente satisfechos, prendieron fuego al lugar sagrado hasta que se vio reducido a cenizas.

La suerte de los hijos de Israel no resultó menos triste que la de la Ciudad Santa. En su inmensa mayoría, se vieron deportados hasta las orillas del Tigris y del Éufrates. Durante décadas, mis antepasados se sentaron junto a los ríos de Babilonia y derramaron sus lágrimas acordándose de Sión. En parte por mofa y en parte por curiosidad, los babilonios les instaban a entonar sus cánticos pero aquella invitación sólo servía para que se sumieran más profundamente en el lacerante pesar que los desgarraba y para que se preguntaran cómo era posible que pudieran cantar nada mientras se hallaban en tierra extranjera.

Sin embargo, como tantas otras veces antes y después, aquel terrible sufrimiento de los hijos de Israel se fue suavizando con el paso

del tiempo. Los desterrados casaron a sus hijos, trabajaron, adquirieron bienes, compraron campos y los sembraron y nada de aquello los mató espiritualmente. Por el contrario, carentes de la Casa donde en Jerusalén se rendía culto a Adonai, comenzaron a reunirse, primero en sus humildes casas y luego en unos edificios que actualmente conocemos como sinagogas. Allí siguieron elevando sus preces al único Dios verdadero, estudiando la Torah y circuncidando a sus hijos. En poco tiempo, había hijos de Israel en los *suqs* de Babilonia, en las escuelas e incluso en la corte, y muchos pensaron que regresar a Ha-Erets Israel era un absurdo y que debían permanecer en aquella tierra que, al fin y a la postre, se les había mostrado generosa en bendiciones. No resulta extraño que cuando Zorobabel, un descendiente del rey David, decidió regresar al lugar que Adonai había entregado a nuestros antepasados y reconstruir allí la Casa, muy pocos quisieran regresar con él. Desde entonces hasta el día de hoy muy poco ha cambiado.

Los hijos de Israel vivimos en cualquier tierra donde se nos permite adorar a Adonai de acuerdo con los preceptos de la Torah que entregó a Moisés en el Sinaí. Durante nuestra permanencia en ese lugar, obedecemos las leyes locales y honramos a sus reyes… y con el transcurrir de los años llegamos a creer que podremos ser indefinidamente felices. Entonces, cuando más dichosos y despreocupados nos sentimos, los tiempos cambian, asciende un monarca que no nos conoció y nos vemos sometidos a una nueva persecución. También es entonces cuando nos acordamos de Sión y llegamos a la conclusión de que ésa es nuestra tierra y que sólo podremos ser felices y dormir seguros cuando allí nos afinquemos y contemos con un rey que nos rija como antaño lo hizo David.

Desde el principio de los tiempos, ninguna tierra ha sido más generosa con nosotros que Sefarad. A ella huyó, por ejemplo, el *naví* Jonás, aquel hijo de Israel que buscaba eludir el cumplimiento de la voluntad de Adonai. Jonás fracasó en su intento porque lo devoró un gran pez que, tres días después, lo vomitó sobre una playa y, finalmente, obedeció el mandato que había recibido de Dios. Sin embargo, otros antepasados míos tuvieron más fortuna en su intento.

Se establecieron en este lugar donde todas las bellezas se han dado cita y decidieron permanecer en él hasta que Adonai enviara a su mesías y nos llamara para que acudiéramos hasta Erets Israel. ¿Acaso no dejó escrito el *naví* Abdías que antes del final de los tiempos seríamos muchos los judíos que encontraríamos refugio en Sefarad?

Es cierto que no siempre los tiempos fueron fáciles y que los guerreros rubios que vinieron del norte al final del dominio de Roma descargaron sobre los hijos de Israel un yugo casi imposible de soportar. A pesar de todo, sin embargo, mis antepasados comprendieron que aquella desgracia no podía durar y se aferraron al suelo sefardí con el mismo amor con el que siglos antes lo habían hecho al de Ha-Erets. Con el paso del tiempo, no sólo ellos permanecieron en Sefarad sino que recibieron a nuestros hermanos que huían de los hijos de Edom, que afirmaban que Mahoma era un *naví* cuyas enseñanzas debían ser seguidas como si hubieran sido dictadas por Dios. Sabían de sobra que Mahoma no conocía realmente la Torah y que había exterminado a todos los hijos de Israel que vivían en Arabia, pero aun así se negaron a abandonar Sefarad, la tierra más hermosa y, poco a poco, vez tras vez, las cosas volvieron a su cauce. Entonces engendraron hijos e hijas, dieron y recibieron a sus hijos e hijas en matrimonio y siguieron adorando al único Dios verdadero a la espera de que un día enviara a su mesías.

La época que nos había tocado vivir en los últimos tiempos había demostrado su dificultad, pero estoy harto seguro de que ni mi padre, ni mi hermano Daniel ni yo habríamos abandonado Sefarad de no haber mediado nuestra apostasía de la fe de Moisés. Aunque ¿fue aquello realmente apostasía? Desde el mismo día en que *abba* proclamó que no existía más Dios que Al·lah y que Mahoma era su enviado, no dejó de rezar las oraciones de precepto como lo había hecho desde su infancia. No me cabía ninguna duda de que mi padre había llevado a cabo aquella declaración de fe no porque estuviera convencido, sino porque amaba a su pueblo y no deseaba que fuera degollado, violado, crucificado. Por eso precisamente había aceptado convertirse en un apestado para sus hermanos y había es-

condido su fe como si fuera un tesoro que debía ocultar de los peores ladrones.

Sin embargo, lo que quizá pensó que sería una vida tolerable pronto se reveló como una existencia más miserable que la experimentada por los animales destinados por su condición al matadero. Ninguno de nuestros hermanos quiso dirigirse a aquellos que se habían comportado de una manera aparentemente tan indigna, y más cuando no sabían las razones de nuestra acción ni ellos se vieron sometidos a más presiones puesto que el nuevo señor de Qurduba esperaba que no tardarían en abrazar el islam siguiendo el ejemplo de su rabino. Fue entonces cuando *abba* recordó de manera aparentemente súbita que nuestra tierra se hallaba al extremo del Gran Mar, en Sión, y decidió encaminarse a ella en secreto.

Los hijos de Israel que salieron de Egipto encabezados por Moisés habían sido esclavos durante cuatrocientos años pero contaban con más medios que nosotros para buscar la libertad. Según relata la Torah, los habitantes de la nación que los había esclavizado les entregaron metales preciosos para que se marcharan cuanto antes y así se detuviera la terrible cadena de plagas enviadas por Adonai que estaban sufriendo. Además, por el día eran guiados en el desierto por una columna de humo y por la noche, por un pilar de fuego; y por si todo esto fuera poco, cuando tuvieron hambre recibieron el maná y las codornices que Adonai les envió desde el cielo. Ni *abba*, ni Daniel ni yo contábamos con nada de aquello. No, lo único de que disponíamos era de lágrimas y de ansias de libertad, una libertad que, según insistía mi padre a todas horas, sólo podríamos vivir en Sión.

Con hondo pesar, descubrimos la manera en que nuestra carencia se había extendido a casi todo. Mi padre había sido admirado, consultado, incluso querido pero ahora, tras años y años de trabajo y desvelos, no poseía ni campos ni oro. Tan sólo disponía de una casa, pero nadie en la comunidad hubiera estado dispuesto a comprar, ni siquiera a un precio muy inferior al de su coste real, la morada de un apóstata.

Fue entonces cuando Daniel, que apenas era más que un joven-

cito, decidió convertirse en alguien que supliera la realización de los deberes que, supuestamente, debía realizar el cabeza de familia. Día tras día, recitaba con nosotros la *amidah* y luego, como si se lo tragara la tierra, desaparecía de nuestra casa. Cómo lo conseguía es algo que ignoré entonces y que sigo ignorando ahora, pero casi siempre regresaba a aquella morada cada vez más fría y solitaria llevando ocultas entre la ropa algunas verduras, algunas frutas o un montoncito de legumbres. Una tarde incluso apareció acompañado.

Nos habíamos acostumbrado de tal manera a no ver a nadie que, cuando vislumbramos dos bultos penetrando por la puerta, tanto *abba* como yo no pudimos evitar una amarga sensación de mordiente malestar, precisamente la que anida en los corazones de aquellos que se saben despreciados y sujetos a la violencia.

Nuestra angustia no se disipó cuando una de las figuras entró en el reducido círculo que iluminaba la pobre bujía de la habitación y pudimos contemplar las facciones juveniles de Daniel. ¿Quién era el otro, el que le acompañaba?

—*Abba* —dijo Daniel—, he venido acompañado por el hermano Ezequiel.

Apenas había pronunciado aquellas palabras cuando el rostro de aquel hombre que años atrás había dejado Fez para asentarse en Qurduba apareció ante nosotros. Me bastó echarle un vistazo para percatarme de que se sentía incómodo, molesto, quizá incluso asustado.

—*Abba* —siguió hablando Daniel con un tono de tranquilidad que contrastaba con lo que había sido nuestra existencia en los últimos meses—, Ezequiel está interesado en comprarme la casa…

Sin poderlo evitar, mi padre y yo intercambiamos una mirada de sorpresa. ¿A qué casa se estaba refiriendo Daniel? Nunca había poseído nada a excepción de algunas ropas, un *sidur* y de su *tal·lit* para orar. Como si hubiera adivinado nuestros pensamientos, mi hermano continuó:

—Le expliqué hace unos días que me vendiste esta vivienda antes de… de lo que todos saben.

¿Se había vuelto loco Daniel? ¿Qué estaba diciendo? *Abba* jamás

le había vendido aquella casa. Estaba a punto de interrumpirle cuando las manos de mi padre se posaron sobre mi diestra para impedirme hablar.

—Le he contado que mi intención es abandonar Qurduba y necesito encontrar un comprador para este lugar —dijo Daniel—. Ezequiel está dispuesto a adquirirla pero desea comprobar que la venta que me hiciste está totalmente en orden.

—Hijo, esta casa ya no es mía —dijo *abba*—, pero es mi deber advertirte de que, puesto que es tuya, deberías intentar obtener el mejor precio posible.

Alarmado, volví la mirada hacia *abba*. ¿Se podía saber de qué estaban hablando? Pero ¿cuándo había tenido lugar aquella transacción sin que yo me enterara de nada?

—Rabi... Maimón —corrigió rápidamente Ezequiel—. Todos saben que el precio de las casas ha descendido mucho desde que los invasores del otro lado del Estrecho llegaron a Qurduba. Los *almuwajjidun* han trastornado tanto nuestra pobre existencia que nadie sabe de lo que pueden disponer mañana, y comprar un campo o una vivienda constituye un riesgo considerable...

¡No era posible lo que acababa de oír! ¡Aquel hombre estaba dispuesto a aprovechar nuestra situación para conseguir un buen negocio y encima pretendía que corría un riesgo!

—... en caso de que me interesara la transacción —prosiguió Ezequiel—, desde luego no podría entregaros ahora todo el dinero. Os daría una parte y el resto se lo saldarían mis hijos a Daniel cuando llegara a Fez.

¿Fez? A medida que avanzaba aquella incomprensible conversación me sentía cada vez más confuso. No entendía a mi padre, no entendía a Daniel y lo que me parecía entender de Ezequiel no me gustaba en absoluto.

—¿Cómo sabrían tus hijos la suma que tendrían que entregar a Daniel? —preguntó *abba*.

—Le daré una letra de cambio —respondió Ezequiel—, si es que nos ponemos de acuerdo sobre la cantidad...

Se pusieron de acuerdo. Una vez que *abba* redactó un contrato

de venta en favor de Daniel —lo escribió aquella misma noche, pero lo fechó unos días antes de nuestra apostasía—, Ezequiel suscribió otro con mi hermano para adquirir la propiedad. No se trató de un acuerdo equitativo y así debo decirlo y recordarlo porque la verdad es que Ezequiel apenas pagó la mitad de lo que valía aquella casa donde había vivido más de veinte años, en realidad, toda mi existencia. Para remate, el ventajista comprador de aquella cifra sólo entregó la décima parte en efectivo. Sin embargo, a pesar de todo, *abba* consideró que aquella cantidad era más que suficiente para llegar hasta el sur y comprar tres pasajes para Fez. Y así, mi padre, que ansiaba llegar a Jerusalén, la Ciudad Santa, emprendió, acompañado de nosotros dos, un viaje cuyo destino inmediato era una ciudad situada en el norte de una tierra donde el frío es desconocido.

El Tenaj enseña que una sola mosca puede echar a perder un frasco entero de perfume y, difícilmente, puede negarse la verdad que enseña ese proverbio. Por mucho que pueda desagradarnos, por injusto que pueda parecernos, lo cierto es que nuestra vida depende en no poca medida de lo que los demás piensen de nosotros. Así, convencidos de su justicia, los hijos de Adán pueden llegar a tratar como a una virtuosa mujer a una prostituta cuyo pasado desconocen o despreciar como a un terrible pecador a alguien que sólo es lo suficientemente hábil para ocultar sus obras de misericordia o lo bastante modesto como para nunca hablar de sí mismo.

El lado pavoroso de esa realidad consiste en la manera en que puede infamarse a inocentes colmando su vida de incontables desdichas. Sin embargo, también existe un ángulo positivo en esa manera de ver a los demás. Para muchas personas, existe la posibilidad de reiniciar su vida libres de la mancilla que sobre ella haya podido arrojar su pasado. Tal posibilidad no sólo no resulta en absoluto mala sino que incluso podría considerarse una bendición y, como tantas otras bendiciones, refleja en su manifestación el carácter de Adonai. ¿Acaso no dejó escrito el naví *Isaías que si nuestros pecados fueran como la grana podrían, no obstante, verse blanqueados hasta adquirir el color de la leche? Para aquellos que se consideren virtuosos, inmaculados, impecables tal posibilidad constituirá una burla de la justicia, pero para los que nos sabemos estigmatizados por nuestras faltas, es un anuncio de esperanza, precisamente aquella que nos indica que siempre existirá un futuro que nos estará abierto.*

3

AL-QAHIRA

Los jinetes habían tardado apenas unos instantes en alcanzar mi hogar desde el momento en que los contemplé desde la terraza de mi casa en Fostat. Me entregaron un mensaje escrito en primorosa caligrafía árabe donde se me informaba de que tenía que comparecer ante la corte del sultán a la mañana del día siguiente. No se admitiría ninguna excusa para desobedecer esa orden. Bajo la mirada severa del mensajero, apenas tuve tiempo de echar mano de la caja de madera donde se guardaba el instrumental más indispensable. Me despedí de Aarón mientras montaba en el caballo que me esperaba a la puerta de la vivienda.

No se trató de un trayecto plácido. Los hombres que habían acudido a buscarme sólo parecían tener el deseo de acortar el tiempo empleado en el viaje y para ello no dudaron en cabalgar sin descanso. Por otro lado, mi experiencia como jinete era limitada y tuve que agarrarme con fuerza a la silla para no terminar despedido en alguno de los traqueteos del camino. El resultado final —y esperable— fue que llegué con el cuerpo dolorido a esa ciudad caliente, bulliciosa y sucia que recibe el nombre de Al-Qahira. ¡Al-Qahira! ¡La victoriosa! Menudo ejemplo de pomposidad.

Por supuesto, no se me ocurriría jamás comparar esta ciudad con los lugares que conozco de Sefarad, pero tampoco creo que resulte justo asemejarla a poblaciones menos hermosas como Fez. Al-Qahira es un verdadero monstruo, un Leviatán de polvo, casas y desper-

dicios, dormido a las orillas del río Nilo. Me consta que siempre ha existido alguna comunidad de hijos de Israel perdida en su seno pero, por nada del mundo, me asentaría yo en este lugar.

Seguramente lo que más me sobrecoge de esta urbe es su pasión por los difuntos. Me pregunto si detrás de tan morbosa afición no subyace el gusto que los idólatras de Egipto han mostrado siempre por rendir culto a sus muertos. En la época de Abraham, ya realizaban complicados rituales para embalsamar cadáveres, convencidos de que la mojama resultante de sus manipulaciones podría en algún momento permanecer viva. Luego no les han faltado los que han seguido con tan desagradable costumbre. Examinando todo desde otro punto de vista, podría esperarse que, al menos, de tanto sobar cuerpos sin vida hubieran obtenido algunos conocimientos de medicina superiores a los del resto de los pueblos que pueblan este mundo. Pues bien, no es así. En Sefarad, en Fez, incluso me atrevería a decir que en Siria existe un dominio del arte médica muy superior al que se puede encontrar en Egipto.

Quizá es que, ocupados en venerar a sus muertos, consideran de importancia secundaria el curar a sus vivos. Pongamos como ejemplo el lugar de Al-Qahira donde se halla la cabeza de Al-Husayn ben Alí ben Abi Talib, uno de los nietos de Mahoma, que murió combatiendo en Irán hace unos quinientos años. Colocaron el cráneo en un cofre de plata, lo sepultaron bajo tierra y sobre el lugar en cuestión levantaron un edificio cuya descripción resulta imposible de acometer. Tapizado con distintas clases de brocado, no han economizado en mosaicos de mármol que rivalizan entre sí por el trabajo de taracea que los adorna y, por añadidura, han llenado el lugar de lámparas de plata suspendidas del techo y rematado en su parte más alta con una especie de manzanas de oro.

Y éste es sólo un ejemplo. Resultaría imposible enumerar los sepulcros de los jerifes alíes, de los compañeros de Mahoma que comprendieron desde muy pronto que Egipto resultaría un lugar ideal para conseguir un pingüe botín de los imames, de los ascetas… y enriquecerse. Frente a todo este despliegue de gusto por las sepulturas, Al-Qahira, la victoriosa, sólo dispone de un hospital, un recurso

totalmente insuficiente si se tiene en cuenta que la combinación de insalubridad, arena y falta de higiene comienza a provocar dolencias en los ojos prácticamente desde la misma infancia. Y eso por mencionar únicamente uno de los azotes más graves contra la salud.

Nos adentramos en Al-Qahira y sus aglomeraciones nos obligaron a reducir la velocidad de marcha que llevaban nuestros caballos, algo que agradecí vivamente porque mis posaderas no dejaban de recibir el impacto rítmico y cada vez más doloroso de la silla de montar. Pero precisamente porque ya apenas quedaba una parte de mi cuerpo que no estuviera dolorida, me sentí desolado cuando comprendí que abandonábamos la ciudad y nos dirigíamos hacia otro lugar de destino.

Apenas acabábamos de abandonar la población y yo intentaba acomodarme de la mejor manera posible sobre mi montura cuando sobre nosotros descendió un ruido extraordinario. Era tan elevado el rumor, tan variadas las partes que lo componían y tan pesada su presencia que, por un momento, temí haber caído víctima de algún trastorno de los sentidos. No tardé en percatarme de que no sufría ningún género de enajenación sino que, más bien, me hallaba a las puertas de contemplar el mayor número de esclavos que nunca me había sido dado ver.

Casi como surgidas de las profundidades de la *Guehenna*, aparecieron ante nosotros unas fortificaciones como no había contemplado en ningún lugar del orbe. Altas, elevadas, macizas, habríase dicho que eran capaces de resistir el embate del ejército más poderoso que un hijo de Adán pudiera reunir. Sin embargo, aquella obra de la soberbia humana aún no se hallaba concluida y en torno suyo hormigueaba una infinidad de seres obligados a latigazos a acelerar su consumación. De ahí precisamente procedía el gigantesco estruendo que tanta desazón me había provocado al principio. Arrancaba de centenares de brazos sudorosos que serraban el mármol blanco, que tallaban grandes piedras y que excavaban un foso de tan extraordinarias dimensiones que en su cauce hubiera podido maniobrar una flota.

Al movernos entre aquella turba de siervos, los caballos se vieron

obligados a caminar al paso, lo que fue, una vez más, un alivio para mí y, sobre todo, me permitió observar con más cuidado a aquellos infelices. Ni uno solo de ellos daba la sensación de pertenecer a aquella tierra pero tampoco eran de los hijos de Israel. Su tez blanca, sus ojos claros, sus cabellos no pocas veces dorados obligaban a pensar que se trataba de los cautivos que el sultán había obtenido en sus nunca concluidos enfrentamientos con los nasraníes que ahora habitaban en Erets Israel. Al verlos bajo el yugo del cautiverio no pude dejar de sentir compasión por ellos. Eran tan numerosos que sería imposible rescatarlos a todos, e incluso no pocos de aquellos que podrían ser canjeados por dinero seguramente ya habrían muerto cuando llegara la suma en cuestión a manos de sus captores. Mala tierra aquella de Egipto, donde los hijos de Israel habíamos sido esclavos hacía ahora casi mil quinientos años y donde ahora esos desdichados iban a perecer a causa de los golpes, del trabajo forzado, de la omnipresente suciedad y de la pésima comida.

—¡*Yahud*, no te quedes atrás!

El grito lanzado por uno de mis aprehensores me devolvió bruscamente a mi propia situación arrancándome de los pensamientos que la visión de aquellos desdichados había provocado en mi corazón.

—No podemos perder tiempo —añadió.

Esta vez pude ver en sus pupilas una raíz de profundo desprecio, el que se siente hacia alguien a quien se considera inferior y que, por añadidura, obliga a realizar un trabajo poco grato. Sí, de aquella insoportable cabalgada no culpaban a su superior sino a mí, al *yahud*.

Espoleé mi montura y me dirigí junto a ellos hacia el inmenso portón de oscura piedra gris que daba acceso al interior de la ciudadela.

4

FEZ

Ninguno de nosotros —ni Daniel, ni mi padre, ni yo— habíamos viajado jamás por mar. Si bien se piensa, no resulta tan extraño que los hijos de Israel nunca hayamos contado con una marina. Cuando el gran rey Salomón quiso traer los materiales con que construir la Casa para el único Dios verdadero se vio obligado a recurrir a la alianza con los fenicios y desde entonces la situación no ha mejorado. Sin embargo, no puedo decir que me sorprenda ese despego hacia los viajes por mar. Durante los cuatro días que duró la travesía, Daniel y yo vomitamos cualquier alimento o bebida que atravesó nuestro gaznate. Era como si se arrojara comida en el fondo de un cesto y, a continuación, se diera la vuelta a éste para que cayera al suelo o, en este caso concreto, al mar. Un centenar de veces pensamos que todo pasaría y un centenar de veces descubrimos que sólo continuaba aquella diabólica sucesión de mar picado, lluvia interminable y amargos vómitos. Y así, empapados y enfermos, llegamos a Fez.

Se ha contado mucho acerca de la belleza de esta ciudad y, sin ningún género de dudas, casi todo lo que se afirma constituye un pálido reflejo de la realidad. Sin embargo, cuando descendimos de la embarcación que nos había trasladado a aquel continente desconocido donde vivían los hijos de Cam, nuestros ojos no buscaban la contemplación de la hermosura, sino la constatación de que nuestros pies pisaban tierra firme y no se movían ya dubitativos sobre un pedazo de madera agitado por las encrespadas olas.

Una sensación extraña, lejanamente parecida al mareo, se apoderó de nosotros al percatarnos de que, efectivamente, ya no nos movíamos hacia los lados sino que nos desplazábamos sobre una superficie sólida. Poco a poco, a medida que caminábamos, aquel incómodo malestar fue desapareciendo y se apoderó de nosotros otro aún más poderoso, el que emana de llegar a un lugar totalmente ignoto donde no se conoce a nadie.

Conozco las suficientes ciudades como para poder afirmar que entre las mejores y las peores se dan coincidencias nada baladíes. No existe ciudad en la que no se den cita ladrones, estafadores o prostitutas pero también es imposible no dar con una en la que no habite algún alma caritativa. De hecho, como deja claramente de manifiesto el libro de Bereshit, Adonai destruyó Sodoma y Gomorra solamente cuando quedó demostrado que en estas poblaciones no habitaban ni siquiera diez personas que fueran justas ante sus ojos. Dado que existe una parte de las ciudades que no sufre jamás la destrucción me inclino a creer que se debe a que la regla que Adonai le enseñó a nuestro antepasado Abraham en relación con Sodoma y Gomorra sigue vigente.

Naturalmente, este razonamiento puede colmar más que sobradamente las ansias de la razón pero, como sucede en tantas otras cosas, no aplaca los temores del corazón. Cuando se llega a otra ciudad, y más si el motivo es la huida y el lugar no nos resulta familiar, es inevitable ver hostilidad en rostros que, en realidad, nada nos dicen y contemplar con temor calles muy semejantes a aquellas en medio de las cuales transcurrió nuestra vida. Irreflexivamente, una disputa entre dos hombres nos sobrecoge temerosos de que sólo sea un truco destinado a desvalijarnos o de que si la reyerta nos alcanza se nos culpe a nosotros, que somos únicamente extranjeros y desconocidos. De la misma manera, tememos ser engañados al comprar una pieza de fruta, al intentar acordar el alquiler de una vivienda o simplemente al preguntar por la ubicación de una calle.

Superaba yo entonces los veinte años y mi padre era un hombre aún en su madurez. Incluso mi hermano hubiera podido prestar su ayuda con éxito en caso de que alguien se hubiera propuesto qui-

tarnos alguna de nuestras escasas pertenencias. Sin embargo, desde que descendimos del barco no pude evitar que una sensación desagradable de temor y sobrecogimiento se apoderara de mí, y estoy seguro de que lo mismo le sucedía a *abba* y a Daniel.

Llevábamos andadas media docena de callejuelas, las suficientes para salir del puerto y sus inmediaciones, cuando mi padre detuvo a un sudoroso vendedor de frutas que acarreaba trabajosamente su mercancía y le formuló una pregunta. No pude entender qué le había dicho, pero el hombre le miró con el rostro envuelto en lo que a mí me pareció un gesto de irrefrenable asco. Sin embargo, a pesar de aquella mueca desagradable, depositó en el suelo su abarrotado carrito y respondió algo a mi padre acompañándolo con algunas indicaciones de las manos. *Abba* asintió con la cabeza a sus palabras y pronunció a continuación una fórmula cortés de agradecimiento. Luego nos hizo un gesto con la barbilla para que le siguiéramos.

Caminamos en silencio durante una sucesión ininterrumpida de calles estrechas y oscuras que no pocas veces subían en cuestas empinadas en las que nos fallaba la respiración o descendían hacia hondonadas que parecían el preludio de la *Guehenna*, donde los réprobos son atormentados eternamente. En una esquina, un lugareño sacaba con destreza muelas a los transeúntes que tenían problemas en la boca y, mediante grandes aspavientos, mostraba las docenas de dientes enfermos y cariados que había extraído en operaciones anteriores. Aquellas piezas de distintos tamaños y colores que iban del blanco lechoso al amarillo azafranado eran buena prueba —al menos así lo decía el locuaz sacamuelas— de la pericia de aquel hombre. Estuve a punto de perder a mi padre mientras observaba cómo lograba extraer una pieza dental al tiempo que se anunciaba en términos nada modestos y cómo el hecho de que su tembloroso paciente se levantara con cara de alivio del taburete donde estaba sentado provocó un susurro de innegable admiración entre los no escasos curiosos que asistían a la aparatosa intervención.

Por añadidura, los musulmanes sólo consideran animal impuro al cerdo, de manera que en aquellas callejuelas no dejamos de encontrarnos con multitud de seres que alientan y que resultan repugnan-

tes a la vista y al tacto. De todos ellos, ya fuera su elemento natural el aire, el agua o la tierra, ninguno nos resultó tan repulsivo como las serpientes. Desde luego, no nos faltaban razones para ello. De hecho, el libro de Bereshit relata cómo Satanás, el adversario embustero de Adonai, se disfrazó de este animal para inducir a Adán y Eva, nuestros primeros padres, a desobedecer a su Creador. Como consecuencia de aquel primer acto de desobediencia, los hombres deben enfrentarse con un trabajo difícil y agotador para mantenerse a sí mismos y a sus familias; las mujeres dan a luz con dolor y las serpientes están condenadas a arrastrarse por el suelo comiendo el polvo de la tierra. El contemplar ahora cómo un musulmán tras otro jugaba con aquellos seres repugnantes me resultaba más sobrecogedor que asqueroso. Lo mismo nos encontrábamos con uno que tocaba una flauta haciendo que el animal saliera de una cesta de mimbre que con otro que las sacaba enroscadas en sus manos de una caja de madera pasándoselas a continuación por los brazos, el cuello y la barba. Desde luego, si todo era así en aquella población adonde habíamos ido a parar podíamos ir preparándonos para lo peor.

Tras mucho andar y caminar, subir y bajar, trapalear y vagar, llegamos los tres a una parte de la ciudad donde el aspecto de las casas cambiaba radicalmente. Para aquel entonces nos encontrábamos exhaustos y hubiera deseado de buena gana sentarme en el suelo y beber una copa del delicioso néctar que ofrecían a voces los aguadores. Sin embargo, me constaba que nuestro peculio era más que reducido y que unos sorbos de agua podían desequilibrarlo más allá de lo permisible. Me limité por ello a pasarme la lengua por los resecos labios deseando que se acortaran las horas que nos faltaban hasta consumir alguna colación por magra que pudiera resultar.

El arrabal adonde acabábamos de llegar estaba formado por casas más pequeñas que las que habíamos contemplado hasta ahora aunque su aspecto exterior parecía ligeramente más aseado. Se trataba de un cambio lo suficientemente pequeño como para que pasara inadvertido al viajero no avisado y también lo bastante considerable como para que un transeúnte avispado lo detectara. Eso fue precisamente lo que le sucedió a *abba*. Seguido por nosotros, se adentró por

aquellas estrechas callejuelas y cuando hubimos pasado tres o cuatro se dirigió a uno de los que las cruzaban.

—*Sayidi* —dijo—, ¿acaso podrías indicarme dónde se encuentra el *suq*?

El hombre dudó un instante, seguramente porque no le resultábamos conocidos, pero, al final, indicó a mi padre la dirección que debíamos tomar. Fue escuchar aquellas palabras y *abba* pareció presa de un vigor nuevo, como si alguien le hubiera inyectado una fuerza de la que se había visto desposeído en Sefarad. Pero si mi padre poseía aquella energía, ni Daniel ni yo nos habíamos visto dotados de ella y tuvimos que realizar un serio esfuerzo para no perderle mientras avanzaba por aquellas retorcidas callejas en dirección al *suq*.

A diferencia de lo que habíamos conocido en Sefarad, aquel *suq* de Fez era extraordinariamente humilde. El número de sus tiendas, la riqueza de sus mercancías y la delicadeza de sus vendedores eran, desde luego, mucho menores que los que había contemplado a lo largo de los años en la tierra donde había visto la primera luz. Quizá lo único en que aquel *suq* superaba a lo que yo había conocido en Qurduba era en los aspavientos exagerados y continuos de los vendedores empeñados en convencer a sus parroquianos de que perdían cifras astronómicas por entregarles su mercancía en una cantidad concreta tras un prolongado regateo.

Fue delante de uno de aquellos minúsculos puestos servido por un ruidoso tendero donde se detuvo mi padre. No recuerdo muy bien el artículo concreto que aquel hombrecillo agitado intentaba vender pero creo que no me equivoco si digo que se trataba de algún producto de la tierra no especialmente sabroso. A primera vista, hubiera dado la impresión de que se afanaba para atender a sus clientes reales o potenciales con la mayor rapidez y diligencia pero, cuando se le observaba durante un rato, se captaba que todo su movimiento era similar al del pájaro que sube y baja por las ramas del árbol, es decir, inútil y sin provecho.

Por dos, tres, cuatro veces intentó mi padre que nos atendiera y el mismo número de ocasiones se le escapó mientras aparentaba

atender a alguna otra de las escasas personas que se acercaban a su miserable puesto.

—¿No has oído nunca lo de «Sé fuerte como el tigre, rápido como el águila, ligero como el ciervo»? —le voceó mi hermano Daniel una de las veces en que, con apariencia de apresurado, pasó por delante de nosotros sin prestarnos atención.

Aquellas palabras parecieron tener sobre el incompetente hombrecillo el efecto de un ensalmo mágico. Se detuvo en seco y desanduvo sus pasos hasta colocarse enfrente de nosotros.

—Jovencito —dijo con gesto de mal reprimida cólera a mi hermano—. ¿Acaso no te parece que eres muy pequeño para citar al rabino Gamaliel?

—La enseñanza no es de Gamaliel —respondió mi hermano—. Es de Yehudah ben Temá.

—¿Ah, sí? —dijo el tendero elevando la voz y colocando sus brazos en jarras—. De modo que el mozalbete pretende darme lecciones a mí. Voy a...

—Y lo está consiguiendo —sonó una voz masculina—. La enseñanza no se debe al rabino Gamaliel sino a Yehudah ben Temá como él acaba de decir.

Abba, Daniel y yo nos volvimos inmediatamente para descubrir cuál era el origen de aquella voz y nos encontramos con un hombre algo mayor que mi padre, de aspecto orondo y barba canosa.

—Muchacho —dijo dirigiéndose a mi hermano—, ¿acaso sabes cómo concluye esa enseñanza?

—Sí —balbució Daniel sorprendido por la pregunta—, termina diciendo «y valiente como el león para hacer la voluntad de tu padre que está en el cielo».

—Bien, y ¿acaso sabes cómo continúa la enseñanza de Yehudah ben Temá?

—Lo sé, *sayidi* —respondió más animado Daniel—. También decía, «el desvergonzado irá al *Guehinnón* y el humilde al Paraíso. Sea Tu voluntad, Dios nuestro y de nuestros padres, reconstruir pronto Tu Santa Casa y colocarnos entre los que estudian tu Torah»; y a continuación añadía, «a los cinco años es tiempo de estudiar las

Escrituras; a los diez, sus comentarios; a los trece, los preceptos; a los quince, las discusiones; a los dieciocho, es tiempo de casarse; a los veinte, de perseguir su camino; a los treinta, de desarrollar su fuerza; a los cuarenta, la inteligencia, y a los cincuenta, los buenos consejos. A los sesenta llega la vejez, a los setenta, las canas; a los ochenta, sólo llegan los fuertes; a los noventa, uno se encorva; a los cien, ya se le considera a uno muerto, pasado y terminado en este mundo».

Las aletas de la nariz de mi hermano temblaban cuando concluyó su exposición. La había recitado con la seguridad que sólo se deriva del conocimiento profundo, pero por las gotitas de sudor que perlaban su frente podía percatarme de que el esfuerzo no había sido escaso.

Tampoco había sido pequeña la sorpresa que su erudición había provocado en los presentes. El tendero permanecía inmóvil y con la boca abierta como si se tratara de la esposa de Lot a la que Adonai convirtió en estatua de sal cuando volvió su mirada hacia Sodoma, la ciudad pecadora destruida por el fuego caído desde el cielo.

—¿Dónde has aprendido eso? —dijo el hombre que había preguntado a Daniel mientras daba unos pasos hacia él y fruncía el entrecejo con gesto de interrogación.

—Todo me lo enseñó mi padre —respondió mi hermano con un acento de orgullo apenas oculto en la voz.

—Me gustaría que fueras alumno mío —dijo el hombre con el tono sereno pero seguro del joyero que ha descubierto una piedra de valor incalculable y desea tenerla para sí.

—Mi padre puede enseñarme todo lo necesario —contestó inmediatamente Daniel.

—Tu padre… ¿acaso puede saberse quién es tu padre? —preguntó con súbito interés el interlocutor de mi hermano.

Daniel respiró hondo, como si necesitara una ración especial de resuello para pronunciar el nombre de *abba*, y luego dijo con un tono de voz envuelto en orgullo filial:

—Mi padre es Maimón ben Yosef, el ilustre rabino de Qurduba, la hermosa ciudad de Sefarad.

Apenas pronunció aquellas palabras, la atmósfera de satisfacción

que había rodeado a mi hermano se desvaneció como la niebla matutina y su rostro alegre y juvenil quedó ensombrecido. Al igual que me sucedía a mí, acababa de darse cuenta de que había revelado a un extraño su filiación, la filiación de un odioso apóstata. Esa circunstancia podía ser más que suficiente para que nuestra marcha desde aquella ciudad repleta de vendedores escandalosos y viscosas serpientes resultara pesadamente difícil.

El desconocido se llevó la mano a las abundantes guedejas que formaban su poblada barba y se tironeó suavemente de las mismas sin apartar la mirada de mi hermano.

—Si lo que dices es verdad, muchacho —comenzó a decir tras unos instantes de silencio—, fuiste engendrado por un hombre de singular valía cuya fama ha alcanzado estas tierras situadas al otro lado del Estrecho que las separa de la dorada Sefarad. En caso de que tengas ocasión de verle, comunícale que el rabino Yehudah ibn Shoshán tendrá sumo placer en recibirlo bajo su techo.

¡Yehudah ibn Shoshán! Aquel nombre me sonaba aunque, de momento, no terminaba de enlazarlo con el recuerdo completo. Se trataba —de eso estaba totalmente seguro— de un especialista en alguna rama del saber, pero ¿cuál? ¿Se trataba de la medicina, de la astronomía, de las Escrituras…? ¡Dios santo! ¿Por qué mi memoria era tan mala en algunas ocasiones?

—Hermano —escuché que decía la voz de mi padre mientras yo me estrujaba la mollera intentando forzar mi perezosa memoria—, yo soy Maimón ibn Yosef y tendré por honor y privilegio el detenerme en tu casa.

Por un instante, los dos rabinos se miraron y luego, como si se hubieran conocido de toda la vida, como si se tratara de parientes que llevaran años sin verse, se aproximaron el uno al otro para fundirse en un fuerte abrazo.

Son muchos los lazos que vinculan en este mundo a unas personas con otras. Por supuesto, existe la aproximación derivada de poseer el mismo color de la piel, de utilizar una misma lengua, de servir a un mismo rey, de adorar a un mismo Dios y, por supuesto, de pertenecer a la misma sangre. Sin embargo, creo que pocas circunstancias unen tanto a los hombres como el compartir el gusto por un conocimiento concreto. Aquellos que lo poseen y que encuentran a otra persona que también tiene acceso a esa sabiduría —da lo mismo que sea el arte de condimentar platos sabrosos, la habilidad para extraer dientes cariados o la capacidad para realizar una primorosa taracea sobre una placa de mármol— descubren de manera casi inmediata que no se hallan solos en este mundo que habitamos por mucho que así parezca indicarlo todo. En realidad, se encuentran acompañados, y esa compañía es mucho más íntima en multitud de ocasiones que la que pueda darse entre dos amantes.

Esta unión singular resulta especialmente acentuada cuando el vínculo es espiritual. El Tenaj narra que cuando el naví *Elías se escondía de la perversa reina Jezabel ansiaba morirse y la razón no era el miedo sino la convicción de que se había quedado solo en su empeño de resistir a la idolatría que estaba arrastrando a los hijos de Israel por el camino de la aniquilación. Sólo cuando Adonai se le apareció y le indicó que había otros siete mil que actuaban como él recuperó Elías el deseo de continuar vivo.*

Ningún hijo de Adán debería sentirse solo mientras en algún lugar del orbe pueda hallar a una persona con la que compartir su amor por la sabiduría.

5

AL-QAHIRA

Nada más llegar a la ciudadela, mis guardianes me colocaron un lienzo oscuro ante los ojos y durante un buen rato me sometieron a un itinerario absolutamente desconcertante. No me cabe duda de que intentaban evitar que en mi memoria se quedara grabado el camino, pero extremaron en demasía las precauciones. Sin soltarme los brazos ni un solo instante me obligaron a subir y bajar innumerables tramos de escaleras. Sólo el frío o el calor, el ruido o el silencio me permitían especular con la posibilidad de que nos encontráramos más cerca o más lejos del ras de suelo, pero ni siquiera ese dato me resultaba de ninguna utilidad teniendo en cuenta que carecía de puntos de referencia para saber hacia dónde me dirigía y desde dónde, a decir verdad, se había iniciado tan peculiar trayecto. Para colmo de males, mis acompañantes me hicieron describir varios círculos en diversas ocasiones e incluso, en alguna encrucijada, se complacieron en jugar con mi trabajado cuerpo lanzándome como si fuera una criatura de las manos de uno a las de los otros. Reconozco que no pasó mucho tiempo antes de que todo mi ser experimentara una desagradable sensación de mareo y de que incluso el simple movimiento de los pies se convirtiera en una tarea pesada e ingrata para mí.

Cuando, finalmente, alcanzamos nuestra meta, había comenzado a sentir náuseas y lo único que deseaba era concluir de una vez por todas con aquel movimiento interminable. Inesperadamente,

me obligaron a detenerme pero lo habían hecho ya tantas veces que no le otorgué a aquel gesto ningún valor especial. Sólo empecé a inquietarme cuando vi que permanecíamos en aquella postura más tiempo del habitual. Me percaté de que nos envolvía un silencio, absoluto, total, opresivo y no tardé en escuchar cerca de mí las respiraciones acompasadas y apenas agitadas de mis guardianes. ¿Qué estábamos esperando? Hubiera deseado preguntarlo pero tenía dudas no sólo de la oportunidad de la cuestión sino también acerca de las posibilidades de que fuera respondida.

¿Cuánto tiempo permanecimos sumidos en la quietud más absoluta? Quizá no fue mucho pero estaba tan agotado por la cabalgada y por los últimos movimientos que, sin querer, comenzó a apoderarse de mi cuerpo una dulce modorra. No es sólo que sobre mis ojos descendió un sueño suave y reparador, sino que sobre mis doloridos miembros se abatió una pesada laxitud. A buen seguro me hubiera quedado dormido del todo de no ser porque mis guardianes tironearon de mis brazos con la misma delicadeza con la que hubieran arrojado contra el suelo un saco repleto de arena.

Comenzamos entonces a desplazarnos en línea recta y, poco a poco, incluso a través del oscuro lienzo que me tapaba los ojos pude percibir una claridad creciente. Sometido por demasiado tiempo a aquellas tinieblas obligadas, hubiera deseado poder distinguir alguna silueta de persona, animal u objeto, pero resultó imposible. Habíamos caminado unos cuarenta pasos cuando, de manera totalmente inesperada, llegó hasta mi nariz un olor dulzón y penetrante. No puedo decir que resultara desagradable e incluso hubiera podido asegurar que se trataba de una de esas combinaciones de esencias de azahar, jazmín y otras plantas blancas cuya finalidad es acariciar los sentidos con sensaciones voluptuosas y embriagantes.

Dos chasquidos metálicos a ambos lados de mi cuerpo me llevaron a la conclusión de que se había abierto una doble puerta para franquearnos la entrada a un sitio cuyas características ignoraba, pero donde el aroma era mucho más intenso y la luz más fuerte. También me pareció que el suelo que ahora pisaba era más pulido, incluso de una lisura tal que hubiera podido resbalar fácilmente en él.

Diez, veinte, treinta pasos... los guardianes me detuvieron con un brusco tirón de los brazos. Luego, silencio, un silencio apenas rozado por las pisadas suaves de un calzado de suela flexible y blanda. Inesperadamente, una mano suave y que desprendía un aroma grato pero distinto al que invadía el lugar se acercó hasta mi rostro y tiró de la venda que me impedía ver. La luz de la habitación era tan cegadora que inmediatamente tuve que llevarme unaa mano a los ojos.

6

FEZ

—Sinceramente, no creo que debas sentir ningún cargo de conciencia por lo sucedido.

Quien así hablaba era nuestro anfitrión, el rabino y conocido talmudista Yehudah ibn Shoshán, y sus palabras iban dirigidas de manera muy especial a mi padre y, en menor medida, a mí.

—Seguramente tienes razón, hermano —respondió mi padre con un tono de voz en el que se mezclaban a partes casi iguales la pesadumbre y el alivio—, pero la apostasía es un pecado enormemente grave…

—No pretendo quitarle importancia a lo sucedido —respondió inmediatamente Yehudah—. Por supuesto que es grave pero creo que hay razones serias para negar que aquel… acto fuera realmente una apostasía.

—Pero nuestros sabios —interrumpió *abba*— han enseñado que hay tres pecados que nunca deberían cometerse ni siquiera en peligro de muerte, la apostasía, el homicidio y el adulterio.

—Incluso esos, hermano, a pesar de su gravedad —dijo Yehudah— no son pecados imperdonables. El rey David cayó en el derramamiento de sangre y en el adulterio y, sin embargo, cuando buscó a Adonai con arrepentimiento, recibió el perdón. ¿Acaso no lo relata de esa manera el salmo 51? Sus palabras son: «Al corazón contrito y humillado no rechazarás Tú, oh Dios». Difícilmente se podría encontrar a alguien que haya experimentado una mayor con-

tricción y que haya estado dispuesto a soportar peores humillaciones por el bienestar de los hijos de Israel que tú.

Mi padre guardó silencio y, con gesto meditativo, se llevó la mano a la barba.

—Entiéndeme bien, hermano —prosiguió Yehudah—. No deseo que interpretes esto como una disculpa del pecado. El pecado es grave y no puede negarse su carácter maligno, pero lo que tú llevaste a cabo en Qurduba no fue apostasía sino mero fingimiento. Al llegar a tu casa, no te arrodillaste confesando que Mahoma era el enviado de Dios sino que imploraste a Adonai con las palabras que siempre habías utilizado. Y, sobre todo, Maimón, creo que hay que tener en cuenta tus motivaciones. No perseguías conservar tu posición ni tu fortuna, ni siquiera el amor de tu familia. En realidad, te lanzaste al abismo solitario del apóstata tan sólo para evitar que tu comunidad fuera víctima de la crueldad de ese habitante del desierto. ¿Cómo crees que Adonai podría castigarte cuando, en realidad, tú estabas dispuesto a perder todo, incluido el reposo eterno a su lado, por amor a su pueblo?

Dirigí la mirada hacia mi padre. Comprendí inmediatamente que estaba intentando contenerse, pero por sus ojos habían empezado a asomar unas lágrimas —¡lágrimas!, ¿acaso era posible?— que pugnaban por sobrepasar la barrera de los párpados.

—Maimón, amigo mío —continuó Yehudah—, existe un viejo dicho que afirma que si alguien da un paso para regresar a Dios, Éste da dos para salir a su encuentro. Tú has recorrido ese camino a solas... no, no a solas, acompañado de la insoportable presencia de la culpa, del dolor, de la pobreza, del desprecio y de dos hijos por cuyo destino preocuparte. Ahora has llegado a casa, has vuelto a tu hogar del que, en realidad, nunca saliste.

Siempre me ha parecido más conmovedor el llanto de un hombre que el de una mujer. A ellas les hemos concedido tácitamente el derecho a expresar con lágrimas el dolor y la pena con que puedan encontrarse a lo largo de su existencia. Que lloren, que giman, que sollocen nos parece algo natural, tolerado, incluso bello y hermoso. Sin embargo, a nosotros se nos ha negado ese desahogo. Cuando un

niño llora, le instamos a que deje de hacerlo, porque una manifestación semejante de los sentimientos es totalmente impropia de un varón y desde una tierna edad aprendemos a controlar las lágrimas como una muestra de femenina debilidad. Seguramente por todo esto, el hecho de que un hombre, como le sucedió aquel día a mi padre, rompa a llorar no me causa malestar ni vergüenza sino un profundo sentimiento de compasión. Salvo en casos excepcionales de cobardía o de rabia, quien derrama así sus lágrimas es alguien que no ha podido contener más la pesadumbre terrible que le atenazaba el corazón o el gozo inenarrable que se apoderaba de su espíritu. Creo que ambas cosas se dieron cita en *abba* entonces. Por un lado, un pesar acumulado, refinado, destilado durante meses se desvaneció rápidamente y su lugar se vio ocupado por la indefinible alegría que sólo puede sentir aquel que es consciente de que ha cometido el mal, de que la culpa le resulta pesada como una losa y de que, a pesar de todo, el perdón, un perdón que está por encima de su poder y su hacer, ha descendido sobre él librándole de semejante agonía.

En no escasa medida, nuestros primeros días en Fez estuvieron marcados por la felicidad radiante que sólo sienten los enfermos que reciben la curación y convalecen con rapidez, y los pecadores que han sido perdonados y disfrutan de la absolución. Si en los meses previos nosotros tres habíamos surcado dos abismos —el de la pérdida de nuestra unión con Israel y el del mar que separaba la dorada tierra de Sefarad de aquel continente sin frío— ahora pensábamos, en todos los sentidos, que pisábamos tierra firme. Ibn Shoshán no tardó en presentar a *abba* a todos sus deudos como una celebridad llegada de allende los mares y lo asoció a su *yeshivah* de enseñanza talmúdica. Por lo que se refiere a mi hermano Daniel y a mí, nos entregamos a la reanudación de nuestros estudios religiosos a la vez que al aprendizaje de un oficio. Ya había decidido yo hacía tiempo que, al igual que mi padre, sería rabino pero, como siempre había sido costumbre entre nosotros, resultaba obligado que pudiera dominar una ocupación con la que ganarme la vida. Así había sucedido con los sabios que habían dado forma al Talmud y así seguía siendo siglos después.

Sin embargo, a pesar de aquella placidez, ni *abba* ni nosotros habíamos echado en saco roto las enseñanzas derivadas de nuestros últimos tiempos en Sefarad. Estábamos seguros —aunque prefiriéramos no hablar de ello— de que ni Fez ni ningún otro lugar podrían brindarnos un abrigo totalmente seguro. Éste, según aseguraba mi padre, sólo sería posible en Erets Israel, en la tierra que Adonai había prometido a Abraham y a su descendencia. Así se lo expuso una tarde *abba* a Yehudah ben Shoshán.

—Hermano —le dijo éste—, comprendo lo que dices pero no soy optimista en cuanto al éxito de tus propósitos.

—¿Acaso no crees que la obligación de todo verdadero hijo de Israel es regresar a la tierra que Adonai entregó a nuestros padres? —exclamó *abba* formulando una pregunta que se respondía a sí misma.

Ibn Shoshán bajó las cejas y guardó silencio. No había nada en su frente espaciosa, en su rostro redondo que indicara malestar o desazón pero algo similar a un oneroso palio de oscuro pesar descendió sobre la estancia en la que nos encontrábamos reunidos.

—Querido hermano —dijo al fin rasgando aquella quietud con palabras no por suaves menos cortantes—, sé, lo sé, lo creo y estoy seguro de que un día el pueblo de Israel será convocado por Adonai a Erets Israel. Cuando eso suceda el cojo correrá y el mudo hablará, el ciego verá y el sordo oirá e incluso los muertos se levantarán. Todo eso lo creo con más firmeza de la que tendría para afirmar que estás delante de mí. Sin embargo, querido hermano, también creo que nada de eso sucederá antes de que Adonai envíe a su rey mesías y dé orden de regresar a su pueblo. Hasta entonces, con la Casa de Adonai en Jerusalén reducida a unos meros cascotes, sin sacrificio ni ofrenda, sin mesías, el retorno a Erets Israel carece de sentido.

—Pero… pero —balbució mi padre— tú sabes tan bien como yo que no tenemos seguridad en ningún país del mundo, que nunca puede existir tranquilidad para nosotros…

—Sí, lo sé, hermano, lo sé —respondió Ibn Shoshán—, pero deseo que reflexiones sobre algo que voy a decirte. En ocasiones, el mal que se descarga sobre nosotros es tan pesado, tan oneroso, tan

insoportable que ansiamos su remedio con verdadera desesperación. De hecho, suspiramos tanto por él que no llegamos a reflexionar con cordura sobre cuál es en realidad. Es como si teniendo hambre comiéramos una planta que se ofrece a nuestra vista sin reflexionar en que, lejos de alimentarnos, puede resultar venenosa y adelantar nuestra muerte. Convéncete: sólo podremos volver a Erets Israel en paz y seguridad cuando lo hagamos guiados por el mesías.

Me mantuve callado pero sentí cómo el corazón se me encogía de pena al contemplar los ojos de *abba* rebosantes de lágrimas.

—Está escrito en el tratado Taanit del Talmud —continuó Yehudah ibn Shoshán— que el rabino Aqivá decía que Bar Kojba era el rey mesías…

—«… Entonces —interrumpió mi padre como si el recuerdo llegara hasta él procedente de algún pliegue olvidado de su dolorido corazón— Rabí Yohanán ben Torta le dijo: "Aqivá, la hierba crecerá entre tus mandíbulas y el rey mesías no habrá llegado todavía".»

También yo conocía aquel pasaje y, al rememorarlo, me pareció que una consternación pesada como un yugo de esclavo descendía letal sobre mis ya cansados hombros.

—Hermano Maimón —dijo Ibn Shoshán mientras esgrimía una sonrisa más cargada de amistad que de realidad—. Nada te va a faltar en Fez. Es verdad que esta comunidad no es tan importante como la de Qurduba, pero aquí tus hijos podrán encontrar una manera de ganarse la vida, contraerán matrimonio y algún día alegrarán tu existencia con la llegada de los nietos. En cuanto a ti, aquí volverás a ser el hombre estimado y respetado que mereces ser entre los hijos de Israel y (yo lo sentiría, bien lo sabe Adonai) ¿quién sabe si incluso podrás retornar a tu amada Sefarad cuando todo concluya?

—¡Sefarad…! —Se me escapó el grito interviniendo así en una conversación que no era la mía.

Abba me miró con gesto de desaprobación pero, aunque yo entendía perfectamente su deseo de alcanzar Erets Israel, los recuerdos mantenían atado mi corazón con la fuerza de la más sólida cadena a la tierra más hermosa. Por la mañana, sabía distinguir con pesar el canto de los gallos de Fez de aquellos que habitaban en tierra sefar-

dí; durante el día percibía con clara precisión la distancia entre los aromas de mi tierra natal y los que emanaban de aquella población situada al otro lado del Estrecho; por la noche lloraba la luna tan distinta que iluminaba el firmamento tachonado de estrellas y, a todas horas, recordaba los ojos verdes de Susana, y su añoranza me hería el espíritu de una manera a la vez dolorosa y triste.

Yehudah ibn Shoshán debió de percibir aquel pesar porque me miró y dijo:

—Os ruego que no os entristezcáis, hermanos. Tengo una magnífica noticia para tu hijo Moisés, una noticia que puede cambiar su vida.

—¿De qué van precedidas las afecciones conocidas como cólicos?

Tardé un instante en reparar que la pregunta iba dirigida a mí. La verdad era que en los instantes previos había estado tan distraído observando cómo los dedos morenos, delgados y sarmentosos de mi maestro se deslizaban con destreza sobre el dolorido vientre del enfermo que había llegado a olvidar que me encontraba en una clase. Di un respingo al comprender que me estaba hablando y me apresuré a responder.

—Las… las afecciones llamadas cólicos —comencé a balbucear— van precedidas de indigestión, vómitos, náuseas y…

—¿Y? —me preguntó con un tono de insufrible impaciencia.

—Y flatulencia —dije provocando una risita sofocada entre mis compañeros de aprendizaje. Bastó, sin embargo, la mirada fría de mi maestro para que todos ellos bajaran la cabeza en medio de un sumiso silencio.

—¿Nada más precede a los cólicos? —me preguntó clavando los ojos en mí.

—A veces se da igualmente una sensación mordicante en el hipocondrio o de saciedad y… y no es raro que se produzca mucho malestar —concluí como si llegara al final de una carrera.

Mi maestro me miró con gesto adusto. Desde que había entrado seis meses atrás en aquella escuela de medicina, me vigilaba con una

insistencia insoportable. La mayoría de sus alumnos eran musulmanes y era obvio que el hecho de contar con un *yahud* entre sus discípulos no le agradaba. Si, finalmente, se había plegado a aceptarme había sido gracias a los buenos oficios de Yehudah. A pesar de la barrera religiosa, era un hombre respetado en la ciudad y no era extraño que los prohombres musulmanes le consultaran a la hora de ultimar los detalles de operaciones realizadas con magnates extranjeros. El rabino no solía cobrar nada por aquella labor de asesoramiento y prefería presentarla como una dispensación gratuita de favores. Sin embargo, en ocasiones muy concretas, se acercaba humildemente a aquellos magnates y dignatarios que le debían agradecimiento y les anunciaba que necesitaba suplicarles un favor. Así era como obtenía permiso para que una viuda pudiera vender mercancías en el *suq* a fin de ganarse la vida honradamente o para que un huérfano fuera admitido en un taller en calidad de aprendiz. Mi padre aún vivía pero Yehudah había insistido en la necesidad de admitir en aquella clase a un muchacho como yo dispuesto en todo momento a ser fiel al gobernante de Fez. Necesitó dos semanas de tira y afloja pero, al final, sus peticiones obtuvieron el resultado esperado.

Mi preceptor —un árabe llamado Abdallah ibn Yusuf— resultó ser más correoso de lo que yo hubiera podido pensar nunca. Se podía ver con facilidad que me había aceptado entre sus alumnos porque había recibido órdenes superiores, pero no porque la idea le complaciera lo más mínimo. Precisamente por eso me había dejado claro desde un principio que si estudiaba y aprendía me permitiría seguir en aquel lugar que yo ocupaba en contra de su voluntad, pero que si me descuidaba o haraganeaba no tendría el más mínimo reparo en expulsarme a patadas de su escuela.

Sé que no pocos hombres habrían respondido ante una perspectiva semejante quejándose de la injusticia o incluso maldiciendo a Dios por permitir una situación como aquella. Yo, sin embargo, contemplé todo de una manera muy diferente. De entre centenares de hijos de Israel que había en aquella ciudad únicamente yo había recibido permiso para aprender una ciencia que no sólo me permitiría medrar a mí sino que, sobre todo, me proporcionaría los instru-

mentos necesarios para ayudar a mi familia y a mi gente. No podía perder el tiempo con el resentimiento, el rencor o las quejas. Lo que tenía que hacer era esforzarme para que aquella oportunidad que se me había otorgado no quedara baldía.

Mi conocimiento del árabe era muy bueno porque, en realidad, ésa era la lengua en la que había hablado, leído y escrito desde mi infancia. Aunque era cierto que podía leer el arameo y hablar el hebreo con soltura, no se me ocultaba que el idioma en el que habían discurrido mis pensamientos desde que podía recordarlos era el árabe. A pesar de todo, al entrar en la escuela de Abdallah ibn Yusuf descubrí que tenía que aprender docenas de palabras que nunca antes había escuchado pero cuyo conocimiento resultaba indispensable si deseaba dominar el arte de la medicina. No tardé en saber —Abdallah ibn Yusuf nos lo dijo— que no pocos de aquellos términos tenían un origen griego ya que este pueblo había destacado siglos atrás en el estudio de las enfermedades y en la investigación sobre la manera de curarlas. Sin embargo, el origen extraño de las palabras —incluso de las frases— no me excusó de su aprendizaje. Y ahora, tras meses de aprender las partes del cuerpo, la localización de los órganos y la preparación de algunos remedios, habíamos comenzado a examinar a los enfermos del hospital para aprender de manera práctica la manera de curarlos.

—¿Dónde se originan esos dolores si son especialmente violentos? —dijo Abdallah Ibn Yusuf arrancándome de mi complacida satisfacción por haber respondido a sus preguntas previas.

—Si son especialmente dolorosos —comencé a decir— deben tener lugar en el intestino grueso.

—Bien —reconoció a regañadientes Abdallah—, ¿y si el dolor es menor?

—En ese caso —respondí con seguridad— pueden originarse en el intestino grueso aunque debidos a una causa más leve o en el delgado.

Abdallah me miró fijamente. Creo que no miento si digo que daba toda la impresión de sentirse molesto. En aquel instante, lamenté no haberme equivocado en alguna de las respuestas o, al menos,

no haber dudado más. Debía demostrar que aprovechaba las clases, pero mi padre me había instruido para no parecer demasiado brillante. El serlo podía ocasionarme envidias y crearme enemigos, y mi familia no podía permitirse ninguna de esas dos desgracias.

Por un momento más, el médico siguió contemplándome. Luego dio media vuelta y se dirigió hacia otro de los enfermos. Los demás alumnos le siguieron sin perder un solo instante. Cuando todos se apartaron de aquel lecho, vi a un joven que me miraba con una sonrisa medio amistosa, medio burlona. Su rostro me resultaba familiar —era otro de mis compañeros— pero hasta ese momento no había intercambiado una sola palabra con él. Aparté la mirada y me dispuse a incorporarme al resto de la clase. Apenas había caminado un par de pasos cuando a mi espalda sonó una voz agradable.

—*Yahud*, ¿es que acaso no querrías ser mi amigo?

Lo enseña el libro de los Meshalim contenido en el sagrado Tenaj. Existen amigos que son más valiosos que hermanos y en los que se puede confiar más que en aquellos que son de nuestra carne y de nuestra sangre. No abrigo ninguna duda acerca de la veracidad de esta afirmación. ¿Acaso no fue Jonatán, el amigo de David, el que salvó a éste de ser asesinado por el rey Saúl? En realidad, creo que la amistad es una de las conductas que nos diferencian realmente de los demás animales. Como ha escrito el autor de Qohelet, *si uno sólo atendiera al aspecto externo de las cosas podría pensar que la suerte de las bestias y de los hijos de Adán es la misma ya que ambos expulsan su aliento y, al instante, mueren. No cabe duda de que nuestro parecido con los animales es inmenso. No se trata únicamente de que, al igual que nosotros, nazcan, crezcan, se reproduzcan y mueran. También existen criaturas que construyen como las abejas, o que forman ejércitos como las langostas, o que almacenan como las hormigas. Por supuesto, se cuentan por docenas las especies que atienden a vínculos familiares y que alimentan y cuidan de sus pequeños. Hasta he conocido especies de pájaros en las que las uniones son más fieles que en no pocos matrimonios.*

Sin embargo, a pesar de tantas semejanzas, lo cierto es que somos diferentes de los brutos al menos por dos cosas. La primera es la creencia en Dios. Quizá existan animales que puedan intuir la existencia de un creador pero, hasta donde yo sé, esa verdad sólo es pasada por alto por las bestias y por cierto número de hijos de Adán de los que el Tenaj afirma que son necios al decir que no hay Dios. La segunda gran diferencia es la amistad. Sólo Ado-

nai y los hijos de Adán pueden tener ese sentimiento. Del primero sabemos que fue, por ejemplo, amigo de Abraham y que comentó con él algunas de sus decisiones. De los segundos no me cabe la menor duda de que no podríamos vivir plenamente sin amistad. Por eso resulta tan dolorosa la traición —incluso la indiferencia— de los amigos. Por eso, pocas cosas existen más viles que la deslealtad procedente de aquellos a los que nuestra amistad abrió el corazón.

7

AL-QAHIRA

Tardé algunos instantes en poder abrir los párpados sin tener la sensación de que una aguja de luz me taladraba las pupilas. Pestañeé una y otra vez mientras sentía cómo algunas lágrimas me asomaban a los ojos. Finalmente, me resultó posible dirigir la mirada hacia algún lugar y, como suele ser habitual en estos casos, la enfoqué sobre lo que había enfrente de mí.

Durante el tiempo de mi vida en Sefarad había tenido ocasión de ver telas de especial valor, pero lo que ahora se ofrecía a mis ojos superaba con creces cualquier tipo de tejido del que tuviera noticia alguna vez. No me atreví a tocarla pero, sin duda, debía de tratarse de un material extraordinariamente suave, tan suave al menos como el colorido y el brillo con que me llenaba de belleza los ojos.

Me sentía tan abrumado por aquella exposición de hermosura que tardé un tiempo en levantar la mirada. Lo que contemplé entonces me provocó un respingo incontenible. Sobre la parte superior de aquella superficie de primorosos tejidos destacaba una cabeza morena. Su color oscuro, aunque sin llegar a negro, contrastaba poderosamente con una especie de colcha dorada que bordeaba su barbilla y con la blancura extraordinaria de una almohada sobre la que se hallaba posada.

Por un instante, detuve la vista en aquel rostro rodeado de lujosos tejidos. Sus facciones —cabello extraordinariamente crespo, nariz desproporcionadamente grande, labios carnosos, ojos cerrados—

se correspondían con las de un varón de unos diez o doce años. Un varón, dicho sea de paso, que no parecía respirar. Fue la constatación de esa circunstancia lo que provocó que mi corazón comenzara a latir más deprisa. ¿Por qué me habían llevado hasta aquel lugar de lujo incomparable? ¿Debía diagnosticar la muerte de aquel niño? Sobre todo, ¿quién era esa criatura?

—Puedes pedir lo que desees —dijo una voz a mi derecha que me provocó un desagradable sobresalto.

Me volví y, al hacerlo, descubrí a un hombre de piel atezada y barba impolutamente blanca. Sus rasgos eran los de una persona curtida al sol de muchos años y con otro atavío hubiera podido tomarlo por un tendero del *suq* o un simple campesino. Sin embargo, su turbante dorado, sus largas vestiduras de piel suave como la de un ángel y sus manos cuajadas de anillos obligaban a pensar que su posición era, al menos en estos momentos, extraordinariamente elevada.

—¿Lo que desee? —pregunté yo sin atinar a comprender lo que significaba la afirmación de aquel hombre.

El anciano asintió con la cabeza y yo dirigí la mirada por un instante hacia aquel niño de ojos cerrados y aspecto casi mortal. ¡Pobre criatura! ¿Qué le habría sucedido para encontrarse así de postrado? ¿Lo que deseara? Pues bien, deseaba saber qué le pasaba exactamente a aquel ser dormido ante mí y tapado casi en su totalidad por los tejidos más caros que imaginarse pueda.

Volví a girarme y estaba a punto de formular mis preguntas cuando llevé a cabo un nuevo descubrimiento. De una manera que se escapaba a mi comprensión, el anciano había desaparecido de la estancia. Ahora estábamos a solas, terriblemente a solas, el niño y yo.

8

FEZ

Creo que aunque pasaran miles de años nunca podría olvidar lo que significaron aquellos meses de formación en la escuela de medicina de Fez. Tan hermosos resultaron, tan instructivos, tan repletos de emoción que estoy convencido de recordarlos incluso durante el banquete que Adonai ofrecerá a los suyos en el *ha-olam havah*. Sin embargo, creo no equivocarme si afirmo que lo mejor de aquel tiempo fue mi amistad con Ibn Morisha. Nunca —y menos tras nuestra huida de Sefarad— creí posible que un musulmán pudiera ser amigo de un hijo de Israel. Sin embargo, ese mismo día en que Abdallah me interrogó sobre los cólicos comprendí que aquel punto de vista podía ser equivocado.

Tal y como el Tenaj señala que fue la amistad de Jonatán, el hijo del rey Saúl, con el joven David fue la amistad que nosotros sentimos. De vez en cuando, Ibn Morisha bromeaba acerca de mi condición de infiel, pero sus palabras —que en otro lugar me habrían causado una palidez únicamente producida por el pánico— me resultaban cargadas de simpático humor. Y es que mi inesperado amigo parecía encontrar algo gracioso, quizá incluso infantil, en todo lo que hacía y decía.

Recuerdo una tarde en que, tras la visita a los enfermos del hospital, repasábamos entre los dos algunos aspectos examinados durante la clase de aquel día. Nos habíamos encontrado con un enfermo sumido en una agonía febril y nuestro maestro nos había recomen-

dado que recordáramos los distintos tipos de fiebre. En aquellos momentos en que el cielo parecía teñido con una tinta rojiza que desplazaba sus tonos azules del mediodía, le recitaba a Ibn Morisha lo que sabía señalando que las fiebres intermitentes se dividían en tres, a saber: las tercianas, cuyo origen se encuentra en la bilis roja; las cotidianas, procedentes de la bilis blanca en proceso de decaimiento, y las cuartanas, que se desarrollan a causa del deterioro de la bilis blanca. Estaba tan absorto en mi exposición —que, en aquellos momentos, me parecía apasionante— que di un respingo al volver la vista hacia el lugar donde se encontraba mi amigo y descubrir que estaba vacío.

Inquieto por aquella desaparición, en la que no había reparado lo más mínimo, giré la cabeza a uno y otro lado deseando localizarlo. No tardaron mis ojos en dar con él. Se hallaba inclinado en ceremonioso gesto ante una muchacha esbelta, a la par que le ofrecía una flor redonda de color escandalosamente blanco. De dónde había surgido la joven, de dónde había sacado Ibn Morisha aquella flor y de dónde había extraído aquella habilidad para apartarse de mi lado sin que yo me percatara constituyen ahora, a pesar del paso de los años, misterios cuya solución se me oculta totalmente. Sólo sé que, una vez que aquella mujer desapareció de nuestra vista, Ibn Morisha regresó hasta el lugar donde me encontraba, me dirigió una de sus sonrisas cautivadoras y dijo:

—Necesito beber un poco de ese vino dorado que tanto me gusta.

Sí, Ibn Morisha era musulmán; sí, el Corán, su libro sagrado, impide a los seguidores de Mahoma beber una sola gota de alcohol, pero a Ibn Morisha esa prohibición —y me temo que algunas otras más— le traía sin cuidado. Dado que en Fez vivían *yehudin* como yo y que tampoco eran escasos los nasraníes que llegaban a comerciar de vez en cuando, nunca tuvo dificultad para hacerse con aquella bebida que a mí me parecía peligrosa especialmente si se consumía sin tasa, pero que él comparaba al néctar que las huríes servirán, en el paraíso prometido por Mahoma, a los que creen en su mensaje.

—Estoy convencido de que en el Paraíso se beberá vino —me

confesó aquella misma tarde apenas apartó los labios del borde húmedo de la panzuda copa—. La única diferencia es que la bebida no tendrá efectos embriagadores.

Yo tuve que reconocer que, efectivamente, ése era el mayor peligro de beber vino. Su consumo en exceso ha causado efectos terribles incluso para algunos de los hijos de Israel, como en su día señaló el *naví* Isaías. De hecho, los nazireos que se encuentran entre nuestro pueblo no sólo han renunciado a cortar sus cabellos sino que además se privan de beber vino y cualquier otra bebida espirituosa para dar testimonio de sus peligros. Sin embargo, no pueden negarse otros efectos magníficos del fruto fermentado de la uva. Cuando se mezcla con agua fría suele tranquilizar la respiración débil que sigue a una evacuación fuerte. De la misma manera, la gente que sufre de migrañas o malestares semejantes se benefician de beber vino puro ya que éste provoca calor. Incluso el vino mezclado es beneficioso. Si en él vertemos una cantidad similar de agua, neutraliza los malos líquidos y calienta el estómago, ayuda a la digestión, disuelve los gases fríos y ayuda a combatir las tiritonas. Si para la mezcla utilizamos especias, resulta ideal para tratar los síncopes o incluso para adormecer misericordiosamente los sentidos de aquellos que van a ser ejecutados en justo castigo por sus terribles crímenes.

Sin embargo, no creo que nada de aquello importara lo más mínimo a Ibn Morisha y menos cuando chasqueaba la lengua placenteramente apenas trasegada otra copa de vino. Nunca terminé de saber qué era lo que había conducido a mi inesperado amigo hasta la escuela de medicina de Abdallah. Me había contado que procedía de una familia de comerciantes acomodada aunque no perteneciente a la nobleza y llegué a pensar que quizá su padre esperaba que el dominio de aquella disciplina le abriera las puertas de palacio e incluso facilitara su matrimonio con una mujer de elevada cuna. Mujer de elevada cuna... A Ibn Morisha le gustaban prácticamente todas las mujeres sin importarle si el lugar donde habían visto la primera luz había sido un establo o un palacio. Como puede suponerse, esa descontrolada afición suya no dejaba de ocasionarle problemas sin cuento y cuando se veía en uno de ellos —a pesar de que siempre

lograba salir de manera inexplicablemente airosa— encontraba siempre un culpable ciertamente inesperado.

—Moisés, *ahi* —decía entonces con tono lastimero—, la culpa de todo lo que me sucede la tiene la geografía.

Reconozco que la primera vez que escuché aquellas palabras llegué a la conclusión de que Ibn Morisha estaba demasiado embriagado o mis oídos excesivamente taponados.

—Sí, *ahi*, sí —insistió—, es la geografía la culpable de mis males.

—Creo que no te comprendo... —admití confuso.

—Imagínate —dijo con gesto apenado— que hubiera nacido en Irán o incluso en Egipto.

—Sigo sin entenderte —comenté cada vez más despistado.

—¡*Ahi*, *ahi*, tú sabes mucho de leer y de medicina y hasta te dedicas a escribir, pero de lo importante...! —dijo alzando las manos al aire con un gesto de pesar no exento de tono burlón.

Guardé silencio. Me constaba que mi amigo, al menos en algunas cuestiones, contaba con unos conocimientos muy superiores a los que yo pudiera tener y quizá incluso sospechar.

—Mira, *ahi* —comenzó a decir con un tonillo entre divertido y compasivo—, todos los musulmanes no somos iguales. Sí, es cierto que todos creemos que no existe otro Dios aparte de Al·lah y que Mahoma es su profeta. También creemos en la necesidad de peregrinar a La Meca al menos una vez en la vida y en que no debe comerse carne de cerdo y en que las oraciones deben pronunciarse cinco veces al día precedidas por las oportunas abluciones. Pero, al mismo tiempo, existen algunas diferencias... interesantes.

—¿Que te afectan? —pregunté cada vez más intrigado.

—¿Has oído hablar alguna vez de la *mutah*? —interrogó Ibn Morisha como si no hubiera escuchado mi pregunta.

Negué con la cabeza.

—La *mutah* es una gran institución —dijo Ibn Morisha con un tono de voz, a la vez, apenado y admirativo—. El esposo escoge a la mujer que va a ser su esposa, le entrega una cantidad en concepto de compra legal, mantiene con ella las relaciones que un hombre tiene con una mujer y luego la despide.

—¿Y cuál es la diferencia que tiene ese matrimonio... la *mutah*, con el que contraen la mayoría de los musulmanes? —pregunté desconcertado—. Podéis tener hasta cuatro esposas sin contar las concubinas que logréis mantener ¡y además os basta una sola frase para repudiarlas!

—La diferencia, *ahi* —dijo Ibn Morisha con un brillo pícaro en los ojos—, consiste en que la *mutah* es un matrimonio que se contrae por un tiempo fijo. Una semana, un día, incluso unas horas... Así es fácil que una muchacha te franquee el sendero de su lecho. Al hacerlo, no se comporta como una ramera ni va a quedar infamada por yacer en tus brazos. Es tu esposa, tu esposa legítima, ¿entiendes?, y por eso recibe un dinero por sus servicio conyugal y luego es legalmente repudiada.

Me callé, aunque la descripción que acababa de realizar Ibn Morisha me había llevado a pensar que aquella no era sino una forma de relajación moral creada para tranquilizar las conciencias de personas que eran religiosas aunque no tanto como para permitir que sus principios morales se tradujeran en comportamientos concretos y cotidianos.

—¿Y acaso podrías practicar la *mutah* si hubieras nacido en otro sitio? —pregunté.

—Exacto, *ahi*, exacto —respondió mi amigo con una sonrisa que iba de oreja a oreja—. Supón que hubiera venido al mundo en Irán o en Egipto. En ambos lugares, los musulmanes que gobiernan no son sunníes como yo sino shiíes, y los shiíes admiten la *mutah*. ¡Ay, *ahi*, cuántos momentos de placer me pierdo en esta aburrida existencia simplemente por haber nacido en Fez! ¿Acaso no se trata de una gran desgracia?

—A ti sí que te va a caer encima una gran desgracia si Abdallah descubre lo poco que sabes... —comenté preocupado.

Al escuchar mis palabras, Ibn Morisha regresó a regañadientes al estudio, aunque no pudo mantener la atención mucho tiempo. Nunca lo conseguía. Estoy convencido de que Ibn Morisha no era expulsado de la escuela de medicina de Fez porque su padre estaba dispuesto a pagar lo que hiciera falta a fin de que pasara su examen.

No estuvimos mucho tiempo sentados en aquel lugar. Apenas habían pasado unos instantes cuando Ibn Morisha insistió en que la escasa luz nos iba a estropear la vista. De manera que no quedó más remedio que abandonar el lugar y emprender el camino de regreso a casa. Tan sólo habíamos pasado un par de calles cuando un alarido de alarma nos sobrecogió.

—¿Qué ha sido eso? —pregunté a Ibn Morisha.

Antes de que pudiera responder, una mujer salió de una de las casas situada apenas a unos pasos de nosotros. Iba sin velo y se echaba las manos a los cabellos revueltos mientras vociferaba.

—¡Ayuda! ¡Socorro! —gritaba—. ¡Mi marido se ahoga! ¡Mi señor se muere!

Quedé paralizado al ver a aquella pobre mujer sumida en la desesperación. Los miembros del sexo femenino habían estado siempre lejos de mí y ahora ni siquiera me atrevía a preguntarle lo que le sucedía. Así hubiéramos permanecido —ella gritando y yo inmóvil— de no ser porque Ibn Morisha se acercó a la desdichada, la sujetó con ambas manos y le preguntó con voz áspera:

—¿Dónde está tu marido?

Sin decir palabra, la interrogada alargó la mano y señaló hacia el piso más alto de la vivienda. Como si no necesitara ni un dato más, Ibn Morisha se precipitó por la entrada oscura y estrecha de la casa. Le seguí con toda la rapidez que pude imprimir a mis piernas. No pudo ser mucha porque la empinada escalera que conducía al piso superior era estrecha, insegura y se hallaba sumida en la penumbra más absoluta. En realidad, mi guía no fue la luz sino el ruido de las ruidosas pisadas de mi apresurado amigo.

Llegué al descansillo cuando Ibn Morisha salía ya de la morada. La iluminación, procedente de una puerta entornada, era escasa pero suficiente para que pudiera captar la pena que embargaba su rostro.

—Se muere y nadie puede ayudarlo… —me dijo con gesto apesadumbrado.

Sin escuchar más, me lancé hacia el lugar de donde había salido Ibn Morisha. Nada más entrar, recorrí con la mirada la diminuta habitación. No tardé en encontrar al agonizante. Se trataba de un

musulmán obeso y de cara amoratada que yacía semiinmóvil en el suelo. Se había llevado las manos al cuello y lanzaba bruscos estertores. Comprendí inmediatamente que aquel pobre desdichado se estaba ahogando.

Rápidamente, me arrodillé al lado del hombre y apartándole las manos con energía comencé a palparle el cuello. Sí, como había pensado, aquel infeliz había tragado algo que se había atravesado en su garganta y que ahora lo ahogaba. No abrigué la más mínima duda de que al cabo de unos instantes más se habría asfixiado.

—Rápido. Dame tu puñal —dije a Ibn Morisha con la mayor energía que pude.

—¿Mi puñal? —dijo mientras abría los ojos como escudillas—. ¿Acaso estás loco? ¡Un *yahud* no puede tener un puñal! ¡Podrían ejecutarte por eso!

—No tengo ahora tiempo para discutir sobre leyes —le interrumpí con gesto imperioso—. Dame el puñal antes de que ese hombre se muera.

Ibn Morisha titubeó un instante. Luego, sin que la duda se disipara de sus ojos, se llevó con rapidez la mano a la cintura y extrajo de una vaina de cuero repujado un puñal de mango dorado y hoja curvada. Una vez lo tuve en la mano, pasé con rapidez el dedo por el filo del arma. Sí, sería eficaz.

Sin perder un instante, me incliné sobre el hombre caído en el suelo. Las venas del cuello y de las sienes parecían cuerdas rojas y tensas. No podía retrasar más aquel momento. Desde lo más profundo de mi corazón, recité una oración a Aquel que da la vida y que la quita. Luego, acerqué el arma al gaznate del hombre y, con la mayor decisión de que fui capaz, procedí a cortarlo en sentido horizontal.

Existe un gusto por la sabiduría en Oriente que sólo puedo considerar envidiable. Desde los primeros habitantes de Egipto hasta los musulmanes que ahora nos gobiernan, el deseo de hallar la sabiduría ha sido constante, y cuando ésta no ha aparecido en sus textos sagrados —disparatados las más de las veces— se ha indagado en los cuentos, en las calles, en las plazas y en los suqs. *Prácticamente imposible resulta encontrar una comadre, un niño o un anciano que no conozca proverbios o historias que rezuman sabiduría, una sabiduría que persigue fundamentalmente un objetivo, el de que vivamos sabiamente.*

Esta prodigiosa actitud sólo queda empañada por dos errores comunes y extendidos. El primero es el de creer —o, al menos, actuar— que lo importante a la hora de saber es el reconocimiento de los hijos de Adán y no la manera en que la vida se amolda a los conocimientos de sabiduría que poseemos. De los charlatanes y mercachifles que llenan las callejuelas a los dignatarios de las cortes más elevadas son mayoría —reconozcámoslo— los que piensan que un conocimiento manifestado y, sobre todo, admirado es superior a un principio vivido. Lo peor, quizá, no es que ellos estén convencidos de semejante necedad sino que acaban llevando a muchos a abrazarla.

El segundo error es todavía de más gravedad y aparece expresado claramente en varios libros del Tenaj desde los Meshalim hasta el relativo a la terrible experiencia de Job. Consiste en olvidar o pasar por alto que el principio, el origen, la matriz de la sabiduría es precisamente el temor de Dios. Sólo aquel que es consciente de que un día deberá dar cuentas a su creador,

de que cada acto que lleve a cabo en este mundo tiene repercusiones que se proyectan en el ha-olam-havah, *de que por encima de cualquier ley humana se halla la Ley suprema del Sumo Hacedor puede comenzar a transitar el verdadero camino de la sabiduría.*

Comenzar bien el camino, comprender que la sabiduría busca sobre todo ordenar la vida y preocuparse especialmente de ser fiel a ella sin atender los aplausos o denuestos de los demás son pasos indispensables para avanzar en la senda que conduce a ser sabios. Quizá por eso no debería extrañar tanto el abundante número de necios con que nos encontramos a lo largo de nuestra breve existencia.

9

AL-QAHIRA

Hipócrates ha insistido en que, para examinar a un paciente, el médico debe encontrarlo echado sobre el costado derecho o el izquierdo, teniendo el cuello, los brazos y las piernas un poco doblados, y todo el cuerpo tumbado relajadamente. Naturalmente, ése es el supuesto teórico, que además suele darse en personas con buena salud, es decir, aquellas que, precisamente, no necesitan ninguna atención médica; desde luego, no era el caso del niño.

La prudencia debería haberme llevado a mantenerme a distancia de aquella criatura. Como en tantas otras ocasiones, el sentido de la obligación médica prevaleció sobre cualquier otra consideración. De la manera más cuidadosa posible, retiré la ropa de cama que cubría el cuerpo del niño. Afortunadamente, sólo le cubría un camisón de una tela tan sutil como la que deben de vestir los ángeles que llevan los mensajes de Adonai, y no tuve gran dificultad para despojarlo de la suave prenda.

Aunque la apariencia era de mortalidad y tanto las palmas de las manos como las plantas de los pies tenían una desagradable gelidez, percibí enseguida que el muchacho aún alentaba. Para disipar cualquier duda al respecto, bastó con que le acercara a los labios el espejito que siempre llevaba guardado para estos casos en mi instrumental. La comprobación de que sobre la superficie pulida se perfilaba un resuello débil y ligero, apenas bastante para empañar, pero suficiente para dar constancia de que el alma no había abandonado aquel

cuerpecillo infantil me llenó de alegría. Sabía más que de sobra que mientras queda aliento en un organismo existe alguna esperanza de salvarlo, pero que una vez que éste sale sólo un *naví* como Elías podría acometer la tarea de intentar que recupere la vida.

¿Qué podía haber sumido a un ser tan inerme en un estado de inconsciencia como aquel en el que ahora se hallaba sumido? Examiné las manos y por la coloración totalmente normal de las uñas deduje que no se le había administrado ningún bebedizo ponzoñoso que hubiera estado a punto de envenenarlo o que ya, ahora mismo, efectuara su acción en él corroyendo silenciosamente alguno de sus órganos internos. Esta circunstancia no descartaba, sin embargo, que le hubieran hecho ingerir alguna pócima de carácter narcótico. Con el mayor cuidado, le abrí la boca y, delicadamente, introduje la punta de los dedos. Su lengua, su dentadura blanca como la leche, sus labios, su salivación eran totalmente normales. Ni el color, ni el olor, ni la textura parecían indicar un somnífero. La única posibilidad entonces era que el niño hubiera sido objeto de un ataque traumático, un golpe provisto de tan mala fortuna que ahora mismo lo tenía situado en un estado suspendido entre la vida y la muerte.

Con la mayor meticulosidad comencé a mirar su cuero cabelludo. Un impacto suficiente como para producir aquella inconsciencia forzosamente tendría que haber cortado la piel por algún lado y dejado una mancha sanguinolenta entre sus cabellos o, al menos, en el supuesto de que hubieran sido lavados cuidadosamente, una brecha que cortara el pelo en mayor o menor medida. Sin embargo, a pesar de que extremé mi cuidado y de que repetí el examen pulgada a pulgada por tres ocasiones, no logré encontrar un solo punto cubierto de cabello donde el cráneo hubiera podido recibir un impacto.

Repetí la operación ahora con la parte de la cabeza exenta de vello. Ni la frente, ni los pómulos, ni la parte del cuerpo situada detrás de las orejas, ni la cara, ni el mentón presentaban el menor rasgo de violencia. De repente, un tufo a podrido, fuerte, intenso, desagradable me llegó a las ventanas de la nariz causándome una sensa-

ción casi similar a un arañazo. Comprendí inmediatamente lo que sucedía. Coloqué los brazos bajo las axilas del niño y lo alcé hasta que sus nalgas se separaron de la cama. Tal y como yo había sospechado, estaba defecando, y sus excrementos, verdosos y casi líquidos, comenzaron ahora a caer sobre las blancas y suaves sábanas dejando tras de sí un vaho cálido y maloliente.

10

FEZ

—¿Cuántos testículos tiene un varón?

La pregunta hubiera podido parecer estúpida e innecesaria. Sin embargo, a esas alturas sabía de sobra que estaba obligado a responder a cualquier cuestión que se me formulara.

—Dos —respondí con seguridad—, aunque también puede darse la circunstancia de que se tenga sólo uno o incluso ninguno. En el primero de los casos, las razones pueden ser...

—Está bien —intervino el hombre sentado al lado del que me había interrogado sobre el número de los testículos—. ¿Acaso conoces la enseñanza de Galeno acerca del calor de estos órganos?

Sí, claro que la conocía. Llevaba años leyendo a Galeno y a Hipócrates y podía citarlos casi con la misma seguridad con que recitaba partes enteras de la Torah o de la Mishnah.

—Galeno —respondí— ha enseñado que el testículo derecho, al igual que el ovario derecho, tiene más calor que el izquierdo y que, por esa razón, los fetos de varón se desarrollan en el lado derecho y los de hembra en el izquierdo.

Un murmullo de aprobación se extendió entre los miembros del tribunal. Su reacción no me resultó extraña. Lo cierto es que el hecho de que pudiera responder a aquella pregunta indicaba un conocimiento nada baladí de la disciplina médica. Posiblemente, fue la seguridad de que los había impresionado la que me llevó a añadir un comentario a la enseñanza de Galeno.

—Naturalmente —dije— tengo mis dudas acerca de esa enseñanza. En realidad, creo que hay que ser un hombre escogido por el Único o un filósofo para poder llegar a una conclusión semejante.

Los rostros de los miembros del tribunal quedaron paralizados al escuchar mis palabras. Desde luego, no debían de estar acostumbrados a que un joven que se examinaba para obtener el grado de médico se permitiera la audacia de cuestionar las enseñanzas de Galeno. De repente, reparé en que la cara de Abdallah ibn Yusuf se veía cubierta por un espeso velo de cólera mal contenida. Soportar a un *yahud* durante todos aquellos meses había resultado, sin duda, excesivo para él, pero tener que ver cómo se comportaba con aquella osadía ya era intolerable. Sin embargo, guardó silencio. A fin de cuentas, había sido mi maestro y, seguramente, no deseaba atacar a uno de sus alumnos por escasa que fuera la simpatía que sentía hacia él.

—¿Cuál es tu nombre, joven? —preguntó uno de los acompañantes de mi maestro.

—Moisés ben Maimón —respondí, y estuve a punto de cerrar los ojos de temor cuando vi los rictus de sorpresa que se apoderaban de los miembros del tribunal.

—¿Acaso fuiste tú el joven que cortó el cuello de un musulmán que se ahogaba a causa de un hueso de oliva? —interrogó ahora uno de los presentes cuya barba blanca descendía sobre su pecho como si se tratara de cascadas de espuma.

Aquel episodio había tenido como consecuencia directa el que la ansiedad se hubiera apoderado de mi pecho durante los últimos meses. Había esperado que no se mencionara en el curso del examen pero, por lo que podía comprobar ahora, había sido demasiado optimista. Ahora tragué saliva y me dispuse a responder de la mejor manera posible.

—Sí —dije procurando que el tono de mi voz resultara lo más neutro posible—. Fui yo.

Mi respuesta fue acogida de nuevo por un murmullo acalorado. El hombre de la algodonosa barba blanca se inclinó entonces sobre el oído de otro de los médicos que componían el tribunal, justo el

que se encontraba sentado a su derecha, y susurró algunas palabras. Aunque la distancia que había entre nosotros era escasa, no pude captar nada de lo que le había dicho. Sin embargo, cuando terminó percibí con claridad cómo el galeno con el que se había comunicado bajaba la barbilla dos veces en señal de asentimiento. Apenas lo hubo hecho, el hombre de la barba blanca se dirigió a su compañero de la izquierda. Éste se mesó las canosas guedejas que le caían desde el turbante y, pausadamente, como si el gesto le ocasionara un dolor que se esforzaba por ocultar, se acercó a su vez al rostro de Abdallah ibn Yusuf, el que había sido mi maestro. Una vez más, las palabras que le dijo me resultaron inaudibles pero no me pasó desapercibida la manera en que sus labios se convirtieron en una línea apretada y fina similar al filo de una de esas armas cuya posesión estaba prohibida en Fez tanto a los *yehudin* como a los nasraníes. Algo en su interior estaba provocando una reacción superior a la que hubiera deseado, y la manera en que se esforzaba porque sus facciones no lo pusieran de manifiesto tan sólo sirvió para que sintiera yo en el pecho una punzada de malestar que me obligó a abrir la boca para respirar mejor. En aquellos momentos, esperaba que pronunciara algunas de aquellas despiadadas manifestaciones de desagrado con las que me había zaherido desde que me había visto por primera vez. Sin embargo, en esta ocasión, guardó silencio. Entonces, el hombre de la barba blanca entrelazó los dedos de las manos y se inclinó hacia adelante.

—Moisés ben Maimón —dijo mientras me miraba fijamente—. ¿Acaso eres consciente de que al abrir el cuello de aquel hombre podías haberlo matado?

—Soy consciente de que habría muerto si no hubiera rasgado su traquea para extraer el alimento que la taponaba impidiéndole respirar —contesté mientras el malestar que me invadía seguía creciendo mucho más de lo que podría resultarme tolerable. Sospechaba que aquel tribunal estaba dispuesto a no otorgarme mi autorización para ejercer la medicina y que puesto que no podían alegar ignorancia iban a basar su negativa en la manera en que había acudido a salvar la vida a un desconocido.

—Entonces —prosiguió el hombre de la barba blanca— ¿acaso piensas que en una situación de peligro debe correrse un riesgo que podría desembocar en la muerte?

—*Sayidi* —dije intentando que no se me quebrara la voz—, creo que un médico debe ser siempre prudente porque en sus manos se encuentran no pocas veces la vida y la muerte de aquellos que acuden a él para buscar un remedio a su sufrimiento. Sin embargo, si el paciente se enfrentara con un peligro mortal, siempre debe intentarse aplicar un remedio, porque ninguna pérdida puede resultar peor que la de su fallecimiento.

—¿Acaso aceptarías también el riesgo de quebrantar la ley para salvar a un paciente? —preguntó ahora el hombre de la barba blanca.

Contuve como pude un impertinente temblor que estaba llevando a entrechocar a mis rodillas. Los hijos de Israel siempre hemos sido acusados de deslealtad hacia los más diversos gobernantes, de no obedecer las leyes de la nación en medio de la cual nos asentamos, de estar dispuestos a aliarnos con los enemigos del país. Si ahora obtenían un reconocimiento de que sus normas estaban sujetas al capricho de mi voluntad, saldría de aquel examen no con el reconocimiento para ejercer el arte médica sino camino del cadalso.

—*Sayidi* —dije intentando medir mis palabras con el mayor de los cuidados—, creo que la primera ley para un médico consiste en cumplir con sus deberes en calidad de tal y…

—¿Acaso podría saber este tribunal lo que consideras como tales deberes que están por encima de la ley? —me interrumpió el hombre de la barba blanca.

Guardé silencio por unos instantes. Era consciente de que había llegado al final del camino. Había intentado ser prudente pero aun así acababa de reconocer que creía en una ley superior a la que dictaban los hombres. Podía dar todo por terminado. Sin embargo, el pensar en aquello no acentuó mis temblores sino que, por el contrario, hizo que me sintiera como si hubieran retirado una pesada losa descargada sobre mi pecho. Nada tenía que perder, nada tenía, por lo tanto, que reprimir o silenciar.

—*Sayidi* —dije mirando a Abdallah ben Yusuf—, creo que he de

tratar al que me ha enseñado este arte como si se tratara de mis padres, y que, si me lo pidiera, habré de compartir mi vida y mis bienes con él, e incluso que tengo la obligación de considerar a sus hijos como a mis hermanos varones enseñándoles este arte, si desearan aprenderlo, sin pedirles remuneración alguna. Creo igualmente que debo servirme, según mi capacidad y mi criterio, del régimen que sirva de beneficio a los pacientes que lleguen hasta mí y que por eso mismo tengo que abstenerme de cuanto implique un perjuicio o un afán de hacer daño.

Tragué saliva y respiré hondo con la suficiente rapidez como para que no me interrumpiera ningún miembro del tribunal. Había comenzado y ahora estaba decidido a concluir mi declaración costara lo que costase.

—Creo que no he de proporcionar ninguna droga letal a nadie, aunque lleguen a pedírmela, y que tampoco debo sugerir su uso. De la misma manera, tampoco practicaré a ninguna mujer un aborto, porque eso implicaría dejar de ejercer esta disciplina de una manera pura y santa. Siempre que entre en una casa, lo haré únicamente para bien de los enfermos, absteniéndome de cualquier mala acción y, muy especialmente, de mantener trato carnal con cualquiera sea libre o esclavo y, en todos y cada uno de los casos, guardaré secreto de todo aquello que llegue a saber en el ejercicio de la medicina.

Había pronunciado las últimas palabras con dificultad, como si el aire se me hubiera ido acabando a consecuencia de la excitación que nuevamente se había apoderado de mí al exponer mi visión de la práctica de la medicina. Guardé ahora silencio y me dispuse a escuchar las palabras de desaprobación de los miembros del tribunal e incluso sentí una punzada de malestar al pensar en la tristeza que infundiría en mi padre y en Ibn Shoshán cuando supieran lo que había sucedido. Habían empleado amistades, influencias, trabajo y dinero para que estudiara, y ahora había arrojado todo por la borda igual que actúan los marinos que se desprenden de la carga superflua ante el riesgo de un naufragio.

Contemplé sus rostros, inmóviles, serios, casi sobrecogidos y me dispuse a esperar el veredicto fatal. Entonces el hombre de la luenga

barba blanca desenlazó sus dedos y colocó las palmas de las manos sobre la mesa.

—Moisés ben Maimón —dijo con una voz claramente impostada—, la medicina no es un oficio como el de colocar ladrillos o cubrir de cal una pared. Tampoco es una ocupación como la del escriba o el funcionario. La medicina es un arte y un arte que nos aproxima a Al·lah de una manera que ningún otro hombre puede acercarse. Si somos hábiles en ese arte las mujeres pueden traer nuevas vidas a este mundo, los ancianos pueden retrasar el momento en que la desanudadora de amistades se los llevará y los jóvenes pueden vivir sus años de lozanía con un gozo que nadie podría imaginar. Sólo Aquel que creó los cielos y la tierra puede superarnos en ello. Por eso, porque se trata de un arte, no podemos permitirnos actuar de manera mecánica, sin corazón, sin alma...

Como si aquella sucesión de frases le hubiera fatigado, el hombre de la luenga barba blanca guardó silencio por un instante y respiró hondo, igual que si deseara atrapar el resuello suficiente para concluir la parrafada que me estaba dedicando.

—Tú, Moisés ben Maimón —prosiguió al cabo de unos instantes que me resultaron inacabables—, has dado muestras de conocer sobradamente las nociones que permiten a este tribunal otorgar la autorización para el ejercicio de la medicina. Sin embargo, eso no es lo más importante...

Noté cómo la respiración se me paralizaba al escuchar aquellas palabras. Estaba claro que iban a reconocer mis conocimientos para luego desautorizarme sin posibilidad de apelación.

—Lo más importante, Moisés ben Maimón —prosiguió el miembro del tribunal— es que posees el corazón del médico. A pesar de tu joven edad, has comprendido que el agradecimiento hacia tus maestros es una obligación ineludible, que tu misión es sagrada, que no puedes causar daño bajo ningún pretexto, que debes situarte por encima de lo que piensen otros hombres y que, de manera muy especial, tu primer objetivo debe ser el bien de tus pacientes.

Mientras sentía cómo aquellas palabras me provocaban un indescriptible calor en el pecho, un calor que me subía por el cuello y las

orejas para detenerse en las raíces de mis cabellos, la boca del hombre de la barba blanca se abrió en un gesto de solemnidad casi sagrada.

—Moisés ben Maimón —dijo—, este tribunal, tras examinar lo que sabes pero, sobre todo, lo que tienes en tu corazón, ha decidido por unanimidad entregarte la autorización pertinente para que desempeñes la disciplina de la medicina. No es algo que hagamos obligados o a regañadientes. En realidad, si algo nos causa pesar es solamente que no todos los estudiantes de nuestro arte demuestren un corazón como el tuyo.

Y así, descubrí una vez más que las apariencias engañan, que aquellos que juzgamos enemigos pueden ser justos y ecuánimes, y que, a pesar de que pueda parecer a primera vista imposible, Adonai ejecuta Su voluntad en este mundo que tan poco le tiene en consideración.

Que esta vida se encuentra repleta de momentos amargos, de sinsabores persistentes, incluso de grandes desgracias es una verdad que no merece la pena negar. Desde que Adán y Eva cometieron la enorme osadía de desobedecer a Dios y, en castigo, se vieron arrojados del huerto del Edén, la existencia de sus hijos ha sido, por regla general, todo menos plácida. Vivimos hasta los setenta —a lo sumo ochenta— años pero las últimas décadas, caso de que las alcancemos, son difíciles y en ellas vemos disminuidas todas y cada una de las facultades que, quizá, convirtieron nuestra vida en algo más grato y placentero. Cuesta mucho creer que no soportamos sobre nosotros porciones de dolor muy superiores a las que hubiéramos aceptado de buena gana o incluso considerándolas razonables. Por supuesto, también se da el caso de aquellos que superan con mucho esa triste medida y parecen condenados a penar de manera sobresaliente durante los escasos días que nos es dado vivir en este mundo.

Que la vida sea así sumerge a no pocos en una amargura, en una pesadumbre, en una consternación que impregna sus actos, sus palabras, incluso sus movimientos como si se anticipara el día de su muerte. Encuentro que esa actitud es comprensible pero no es la mejor ni la más sensata. En realidad, porque los momentos de felicidad son escasos, lo que deberíamos hacer es aprender a disfrutarlos. Hay varias razones que abogan en favor de ese comportamiento. La primera es que desconocemos la duración que va a tener la felicidad y, por lo tanto, resulta absurdo desperdiciar el tiempo que nos es dado tenerla con disquisiciones estériles sobre si es poca o mucha, sobre si me-

receríamos esa cantidad o una superior. La segunda es que, por mucho que nos disguste, lo cierto es que nuestra visión del futuro rara vez se corresponde con la realidad que llegaremos a vivir. Empañar, por lo tanto, la dicha con especulaciones sobre un porvenir incierto sólo sirve para apagar las chispas escasas de felicidad que se nos otorgan.

Finalmente, existe una tercera razón nada despreciable. Siempre pensamos que nuestra existencia habría podido ser mejor, pero muy pocas veces —si es que alguna— nos da por imaginar lo mucho peor que podría haber resultado. No descarto incluso la hipótesis de que nuestros padecimientos resulten lo mínimo que cabría esperar en esta vida, y además no debe pasarse por alto que siempre nos servirán para enseñarnos si sabemos escuchar las enseñanzas que llevan en sí. Precisamente por eso, los momentos de dicha son como lujos que se nos conceden en medio de un aprendizaje duro las más de las veces. Desperdiciarlos sería como si el cantero se negara a reposar para comer y recuperar fuerzas y en lugar de ello se empeñara en seguir cortando piedra a martillazos.

Evaluar el mal y el bien en nuestra vida puede ser útil pero carece de sentido si sólo sirve para eclipsar los días, las horas, los momentos de felicidad. Quizá seamos mendigos de dicha en lugar de magnates de gozo, pero ¿a qué pedigüeño se le ocurriría arrojar a un pozo las monedas conseguidas trabajosamente tras un día de dura labor?

11

AL-QAHIRA

Mantuve al muchacho apartado de las sábanas para evitar, en la medida de lo posible, que sus excrementos quedaran pegados a sus miembros y así no pudieran ser examinados con claridad. No tardó mucho en dejar de evacuar —una labor que realizó sin perder por un solo instante su somnolencia profunda y cercana a la muerte— y una vez que concluyó lo aparté a un lado del lecho y me acerqué hacia las deposiciones con el ánimo de examinarlas.

No deja de ser curiosa la manera en que los detritus que expulsa nuestro cuerpo —heces, orina, saliva— dicen tanto acerca de nuestro estado. Seguramente, algún amargado podría incluso pronunciar frases jocosas partiendo de tan paradójica circunstancia. Un buen médico sabe, sin embargo, que si desea cumplir dignamente con su arte, no pondrá ascos a soportar los repugnantes efluvios que emanan de los excrementos o a probar con su lengua el sabor de la orina a fin de saber si está cargada de un gusto azucarado o amargo. Sé que para muchos estas servidumbres de la medicina resultan asquerosas e insoportables, pero ¿acaso los carniceros no deben mancharse de sangre hasta los ojos en el cumplimiento de su labor?, ¿acaso los pescaderos no se ven condenados a arrastrar un olor que ni los lavados más insistentes consiguen arrancar del todo? o ¿acaso los sepultureros no llevan consigo un olor que no es el de la muerte sino más bien el de la disposición que los hijos de Adán adoptan hacia los cadáveres? Si los primeros soportan todo eso por alimentarnos a no-

sotros y a sus familias, y los últimos, por rendir una última muestra de respeto a los fallecidos y guardar el aire saludable en una población, ¿cómo íbamos a ser menos nosotros, que perseguimos paliar e incluso curar las dolencias de nuestros semejantes?

En este caso, las deposiciones eran relativamente normales, pero el hecho de que la criatura no pudiera contenerlas constituía una clara señal de que el músculo anal se le había quedado paralizado. Tal y como yo había pensado al principio, tenía que haberse dado un golpe —si es que no se lo habían asestado— que le hubiera reducido a ese estado. El problema fundamental es que nada parecía indicar que el niño fuera a recuperar el sentido y que me encontraba solo y sin ningún testimonio externo que pudiera iluminarme.

Mientras me detenía a meditar en todo aquello, comencé a cruzar la habitación y no pude dejar de reparar en el lujo exagerado con el que había sido aderezada. Las lámparas que colgaban del techo —una veintena según mis cuentas— eran de tamaño regular pero proporcionaban una luminosidad a la estancia realmente extraordinaria. Observé en que al fondo, a una veintena de pasos del lecho había un ventanal grande y cerrado con celosías. Ni un rayo de luz penetraba por él, de lo que cabía deducir que ya era noche cerrada, algo que encajaba con mis cálculos referidos a la hora a que habíamos llegado a aquella ciudadela y el tiempo que había transcurrido. Era esa circunstancia la que convertía en más notable la espléndida iluminación de la que disfrutaba. Por si fuera poco, y seguramente en previsión de que necesitara recetar o tomar notas, sobre la espaciosa mesa que se hallaba en la estancia había depositada una lámpara de pie de tamaño aún mayor junto con recado de escribir.

Sin dejar de pensar en el estado del niño, me acerqué hasta la mesa y tomé asiento en una silla de brazos colocada frente a ella. A lo largo de los años había tenido oportunidad de contemplar objetos primorosos, pero no recordaba haber visto nunca una mesa tan bien labrada, un tintero de formas tan graciosas y una pluma cortada con tanta precisión.

Comencé entonces a preguntarme dónde podían haber encontrado, en aquella polvorienta tierra de Egipto, los artesanos suficien-

temente peritos como para conseguir llevar a cabo aquellas labores. Sin embargo, sobre esta cuestión prevalecían otras que a medida que pasaba el tiempo me inquietaban de manera creciente. En primer lugar, ¿quién era aquella criatura digna de ser vestida y alojada con tanto boato en medio de una tierra que desde hacía años estaba aquejada de manera no pocas veces desesperada por la guerra? y, sobre todo, ¿por qué yo, un *yahud*, procedente del extranjero y afincado en una ciudad de segundo orden, había sido elegido para examinarlo?

12

FEZ

—Debe hacérsele una sopa de ruda, pollo y judías —dije a la esposa de mi paciente apenas abandoné la habitación en que éste yacía.

—Ruda, pollo y judías —repitió la mujer casi con ansia como si temiera olvidarse los ingredientes de aquel alimento que curaría la dolencia de su marido.

—Sí —confirmé—, las judías son un alimento que sólo debería ingerirse de tarde en tarde y aun entonces siempre durante la estación lluviosa. Si ahora hacemos una excepción es simplemente porque la enfermedad de Isaac así lo exige.

Vaya si lo exigía. Aquel pobre hombre, honrado y trabajador a carta cabal, padecía un asma que había estado a punto de arrancarle del mundo de los vivos. Los casos se habían ido repitiendo con tal frecuencia en el curso de las últimas semanas que casi hubiera podido hablarse de epidemia. Pero ¿cómo iba a existir una epidemia de asma? Tanto la práctica personal como los tratados que había consultado me aseguraban que no se trataba de una dolencia contagiosa. Por el contrario, resultaba tan individual como una indigestión o una diarrea.

El caso de Isaac había demostrado ser especialmente penoso. Al regresar a su hogar, situado en uno de los mejores sitios de la aljama de Fez, una tos pertinaz e irresistible se había apoderado de él sacudiéndolo e impidiéndole respirar. Cuando, avisado por uno de sus

hijos, llegué hasta su casa, el estado en que se hallaba resultaba auténticamente lastimoso. El rostro presentaba unas facciones desencajadas; la piel estaba tan tensa como la de un tambor, igual que si unas manos invisibles la estiraran hasta llevarla a punto de estallar y, sobre todo, los ojos parecían pugnar por salirse de las órbitas.

Sin embargo, lo peor eran los continuos y violentos golpes de tos seca que sacudían aquel cuerpo moviéndolo de la misma manera que el viento arrastra las hojas caídas de los árboles. Se trataba de una tos persistente, fuerte, que dejaba al desdichado Isaac agotado y boqueando a la búsqueda del resuello suficiente para poder seguir con vida.

Ordené que realizaran unos sahumerios en la habitación y, en un esfuerzo por tranquilizar al paciente, comencé a frotar suavemente sus hombros y brazos. Poco a poco, el vaho cálido y espeso combinado con el efecto tranquilizador de los masajes fue reconduciendo la agitada respiración de Isaac hasta un ritmo más sosegado. Para aquel entonces, se hallaba tan agotado por el ataque de asma que no tardó en quedar profundamente dormido. Sin embargo, no podía engañarme. Bastaría con que recuperara el sentido para que aquellos terribles accesos de tos volvieran a apoderarse de él. Por eso había dispuesto que lo alimentaran con la sopa de judías. Eso y orar, porque poco más se podía hacer.

El aire estaba tan cargado en el interior de la morada del enfermo que al salir a la calle experimenté un agradable frescor que me acariciaba el rostro. Mientras me dirigía a casa, volví a reflexionar sobre los casos cada vez más numerosos de asma que habían surgido en el seno de la comunidad. Hasta donde yo sabía, aquella enfermedad no había aparecido entre los musulmanes. Sin embargo, todo había resultado tan reciente en el tiempo que no podía descartarse que comenzaran a producirse.

Mientras cruzaba el umbral de la casa, reflexioné sobre el hecho de que, como ha sido habitual en la historia de los hijos de Israel, esta vez las desgracias tampoco habían venido solas. Primero, había sido la llegada al poder de un nuevo gobernante musulmán llamado Abu Yakub Yusuf. En apariencia, nada debía de haber cambiado, es decir,

los hijos de Israel debíamos seguir siendo súbditos de segunda clase, desprovistos de derechos y obligados a pagar cuantiosos impuestos, pero, al menos, tolerados. ¿Acaso yo mismo, el hijo de un *yahud* procedente de Sefarad, no había recibido autorización para ejercer el arte médica? Sin embargo, por mucho que todos lo ansiáramos, los acontecimientos no se habían desarrollado de la manera deseada.

Resulta sorprendente el observar la manera tan dispar en que puede iniciarse y concluir una jornada. El mismo día en que *abba* me regaló por la mañana una caja repleta de instrumentos de medicina —nunca conseguí saber lo que pudo costarle, pero su precio tuvo que ser muy elevado— los seguidores de Abu Yakub Yusuf se dedicaron a extorsionar a algunos de los tenderos del *suq* de los hijos de Israel. Hubo quien dijo que no habían pasado de romper algunas tinajas de aceitunas, de rasgar algunas telas de mediano valor y de abofetear a un par de comerciantes. Acostumbrados como estábamos desde hacía siglos a semejantes abusos, no debíamos, a juicio de algunos, sentirnos inquietos. Aquella misma tarde, sin embargo, mi padre era víctima de una inquietud angustiosa que le arrastraba a caminar dando grandes zancadas arriba y abajo de su gabinete y que le arrancaba sonoros y sentidos suspiros.

—¡Nunca debí aceptar la opinión de Ibn Shoshán! —dijo al final mientras alzaba los brazos en señal de desconsolado desamparo—. ¡Nunca tendremos paz salvo en Erets Israel! Cuanto más retrasemos el viaje a esa tierra, más alejaremos el día de nuestra paz.

Pensé en aquellos momentos que, seguramente, mi padre se estaba dejando llevar por la mala experiencia padecida en Sefarad, pero, aun así, aquella misma noche me acosté con un sentimiento desagradable de opresión en el pecho. Mientras daba vuelta tras vuelta en mi lecho, pensaba que la paz de que habíamos disfrutado en Fez no había durado mucho. En realidad, a pesar de todo lo que habíamos hecho desde nuestra llegada —trabajar e instruirnos, instruirnos y trabajar— habíamos disfrutado de poco más de un año de tranquilidad. Quizá Abu Yakub Yusuf no fuera tan inicuo como sus correligionarios, los *almuwajjidun* de Sefarad, pero también habría resultado absurdo esperar de él una benevolencia que, de entrada,

no habían experimentado los humildes comerciantes del *suq* de los hijos de Israel.

Poco a poco, comencé a sentirme tan agitado que me resultó imposible conciliar el sueño y tuve que sentarme en la cama para convertir el insomnio en algo más soportable. Llevaba en aquella postura unos momentos cuando percibí un ligero golpecito en la celosía de madera que cerraba la ventana. Pensé que, seguramente, se había tratado de una hoja arrastrada por el viento y estrellada contra el postigo. Sin embargo, no tardó en repetirse aquel sonido una, dos, tres... ¡hasta cuatro veces! Percibí además que el ruido no era tan suave como cabría esperar de una hoja, sino más fuerte, más intenso, más enérgico. Como si alguien estuviera lanzando algún objeto diminuto contra la ventana... Di un salto de la cama y me acerqué a ésta. Entonces así la celosía con ambas manos y la abrí de par en par.

Una piedrecita chocó contra mi pecho. No me causó el menor daño pero me reveló lo que había causado aquellos ruiditos extraños. ¿Quién podía estar interesado en arrojar chinitas contra mi ventana a esas horas de la noche? Bajé la mirada y lo descubrí sin ningún esfuerzo.

Se llevó la mano al pecho para recuperar el resuello, pero hubiérase dicho que lo que deseaba era evitar que el corazón se le saliera por la boca.

—Sosiégate —le dije sorprendido por la preocupación que empañaba la mirada habitualmente risueña de Ibn Morisha.

Mi amigo asintió con la cabeza mientras, poco a poco, su respiración dejaba de ser tan agitada. Aún no había recuperado totalmente el sosiego cuando dijo con un hilo de voz:

—Han prendido a Yehudah ibn Shoshán...

Al escuchar aquellas palabras, sentí cómo si un tablón de madera me hubiera golpeado inesperada y violentamente la cabeza. Por un instante, me pareció verme envuelto en una extraña atmósfera de irrealidad. Todo, la luz, el calor, la presencia de mi amigo me parecieron un sueño extraño e imposible de creer.

—¿Qué estás diciendo? —pregunté mientras una pesada sensación de opresión se me posaba sobre el pecho.

—Lo han detenido hace apenas unos instantes. Quieren que apostate delante de toda la comunidad...

Bastaron esas frases escasas para que multitud de heridas no por olvidadas ya cicatrizadas se reabrieran causándome un dolor lacerante. Como si de un torbellino de imágenes se tratara, desde mi corazón afloraron los padecimientos al cruzar el Estrecho, las humillaciones sufridas a manos de la comunidad de Qurduba, la pérdida de tantos lugares queridos y, de manera muy especial, la mirada de Susana y sus labios silenciosos musitando que me amaba.

—¡Cuidado, Moisés! —dijo alarmado Ibn Morisha al mismo tiempo que me sujetaba para evitar que me desplomara contra el suelo. —¿Te encuentras bien?

Percibí que me lo preguntaba mientras mi vista seguía nublada por el pesar de un futuro inmediato que intuía trágico.

Asentí con la cabeza, pero no me desasí de las manos de mi amigo por temor a caer al suelo sin sentido.

—¿Cómo te has enterado de eso? —logré finalmente preguntarle.

—¡*Al·lahu akbar!* —exclamó Ibn Morisha elevando los ojos al cielo—. Venía de visitar a la esposa de un personaje de la corte. El hombre se encuentra de viaje por el interior ocupándose de una comisión de palacio, la mujer estaba sola...

La sonrisa que acababa de aparecer en el rostro de Ibn Morisha se desvaneció seguramente al percatarse de que el tono jocoso no era el más adecuado para aquellos momentos.

—Bien —dijo adoptando nuevamente una expresión de seriedad—, el caso es que me estaba descolgando del murete que rodea la casa cuando me vieron los hombres de la ronda. Al principio me dieron el alto convencidos de que era un vulgar ladrón. No intenté huir. Me detuve, les esperé e intenté explicarles lo que había sucedido en realidad.

—El adulterio está severamente penado... Podrían matarte por eso... —dije espantado.

—Sí, es cierto —concedió Ibn Morisha— pero no se me pasó por la cabeza confesarles que venía de disfrutar de las delicias del lecho con la señora de la casa. Le eché la culpa a una de las esclavas... Acostarse con una sierva no es una falta punible... ¿quién osaría castigarte por utilizar lo que es tuyo?

La situación era insólitamente preocupante, pero reconozco que cuando escuché aquellas palabras de Ibn Morisha, fruto de su innegable descaro, estuve a punto de que se me escapara una carcajada.

—El resto fue fácil —prosiguió mi amigo—. El jefe de la ronda es un viejo conocido y le ofrecí desviarse un poco de su camino para degustar el néctar de la vid en alguna de las tabernas clandestinas que nos pillaban de paso...

Esta vez no pude evitarlo y sonreí. Quizá no era tan extraño que el gobierno de los musulmanes estuviera ahora en manos de gente fanática e intolerante si el propio jefe de la ronda era amigo de un joven libidinoso con el que consumía bebidas prohibidas por el propio Mahoma.

—... me dijo que por él lo haría de buena gana, pero que tenía una misión importante que cumplir, la de detener a un *yahud* llamado Ibn Shoshán.

—Pero no sabes si lo hizo —le interrumpí aferrándome a lo que me parecía un cabo de esperanza lanzado en medio de un océano de malas noticias.

—Por supuesto que lo sé —respondió Ibn Morisha—. Nada más escuchar cuál era el cometido que se le había encomendado, insistí todavía con más vehemencia en que me acompañara a la taberna porque, a fin de cuentas, un *yahud* viejo no iba a emprender la fuga de buenas a primeras. Fue de esta manera como llegamos a un local que regenta un primo de uno de los hermanos de mi padre y comenzamos a beber y al cabo de poco tiempo el vino desató totalmente la lengua del jefe de la ronda.

—Está bien... está bien —dije—, pero ¿viste cómo prendían a Ibn Shoshán?

—Lo vi con estos mismos ojos con los que ahora te veo a ti —respondió Ibn Morisha—, pero antes me enteré de que Abu Ya-

kub Yusuf ha puesto en marcha esta noche todo un plan encaminado a devolver a la población de Fez y sus alrededores a lo que él considera la verdadera fe. En primer lugar, ha ordenado la detención de Ibn Shoshán para obligarle a abrazar el islam. No cuenta con convencerle mediante la persuasión, pero está seguro de que el recurso a la tortura le acabará allanando el camino...

—¡Canalla! —musité.

—Pues aún no has oído lo peor —dijo Ibn Morisha mientras agitaba la mano hacia arriba y hacia abajo—. Después de los *yehudin* que, a fin de cuentas, no creen en Mahoma, irán los musulmanes que, a su juicio, resultan tibios en la práctica del islam. Tiene intención de cerrar todos los lugares en los que se vendan bebidas alcohólicas, flagelar públicamente a los transgresores de las normas morales y ejecutar ante la vista de todo Fez a los apóstatas.

El sonido de la última palabra provocó que los latidos de mi corazón se convirtieran en un rebato violento e incontenible. Si Abu Yakub Yusuf averiguaba que mi padre y yo habíamos confesado en el pasado que creíamos en Al·lah como el único Dios verdadero y en Mahoma como su enviado, estábamos condenados irremisiblemente a muerte.

—Moisés —dijo Ibn Morisha con un tono que me pareció no sólo tétrico sino totalmente desconocido en él—, alguien te ha delatado como apóstata. Se trata de una denuncia falsa, no me cabe duda, porque sé de sobra que tú eres un *yahud* más que convencido de sus creencias pero, tal y como están las cosas, que sea o no verdad carece de importancia. Si te detienen y te someten a tortura, saldrás de las mazmorras de palacio diciendo que el sol brilla por la noche y que la luna ilumina el día. Debes ponerte a salvo ahora mismo. Sin pérdida de tiempo.

Guardé silencio. Por un instante pensé en contar a Ibn Morisha toda la verdad, en confesarle que, efectivamente, éramos apóstatas del islam, pero no por maldad sino porque nos habían obligado a abrazarlo. Sin embargo, prudentemente, decidí callarme. Hasta ahora, había sido un amigo simpático y bueno. Incluso se podía decir que era mucho más tolerante que los demás musulmanes quizá porque él

mismo necesitaba de esa apertura de miras para poder seguir viviendo de la manera nada moral en que lo hacía. A pesar de todo, el abandono del islam sólo tenía un castigo en los países donde era la religión mayoritaria y ése no era otro que la ejecución pública, una ejecución que debían iniciar los propios parientes del condenado y que, en nuestro caso, quizá se vieran obligados a perpetrar hijos de Israel que se habían convertido a la predicación de Mahoma en los últimos tiempos. No. No tenía derecho a correr el riesgo de contarle todo a Ibn Morisha y con ello poner en peligro la vida de mi padre e incluso la de mi hermano Daniel que nunca, ni siquiera por un instante, se había apartado de la Torah que Adonai entregó a Moisés.

—No... no sé muy bien cómo podríamos salir de aquí sin que nos detengan —balbucí apesadumbrado.

—Yo sí y voy a ayudarte —dijo Ibn Morisha con un brillo en los ojos que ya no era el del muchacho frívolo que había conocido durante los meses anteriores sino el de un hombre al que la vida obliga a enfrentarse con una realidad desagradable convirtiéndolo de golpe en sensato y maduro.

Asentí con la cabeza y dije:

—Gracias por todo.

No son pocos los hijos de Adán que construyen su vida sobre un sueño. En ocasiones, nació de las frustraciones y necesidades de la infancia; en otras, se nutrió de la dificultad que la juventud tiene para abrirse un camino digno en un mundo tomado por las generaciones anteriores a la suya; incluso muchas veces es creado por seres ajenos que nos lo inoculan bajo la piel convirtiéndolo en algo tan nuestro como la raza, la religión o los vínculos familiares.

Gracias a ese sueño no son escasos los mortales que se levantan con ilusión cada mañana e incluso encuentran esta existencia digna de ser vivida. Pero el sueño no pocas veces abriga pretensiones perversas, absurdas o necias, y constituye una maldición. En otras ocasiones el sueño puede ser bueno y noble y digno, y un día aquello que más hemos acariciado llega a cumplirse. Entonces vemos con estupor que todo se materializa de una manera que nunca habríamos pensado y que suele resultar frustrante y parecerse poco a lo que tantas veces imaginamos.

Al fin y a la postre, lo que descubrimos es que nunca deberíamos haber caminado en pos de un sueño ya que cuando no se alcanza acaba traduciéndose en una profunda insatisfacción que podemos llegar a contagiar a la gente que nos es cercana y cuando se cumple suele ser una realidad bien diferente de la ansiada a lo largo de los años.

Todo esto demuestra algo de especial importancia y es que lo verdaderamente relevante no es tener esperanza sino Aquel en quien la hemos depositado. Por eso, uno de los autores de los Tehil·lim escribió:

«No confiéis en la violencia ni en la rapiña. Si aumentan las riquezas no las sigáis porque vanidad son los hijos de Adán y mentira son los hijos de varón. Al pesarlos en la balanza su peso es nada».

13

AL-QAHIRA

Examiné con asombro la bandeja que el sirviente negro acababa de dejar ante mí. Junto a una enorme damajuana de plata repleta casi hasta los bordes de un vino fuerte y sabroso, descansaban en distintas fuentes un guiso de ave, una cabeza de cordero con sus ojos debidamente cocidos, medio queso, uvas, naranjas y lo que me pareció una sopa cocinada con leche y cereales. La obediencia a las normas relacionadas con la comida que Adonai entregó a Moisés en el monte Sinaí obliga a los hijos de Israel a ser particularmente cuidadosos a la hora de ingerir cualquier alimento. De lo que se exponía a mi vista, poco era lo que me resultaba permisible comer a pesar de su aspecto apetitoso. Tanto el ave —al parecer gallina— como el cordero son alimentos puros, pero sólo si se encuentran debidamente sangrados por un matarife judío, y de esa circunstancia no tenía yo ninguna garantía. A decir verdad, más bien estaba seguro de que no se había respetado. Por lo que se refería al queso y a la sopa podía consumirlos a condición de que no los mezclara con carne ya que el Talmud es terminante en la prohibición de comer productos lácteos y cárnicos al mismo tiempo. Al final, como hicieron el *naví* Daniel y sus amigos en la corte del rey de Babilonia hace más de mil seiscientos años, me conformé con la fruta únicamente.

Concluí con rapidez la frugal colación y me dispuse —suponía que ya era muy tarde— a descansar un rato. Fue sólo entonces cuando reparé en que no había ningún lecho en el que pudiera dormir.

En otras circunstancias, quizá no me hubiera importado tumbarme en el suelo pero precisamente las losas que lo cubrían lo habían convertido en una superficie fresca para estar en la habitación, pero gélida para tenderse sobre ella. El descubrir una alfombra situada al otro extremo de la cama me inspiró, por tanto, un enorme alivio. Sobre ella podría tenderme y, despojándome de mi manto, podría utilizarlo como cobertor suficiente.

No tardé en poner en práctica mi propósito y, tras recitar las debidas oraciones, me dispuse a conciliar el sueño. Como en tantas otras ocasiones a lo largo de mi vida, con ello daba una clara muestra de ingenuidad. Apenas cerré los párpados, me percaté de que el conjunto de lámparas que resultaba tan de agradecer para examinar al paciente, escribir o cenar taladraba ahora con su luz la cobertura de mis párpados impidiéndome dormir. Por supuesto, si hubiera estado en mi casa no hubiera dudado en apagar las lámparas, pero en el lugar en el que me encontraba habría constituido una enorme osadía y entonces, como siempre que surge una necesidad no tarda en sumársele otra, recordé que yo también era un hijo de Adán sujeto a servidumbres de mi naturaleza y que no tenía la excusa del niño para satisfacerlas evacuando encima del lecho.

Cansado, necesitado de un lugar donde aliviarme e irritado por la luz, no tardé en ponerme de nuevo en pie y comenzar a dar vueltas por la habitación. Desde luego, meditaba yo, de nada me servía tanta opulencia si, al fin y a la postre, me veía reducido a semejante estado.

Perder el tiempo ha sido un pecado —no puedo calificarlo de otra manera— que he aborrecido desde mi infancia. Seguramente por ello, no tardé en volver a inclinarme sobre mi durmiente compañero para examinarlo una vez más. Comencé esta vez por las plantas de los pies, para ir subiendo por los tobillos, las piernas, el pubis, el abdomen, el tórax y el cuello. Mientras lamentaba que no me hubieran proporcionado algo de agua para limpiar al niño, procedí a darle la vuelta y a realizar el mismo recorrido pero esta vez sobre el dorso. Los talones, las pantorrillas, la parte trasera de los muslos, las nalgas... estaba a punto de encolerizarme conmigo mismo cuando

de pronto apareció. Sí, allí estaba, perfectamente delimitado, como si me hubiera estado esperando durante todas aquellas horas.

Entonces, en mi interior, se produjo una sensación difícil de describir. Al igual que al destapar la boca de ciertos frascos llenos de vino se produce una leve expulsión de gas, dentro de mí algo se abrió también y brotó una corriente de alegría que no había sentido desde hacía mucho tiempo. Entonces, de manera incontenible, comencé a tararear una de las cancioncillas más alegres que había aprendido en Sefarad, la tierra más hermosa.

—Lailaralalalala, lailaralalalala... —grité cada vez en tono más alto mientras cerraba los párpados, alzaba los brazos y empezaba a danzar dando vueltas sobre las puntas de mis pies.

Ignoro el tiempo que estuve glorificando a Adonai con mi canto pero sí recuerdo que en el momento en que levanté los párpados, ante mí se hallaban, con los ojos abiertos desmesuradamente, tres sirvientes. Bajé los brazos a la par que adoptaba una actitud circunspecta como si nada hubiera sucedido en los instantes anteriores. Fue entonces cuando reparé en que los recién llegados traían ropa de cama, una jofaina llena de agua y una bacinilla. Con una rapidez que sólo da la práctica, limpiaron meticulosamente al muchacho, me aderezaron un lecho y dejaron dispuesto a unos pasos el recipiente donde aliviarme.

Cuando abandonaron la estancia, sólo brillaba una de las lámparas, y yo, satisfecho y contento, no tardé en dormirme.

14

ERETS ISRAEL

Contemplé la escudilla de madera que nuestro anfitrión acababa de colocar sobre la mesa. En ella reposaban espaciadas algunas aceitunas de un brillante color negro, junto a otro plato en el que había algunas lonchas de queso de cabra y un cuenco que albergaba algunos racimos de uvas. Seguramente era todo lo que podía ofrecernos. Bueno, eso y un jarro de un vino blanco de sabor demasiado empalagoso para que pudiera complacernos.

—Siento no poder ofreceros nada más —dijo como si hubiera adivinado los pensamientos que se agitaban en nuestro corazón.

—Hermano, nada se puede pedir al que da lo que tiene —dijo mi padre extremando su sonrisa de gratitud.

Ciertamente, no llevábamos mucho tiempo en Erets Israel, pero lo poco que habíamos visto del país distaba enormemente de las descripciones del Tenaj referentes a una tierra que manaba leche y miel. Ninguna de aquellas sustancias fluía por sitio alguno, y lo que sí abundaban eran las moscas, el polvo y la pobreza.

Esperé a que *abba* tendiera la mano al plato de las aceitunas y le seguí. Era escasa y magra aquella comida, pero su sabor me pareció especialmente sazonado en medio de la miseria que parecía haberse apoderado del país.

Mientras me sacaba de la boca el hueso de la aceituna, me subieron desde el corazón las imágenes de nuestros últimos y tristes días. Aún no había amanecido cuando *abba*, mi hermano Daniel y yo sa-

limos de Fez, la ciudad en la que habíamos encontrado ayuda y trabajo tras vernos obligados a escapar de Sefarad. Ibn Morisha, mi compañero disipado aunque compasivo, insistió en acompañarnos hasta que llegáramos a un puerto seguro y cumplió sus deseos, aun a pesar de nuestras encendidas protestas. Tras varias jornadas en las que nos vimos obligados a viajar de noche y dormir de día, en que nos mantuvimos apartados de cualquier camino transitado y, a la vez, procuramos no perder de vista los lugares poblados, llegamos a Ceuta, el único puerto desde donde podíamos abandonar aquella tierra que tan súbitamente había pasado de ser un refugio a convertirse en un lugar peligroso. *Abba* parecía haber encanecido todavía más en aquel camino y Daniel estaba por aquel entonces tan cansado que no dejaba de aferrarse al bastón que llevaba en la diestra como si temiera desplomarse en caso de soltarlo.

En los arrabales, Ibn Morisha se despidió de nosotros, y debo decir en alabanza de su bondad que se abrazó a mí en el momento del adiós e incluso vertió algunas lágrimas.

—Cuídate, *yahud* —me dijo procurando que la voz no se le quebrara—, aún tienes que curar a mucha gente.

—Lo haré —le dije— y te recordaré a diario en mis oraciones.

Ibn Morisha sonrió al escuchar mis palabras, pero sé que en sus labios no había el desprecio que tantas veces manifiestan los que se creen poseedores de una religión superior sino una amistosa gratitud, la propia de aquellos que creen en Dios y agradecen todo aquello que los demás puedan hacer para recordarles ante Él.

Sentí un hondo pesar cuando vi cómo la figura de Ibn Morisha desaparecía recortándose sobre el horizonte de color malva. No podía ocultar que había mucho en él que no me había agradado nunca. No se trataba especialmente de su creencia en Mahoma, un hombre que pretendía ser un enviado de Dios, pero que desconocía de manera penosa el Tenaj, sino más bien del hecho de que era un hombre disipado en su conducta, sin problemas a la hora de fingir una piedad de la que carecía. A pesar de todo, su comportamiento había sido digno y compasivo para con nosotros, y yo estaba seguro de que no se vería privado de recompensa por ese comportamiento.

¿Acaso no había prometido Adonai a Abraham que bendeciría a los que trataran bien a sus descendientes? En aquellos momentos, precisamente cuando desaparecía de mi vista y era consciente de que no volvería a verlo jamás, deseé más que nunca que aquella promesa de Dios se cumpliera cabalmente en él.

Más pequeña que Fez y, por supuesto, que Qurduba, la ciudad de Ceuta me pareció, sin embargo, especial. Al este quedaba limitada por una pequeña península sobre la que se erguía un monte. En el centro se hallaba un itsmo estrecho y alargado que en su parte norte se abría en una hermosa bahía donde se asentaba el puerto.

El día que llegamos a Ceuta algodonosos nubarrones grises descargaban su acuoso contenido sobre la población, pero esa circunstancia que podría habernos sumido en un pesar aún más profundo del que padecíamos nos proporcionó un inesperado alivio. El agua que descendía del firmamento arrancó su grato aroma a los pinos y los matorrales que circundaban Ceuta y, por unos instantes, tanto *abba* como Daniel y yo nos miramos sin decir una sola palabra. Bastó que nuestras miradas se cruzaran para saber que los tres pensábamos en Sefarad, la tierra más hermosa en la que habíamos vivido en el pasado y a la que tiempo atrás había estado unida la ciudad de Ceuta.

—Moisés, Daniel —dijo mi padre—. Sé lo que estáis pensando pero no es posible.

—¿Por qué? —pregunté totalmente sabedor de que lo que había en el corazón de Daniel era similar a lo que yo abrigaba—. ¿Por qué no podemos regresar? No sabemos si…

—Sí —cortó tajante— sí que lo sabemos. Sabemos de sobra cómo son los *almuwajjidun*, sabemos que no vacilarán en arrancarnos la vida por volver a una fe que nunca abandonamos, sabemos incluso que a menos que se encuentren lejos de nosotros, tendremos que sujetar nuestra existencia entre la piel de los dientes. Todo eso lo sabemos y con eso nos es más que suficiente.

Daniel y yo agachamos la cabeza como si aquellas palabras pesaran tanto como una montaña despeñada sobre nuestros corazones. Lo cierto era que, nos gustara o no reconocerlo, no íbamos a regre-

sar ahora a Sefarad, y nada parecía indicar que pudiéramos hacerlo algún día.

—Hijos —dijo *abba* después de unos instantes de silencio—, creo que nos equivocamos al detenernos en Fez. Sé que no es culpa vuestra. En realidad, aunque nunca me lo dijerais, los dos esperabais que las cosas cambiarían y que algún día sería posible volver. Sí, no lo neguéis, no me cabe la menor duda de que ha sido así.

Tanto Daniel como yo guardamos silencio. Sí, claro que todo había sido como *abba* lo estaba refiriendo. Aunque no hubiéramos hablado de ello nunca, mi hermano y yo nos habíamos comunicado con la mirada, con los gestos, con los ademanes que nuestro corazón seguía al otro lado del Estrecho. Ahora nuestro padre nos enfrentaba con el hecho que deseábamos aceptar aún menos que la muerte, el de que no sólo ignorábamos cuándo retornaríamos a nuestra tierra sino incluso si semejante regreso tendría lugar alguna vez.

—Me temo, *abba*, que no tenemos con qué pagar ni siquiera un mal pasaje a Erets Israel —dije intentando agotar la última posibilidad que se me ofrecía—, en cambio Sefarad...

Por primera vez desde que habíamos iniciado la conversación, *abba* sonrió. La suya fue una sonrisa alegre, risueña, casi infantil. Parecía tan feliz que me sentí confuso, desconcertado, perdido.

—Daniel —dijo mi padre sin dejar de mirarme—, creo que ya puedes enseñárselo a Moisés.

—¿Enseñarme qué? —pregunté absolutamente perdido en lo que parecía ser algo realizado a mis espaldas.

—Esto —dijo Daniel.

Y a continuación levantó el bastón, agarró con ambas manos la empuñadura y procedió a desenroscarla.

—Toma —me dijo mientras me la tendía para que la sujetara.

Apenas hube echado mano de aquella parte del bastón, Daniel lo colocó en posición horizontal sobre la palma de su diestra. Se limitó a dar un empujoncito y apareció media docena de cristales redondos.

—¿Sabes lo que es esto? —preguntó Daniel con un tono de voz que se me antojó un tanto displicente.

Moví la cabeza en señal de que seguía sin entender absolutamente nada.

—Son diamantes, hijo —dijo *abba*—. Esta vez no lo hemos perdido todo.

—Cuando tuve que buscar un oficio, decidí dedicarme a estudiar las gemas —descendió la voz de mi hermano sobre mi sorpresa—. Bajo ningún concepto deseo que nos pase otra vez lo que nos sucedió cuando salimos de Sefarad, y las piedras preciosas son la única mercancía que podemos llevar con nosotros con una esperanza razonable de que no nos las quiten.

Y así, sin que me viera totalmente repuesto de la sorpresa, nos dirigimos hacia el puerto y, poco después, nos embarcamos rumbo a Erets Israel.

Aunque la Casa de Adonai fue destruida por los ejércitos del *rumí* Tito y desapareció totalmente el poder de los hijos de Israel sobre la tierra que Dios le prometió a Abraham para su descendencia, nunca ha faltado nuestra presencia en ella. Es cierto que la mayoría de nosotros vive en la *galut* y también es verdad que casi siempre el número de descendientes de Abraham, Isaac y Jacob en aquel país ha sido escaso como las espigas que permanecen en un campo tras su rebusca, o las aceitunas que penden del olivo después de ser vareado. Sin embargo, aun así, nunca ha faltado quien allí estudiara la Torah, rezara la *amidah* y esperara la llegada del mesías que Adonai ha de enviar para redimir a su pueblo. Y sobre la población de los hijos de Israel y de otras naciones han ido pasando reyes y gobernantes de todo tipo. A los *rumíes* siguieron los griegos y a éstos los árabes, y todos desearon sangrar aquella tierra que mana leche y miel en beneficio exclusivo y todos fueron duros como el pedernal con los hijos de Israel aunque, en alguna ocasión excepcional, se mostraran benevolentes.

Cuando *abba*, Daniel y yo llegamos al puerto de Akko, una hermosa ciudad costera situada al norte de Erets Israel, el primer paso que dimos fue buscar una comunidad de los hijos de Israel que pudiera orientarnos en nuestra nueva vida. No tardamos en dar con ella. La dirección que nos habían indicado de la sinagoga correspon-

día a una casa pequeña y destartalada de una sola planta. Rodeada de desperdicios y suciedad, servía también de casa para un rabino más mísero que pobre.

Yafet ben Rabi Elyahu —ése era su nombre— me pareció un varón piadoso que deseaba realmente servir a Adonai en medio de aquel país caliente y polvoriento, pero no eran menos ciertas su angustiosa necesidad de ocuparse en trabajos serviles para garantizar a su familia una magra pitanza y, sobre todo, su escasa formación. Yafet se había convertido en rabino —de eso no tengo ninguna duda— no porque supiera sino porque no había nadie que supiera más. Tras mucha insistencia por su parte, aceptamos compartir su colación, la misma que ahora tenía ante la vista.

Como ha sido habitual tantas veces en la historia de los hijos de Israel, junto con la escasez vinieron añadidas las lágrimas. De los labios de Yafet brotó un relato en el que se entremezclaban las humillaciones sufridas a manos de los nasraníes, el desprecio expresado por los escasos musulmanes de la tierra, el miedo a ser expoliado por unos y otros y la continua frustración al descubrir que el hecho de haber regresado a Erets Israel no había traído ni paz, ni sosiego ni santidad a los que ahora moraban en aquella tierra.

—Hermano —dijo Yafet a mi padre—, a ti puedo decírtelo porque eres un hombre sabio y lo comprenderás. No temo sólo el mal que puede salir de las manos de los *goyim* sino también el que brota de las lenguas de nuestros hermanos.

Y a continuación narró las inacabables miserias de una comunidad pequeña y pobre que no crece y que, por el contrario, se ve morir un poco cada día. Envidias, murmuraciones, celos, contiendas... todo quedó desplegado detalladamente ante nosotros mientras yo veía cómo el rostro de mi padre se oscurecía igual que si hubiera sabido que Daniel o yo éramos víctimas de una terrible enfermedad. En realidad, así era. Los hermanos que *abba* había esperado encontrar unidos en una labor común y entusiasta de restauración espiritual sin precedentes eran, en realidad, un pequeño grupo atemorizado, carcomido por mezquinas minucias espirituales y carente de dirección.

—Hermano —acabó diciendo mi padre cuando el redondo sol

se deshacía en chorreones anaranjados al otro lado de la ventana—, me apena profundamente lo que me estás contando pero... pero debe haber alguien que siga manteniendo la fe en medio de esta situación, alguien que no se haya desmoralizado...

Yafet agachó la cabeza y su larga barba negra descansó cansada y triste sobre su pecho.

—No deseo entristecerte... —comenzó a decir mi padre al contemplar el pesar que llenaba los ojos de nuestro anfitrión.

Yafet agitó la mano derecha para indicarle que debía guardar silencio.

—No... no me entristeces, hermano —dijo—. En realidad, el hecho de que me hayas escuchado durante todo este tiempo ha sido un consuelo para mí. No tengo nadie con quién compartir mi pesar...

La pena se apoderó de mí al escuchar aquellas palabras. ¡Qué solo debía de sentirse aquel hombre si ni siquiera tenía un amigo al que confiar sus cuitas!

—Existe una persona —comenzó a decir sin levantar la mirada del suelo— que quizá podría servirte de ayuda...

—¿Quién es? —preguntó mi padre con una voz dominada por la ansiedad—. ¿Dónde vive?

—En Jerusalén pero...

—Iremos a Jerusalén —exclamó *abba* con resolución.

—Espera, hermano —dijo Yafet—. En estos momentos, el país se halla bajo el dominio de Amalric, el rey de los nasraníes, pero no se puede decir que sea capaz de garantizar la seguridad de nadie. Desde hace unos meses, Nur-de-Din, el caudillo de los musulmanes de Siria está lanzando por sorpresa ataques contra las fortalezas nasraníes situadas en las laderas orientales del Líbano. Es verdad que no han logrado apoderarse de una sola plaza, pero no resulta menos cierto que saquean, queman y roban todo lo que encuentran a su paso sean bienes, animales o hijos de Adán.

—Eso está muy al norte, hermano —dijo *abba*.

—No existe sólo ese peligro —continuó Yafet—. Shirkuh, el hombre que gobierna Egipto en nombre de su rey, también realiza

incursiones al otro lado del Jordán. Tanto las huestes de uno como de otro pueden apoderarse de vosotros y convertiros en esclavos. Incluso es posible que los guerreros de Amalric no os respeten. Si esa desgracia cayera sobre vuestras cabezas, las comunidades de esta tierra son pobres y nadie podría rescataros. ¡Moriríais convertidos en siervos!

Un sudario tejido con un silencio pesado y repleto de consternación descendió sobre nosotros apenas Yafet pronunció la última frase. Sí, no cabía duda de que no estaba exagerando. Hasta aquel momento, habíamos sido obligados a apostatar, nos habían arrancado nuestras posesiones, nos habían forzado a exiliarnos e incluso habíamos arrostrado un peligro real de ser prendidos, torturados y muertos. Sin embargo, a pesar de todo, lo cierto es que seguíamos unidos, que habíamos conservado la vida y que incluso contábamos con un caudal suficiente como para reemprender nuestra existencia en cualquier lugar donde se nos permitiera adorar al único Dios verdadero y trabajar. Si ahora salíamos de Erets Israel podríamos conservar todo; si, por el contrario, nos dirigíamos a Jerusalén correríamos el riesgo de quedarnos sin nada.

Abba miró a Yafet y con una voz serena y tranquila dijo:

—Dime cómo se llama ese hombre. Mis hijos y yo descenderemos a Jerusalén.

He contemplado repetidas veces un hecho que trastorna mi corazón cada vez que reflexiono sobre él. Gente joven y con enfermedades leves mueren como si se tratara de ancianos presos de una terrible y letal dolencia, mientras que viejos atenazados por males en apariencia incurable sobreviven contra todo diagnóstico. Los jóvenes que así perecen son más fuertes y deberían haber sobrevivido, y los ancianos que resisten son más débiles y tendrían que haber sido enterrados.

En todos los casos que he encontrado del tipo descrito, he descubierto que la clave para comprender tan extraño suceso no se encuentra en el examen de la anatomía de estos mortales sino en el análisis de sus almas. Los cuerpos lozanos, fuertes, robustos tenían en todas las ocasiones un espíritu que no encontraba ningún sentido a la existencia, que no había descubierto un objetivo hacia el que dirigirse, que, en resumen, había decidido no seguir viviendo. Por el contrario, aquellos miembros arrugados, gastados, exhaustos albergaban un ansia indescriptible de seguir viviendo porque sabían para lo que vivían aunque la experiencia resultara extraordinariamente difícil desde hacía décadas.

Creo que ésa es una de las explicaciones —no la única, seguramente tampoco la más importante— que ilumina la razón de nuestra persistencia como pueblo. A pesar de las persecuciones, de los destierros, de las muertes, sabemos por qué existimos, para qué vivimos y qué esperamos. Existimos porque Adonai con mano poderosa nos sacó de la tierra de Egipto a pesar de que éramos solamente un miserable pueblo de esclavos. Vivimos para lle-

var a los goyim *el conocimiento del Dios único que hizo los cielos y el mar y todo lo que en ellos hay. Esperamos que Adonai envíe a su mesías a fin de que inaugure un* ha-olam havah *en el que la injusticia, la enfermedad y la muerte desaparecerán para siempre. Por eso somos viejos y débiles, pero hemos visto desaparecer a nuestro lado a pueblos mucho más poderosos y jóvenes.*

15

AL-QAHIRA

—Se cayó de algún lugar, ¿verdad?

El anciano de la luenga barba blanca bajó los ojos sumido en un gesto de vergüenza. No me cabía la menor duda de que había acertado en mis sospechas.

—No debes temer por tu suerte —le dije intentando tranquilizarlo—. Guardaré el secreto y me ocuparé de que no recibas ningún castigo, pero necesito saber cómo sucedió.

El sirviente siguió guardando silencio. Me había escuchado —de eso estaba seguro—, pero no tenía la menor intención de hablar.

—Escúchame —insistí—, la vida de esa criatura está en juego. Necesito saber con exactitud cómo se quedó inmóvil. No deseo que sufras ningún daño, pero si no me lo cuentas tendré que comunicárselo a alguno de tus superiores para que… ellos te persuadan.

Nuevamente, pareció que el anciano permanecía sordo a mi petición. Observé otra vez al niño, inmóvil como se encontraba la noche anterior, y reconozco que con gusto le hubiera abofeteado una y otra vez hasta que me hubiera contestado. Claro que se habría tratado de un paso muy arriesgado. Un *yahud* que golpeara a un musulmán, por mucho que éste fuera un sirviente necio y culpable, podía dar por seguro que sus horas estaban ya contadas. De la tortura, la flagelación y la crucifixión o la horca no me salvaría nadie, de manera que si deseaba ayudar a mi inesperado paciente tenía que ensayar una táctica bien distinta.

—Oye, necio —le dije adoptando un tono de voz despótico—, no te pregunto porque no sepa lo que sucedió, sino porque deseo darte una posibilidad de redimirte.

El anciano levantó la mirada y no me costó observar la sorpresa pintada en su rostro. No podía permitirme que reaccionara.

—Sé de sobra que el niño cayó y que durante los primeros días pudo hablar un poco, pero luego dejó de hacerlo, justo cuando se le paralizaron las piernas —dije mientras sentía que me adentraba en un terreno tan inseguro como las arenas movedizas—, al término del tercer día.

—Fue durante la mañana del cuarto... —me corrigió el criado con voz timorata.

—Sí, claro —dije con una voz fingidamente irritada—, la mañana del cuarto.

Los datos que me proporcionó el anciano confirmaban lo que yo había observado en el cuerpecito inconsciente del niño. Mientras jugaba subido a una tapia, había resbalado y caído al suelo. El golpe se había producido en la parte superior de su espalda y, a partir de ese momento, había ido perdiendo la voz y, a continuación, el uso de las piernas, aunque no de las manos. No había sufrido una apnea ni una disnea por la sencilla razón de que la médula espinal se había paralizado después de la tráquea, y el tórax había seguido recibiendo aire gracias al diafragma y a los seis músculos superiores cuyos nervios proceden de la médula espinal del cuello. A pesar de que podía ver todo esto con claridad, había una cuestión que no terminaba de comprender. Era lógico que estuviera inmóvil, que no controlara su músculo anal, que respirara con dificultad, pero ¿por qué aquella criatura había perdido la conciencia? Aquello carecía de sentido a menos que...

—Dime ahora mismo el nombre de los médicos que administraron bebedizos a esta criatura —dije al mismo tiempo que me dirigía hacia la mesa para anotarlos.

Apenas acababa de sentarme y de coger la pluma entre los dedos cuando a mi espalda volví a escuchar los dos chasquidos que había identificado poco antes con una puerta de hoja doble. Las pisadas

firmes y decididas, como si pertenecieran a un guerrero que desfilara en medio de los vítores del pueblo, me confirmaron mi impresión. Definitivamente, alguien acababa de entrar en la habitación y lo hacía con indiscutida premura y seguridad.

Antes de que levantara los ojos, una leve corriente de aire me indicó que el recién llegado acababa de pasar a mi izquierda. Levanté entonces la mirada y pude ver la espalda del recién llegado, en apariencia ancha y cubierta por una capa que casi arrastraba por el suelo. Llegó a la altura del niño y se inclinó para observarlo. Cuando colocó su mano izquierda, ancha y atezada, sobre la frente inmóvil de la criatura, pude percatarme de que, al mismo tiempo, sujetaba en la diestra un yelmo brillante y acabado en punta. Debía de tratarse de un guerrero y de un guerrero importante si le resultaba accesible un lugar como aquel. Busqué con los ojos el rostro de aquel personaje. Apenas logré reprimir una exclamación de sorpresa. Era él.

16

ERETS ISRAEL

Yafet, el rabino pobre pero hospitalario que nos acogió en Akko, finalmente terminó por indicarnos el nombre de la única persona que quizá podría satisfacer las ansias de erudición de *abba*. Se llamaba Haim ben David y vivía en Jerusalén. Su formación era rabínica pero, como había sido habitual entre los *hakim* de otros tiempos, se ganaba la vida con un oficio que en su caso era, como en el mío, la práctica del arte médica. Esta circunstancia me llevó a desear casi tanto como mi padre el conocerlo ya que, al parecer, distaba mucho de ser un galeno normal. En realidad, por lo que relataba Yafet, se trataba de un hombre muy estimado incluso por los musulmanes y los nasraníes y, dada su pericia en el ejercicio de su labor, no era extraño que la puerta de su casa estuviera atestada de personas que habían acudido desde muy lejos con la única intención de que los examinara y se ocupara de sus dolencias. Me consolé, por lo tanto, pensando que si *abba* podía encontrar un hermano con el que discurrir acerca de la Torah, por mi parte seguramente descubriría a un maestro que me franquearía el camino hacia remedios desconocidos y eficaces.

Tal y como nos lo había advertido Yafet, no era fácil en aquella época emprender camino hacia la ciudad de Jerusalén dados los numerosos peligros con que se hallaban infectados los inseguros caminos. Sin embargo, ni *abba* ni Daniel ni yo estábamos dispuestos a aquellas alturas a permanecer indefinidamente en Akko como si un

ejército de *goyim* nos tuviera sometidos a asedio. Finalmente, tras dar muchas vueltas y revueltas, conseguimos ser aceptados por una modesta caravana de comerciantes y peregrinos que se dirigía hacia Jerusalén. Era obvio que los hijos de Israel no les eran gratos pero, a la vez, no habían llegado a un grado tan profundo de estupidez como para rechazar la cantidad que estábamos dispuestos a entregarles para poder viajar en su compañía. Así, una mañana de lunes, comenzamos nuestro itinerario.

Hubiérase dicho que los *goyim* más diferentes se habían dado cita en aquellos lejanos lugares como si, ocupando tan sagrada tierra, pudieran impedir que nosotros la disfrutáramos. Tanto mi padre como mi hermano y yo estábamos acostumbrados a vivir en sitios donde había gente de diversas religiones e incluso razas, pero nada se había parecido nunca a lo que encontramos en aquel viaje a Erets Israel. Para empezar, había una enorme variedad de nasraníes que nunca antes hubiéramos podido sospechar. En Sefarad sabíamos de su existencia aún más aislada que la nuestra en los territorios controlados por los musulmanes y de su dominio al norte de la frontera pero, según nuestras noticias, todos eran iguales y creían lo mismo. Aquí, en Erets Israel, sus desigualdades eran manifiestas desde el inicio. En primer lugar, se hallaban aquellos venidos de tierras casi tan lejanas como Sefarad a los que los musulmanes denominaban *frany*. Se hubiera podido creer por ese nombre que se trataba de un solo pueblo, pero no era así. Aunque tenían la misma fe y manifestaban su lealtad a un jefe espiritual que vivía en una nación situada en el lugar donde cae el sol al final del día, su aspecto era muy variado. Tanto podían ser altos, de cabellos dorados y ojos de un claro color azul como bajos, de pelo negro y ensortijado y pupilas oscuras. Descubrí sorprendido que muchos de ellos habían renunciado a contraer matrimonio e incluso a conocer mujer y que de éstos no pocos se dedicaban exclusivamente al cuidado de los necesitados o a la guerra. En aquellos momentos, los *frany* regían aquellas tierras, pero no eran los más numerosos ni tampoco los más queridos.

Tampoco eran los únicos nasraníes. En realidad, la mayoría pertenecía a otras comunidades formadas por gente de aquella tierra

que lo mismo hablaban árabe que etíope o armenio. Aquí las variaciones raciales resultaban incluso más acusadas que entre los *frany*, pues iban de negro brillante de los abisinios a los ojos claros de algunos griegos.

Todos ellos coincidían, sin embargo, en dos cosas. La primera era que consideraban que los musulmanes no eran sino un puñado de bárbaros capaces de matar, saquear y violar meramente por capricho y además empeñados en seguir conquistando el orbe a sangre y fuego, y que, precisamente para evitar sus abusos sangrientos, habían venido los *frany* desde el otro extremo del mundo. La segunda era que los hijos de Israel no eran tan nefastos ni tan peligrosos pero, a pesar de todo, su número no debía elevarse demasiado para evitar complicaciones innecesarias en aquella tierra llamada a convertirse en un remanso de paz en un futuro cercano.

Precisamente, esta última circunstancia nos permitió llegar sanos y salvos hasta Jerusalén. Bueno, eso y que los caminos estaban protegidos por parejas de guerreros —caballeros los llamaban los nasraníes— cuya única misión era defender a los débiles y desvalidos de los fuertes y malvados. Para cumplir con aquel cometido, aquellos caballeros habían abandonado sus tierras, su estirpe y su fortuna y se habían establecido en Erets Israel; éstos en no escaso número se habían situado bajo el voto solemne de no tocar mujer jamás.

Sin embargo, aunque tranquilo, el camino hacia Jerusalén no nos resultó plácido. A ninguno de nosotros, que habíamos conocido las suaves vegas de Sefarad, la tierra más hermosa, se nos podía ocultar la realidad de aquel país desangrado por la guerra. Apenas pudimos encontrar una población en la que la sensación no fuera de miseria, de pobreza o incluso de muerte. Los *frany* eran demasiado escasos como para repoblar aquel territorio y se veían obligados a mantenerse en pie de guerra para protegerse de las posibles —según nos había contado Yafet más que reales— incursiones de los musulmanes. Por lo que se refería al resto de los nasraníes, no tenían otra salida aparte de la de padecer el conflicto y, a la vez, a trabajar mucho más de lo que habrían deseado para mantener no sólo a los suyos sino a los *frany* que habían llegado recientemente y a los que el em-

puñar la espada continuamente no les permitía empujar el arado en tiempo de siembra. En cuanto a nosotros, los hijos de Israel, éramos vistos con suspicacia por todos. Estoy seguro de que muchos se preguntaban si podían contar con nuestra lealtad en caso de que tuviera lugar un ataque musulmán.

Escoltados pues por esta tenebrosa acumulación de pensamientos teñidos de pesar llegamos a Jerusalén. La jornada había resultado muy larga y, quizá, lo más prudente hubiera sido descansar a cierta distancia de la población y no apresurarnos por entrar en ella. Sin embargo, buena parte de los que formábamos la caravana no estaba dispuesta a esperar un amanecer más para penetrar en la Ciudad Santa. Algunos se comportaban así porque eran peregrinos que habían acudido desde lejanas tierras a visitar los lugares donde su mesías había sido ejecutado por los *rumíes*; otros, como nosotros, porque ansiábamos ver una ciudad con la que habíamos soñado tantas veces.

Fue por eso por lo que a medida que el sol descendía apresuramos la marcha en un loco deseo de que nuestros pies fueran más rápidos que la gran luminaria de la mañana. Llegamos ya casi sin resuello al montecillo en cuya cima se encuentra Getsemaní, el huerto cuajado de olivos. *Abba* apenas nos miró, como si meramente deseara asegurarse de que estábamos aún a su lado, y emprendió la subida con un vigor que nunca hubiéramos sospechado en él. No fue, sin embargo, el único. A derecha e izquierda nuestra, Daniel y yo nos vimos adelantados por hombres de mayor edad que parecían haber recuperado al contacto con aquella loma una fuerza que debió de abandonarlos en las postrimerías de su juventud. Me dispuse a seguirlos, pero Daniel me aferró por la muñeca.

—La ciudad seguirá allí aunque lleguemos los últimos —me dijo con voz calmada— y no tiene ningún sentido atropellarse con esta gente empeñada en subir a la carrera.

Miré a mi hermano fijamente y descubrí en el fondo de sus ojos una mirada de lógica aplastante y, a la vez, irónica similar a aquella víspera de Pesaj en que descubrió los últimos restos de levadura que había en nuestra casa de Qurduba. Pensé entonces que no dejaba de

ser curioso que fuera él precisamente el hermano menor. Él que era mucho más racional, más reflexivo, más realista y más previsor que yo. A él le debíamos haber llegado hasta Jerusalén y el contar con un caudal que nos permitiría rehacer nuestra vida en esta tierra o en cualquier otra que eligiéramos. Y, sin embargo, a pesar de que se comportaba con mucha más sensatez de la que hubiera podido manifestar *abba*, y no digamos yo mismo, nada en él expelía una sensación de displicencia, de orgullo o de suficiencia. Parecía, aun siendo tan joven, haber llegado a la conclusión de que las cosas son como realmente son y que, más tarde o más temprano, la gente cuerda acaba dándose cuenta de ello y actuando en consecuencia.

—Tienes razón —dije sonriéndole—. Podemos subir tranquilamente.

Emprendimos así un ascenso suave hasta la cima de la elevación. De vez en cuando, al detenernos para recuperar el aliento, alzábamos nuestros ojos y podíamos contemplar los cuerpos cada vez más lejanos de aquellos que nos habían precedido y, poco a poco, acudieron también hasta nuestros oídos exclamaciones, gritos de júbilo e incluso el inicio de alguna canción.

Cuando llegamos finalmente a la conclusión de nuestro camino, una luz amarilla y caliente, casi cegadora, nos envolvió. Entorné los ojos y para protegerlos de aquel inesperado resplandor me llevé la mano a las cejas a modo de visera. Sólo entonces volví a abrir los párpados. El sol, cercano como si fuera un visitante querido, se hallaba ya muy cerca de la línea negra del horizonte y en su forzado descenso proyectaba haces de luminosidad sobre nosotros. Sin embargo, no eran aquellos chorros brillantes y calientes los que nos estaban cegando.

—¡Ven, Moisés! —escuché la voz de Daniel a mi derecha—. ¡Ven aquí!

Bajé la mirada para hurtarla de aquella luz insoportable y me acerqué a mi hermano.

—¡Mira ahora! —me dijo apenas me encontré a su lado.

Con los párpados entornados, dirigí la vista hacia el frente y entonces comprendí todo. Lo que me había deslumbrado hasta el pun-

to de impedirme ver no había sido la gran luminaria de la mañana. Ante mí, desconocido, fastuoso y sublime, se alzaba un edificio rematado en una cúpula destelleante y amarilla como si estuviera construida con el oro más refinado y puro. Un escalofrío, poderoso y recio, como si procediera de la mano de un ser muy superior a los hijos de Adán; me sacudió. Busqué entonces con la mirada a Daniel y cuando lo encontré, como si pudiera leer en el interior de mi corazón, asintió con la cabeza. Entonces ambos nos abrazamos mientras nuestras mejillas se llenaban de lágrimas.

Estábamos así unidos cuando pudimos sentir cómo *abba* llegaba hasta nosotros y nos estrechaba contra su pecho. Ante nosotros, se erguían, iluminados por el último resplandor del sol, los restos de lo que antaño fuera la Casa de Adonai en Jerusalén.

Dice uno de los Tehil·lim compuestos durante el destierro en Babilonia que si un hijo de Israel se olvidara de Jerusalén sería preferible que su alma muriera. Ninguno de nosotros tres hubiera discutido en aquellos momentos la veracidad de aquel aserto. Aún nos quedaba la pena de descubrir que en la explanada de la Casa de Adonai, donde en siglos pasados se le ofrecieron sacrificios, posteriormente habían elevado sus lugares de oración musulmanes y nasraníes. También desconocíamos que del edificio que construyó el rey Salomón, hijo del gran David, y que restauraron Zorobabel, al regresar del destierro en Babilonia, y Herodes el idumeo, tan sólo quedaba el muro de las lamentaciones y que ni siquiera esa parte de la Casa de Adonai estaba abierta a los hijos de Israel para entonar sus preces al Dios único. No obstante, esas amarguras aún se hallaban en el futuro y que no podían empañar el gozo inefable que se había apoderado de nosotros llevándonos a cantar, a saltar y a llorar porque se nos había otorgado que nuestros ojos vieran lo que tantos hijos de Israel desearon contemplar, muriendo antes de conseguirlo.

Sé que mi padre hubiera deseado permanecer en Getsemaní toda aquella noche y que, sin poder dormir, habría contemplado a la luz de la luna aquellas piedras tantas veces imaginadas y ahora vistas. Mucho nos costó a Daniel y a mí convencerle de que lo más prudente era dirigirnos a la ciudad y buscar allí alojamiento hasta que

llegara el nuevo día. Pero aunque lo acabamos encontrando, nadie consiguió conciliar el sueño aquella noche. Era como si un calor desconocido o, al menos, no experimentado desde hacía mucho tiempo se hubiera apoderado de nuestro ser provocando que rebosara de una fuerza, de un vigor, de un ansia de vivir que excedía la pobre envoltura que podían proporcionarle nuestros cuerpos. Al fin, en contra de lo que yo hubiera deseado, pero tal y como ansiaba mi padre, habíamos alcanzado la Ciudad Santa que es centro del orbe y, al contemplar siquiera parcialmente el monte de la Casa de Adonai, habíamos atisbado una realidad no presente pero mucho más auténtica que el mundo que nos rodeaba, una realidad que sólo sería tangible cuando llegara el *ha-olam havah*.

Aquella noche creo que entendí por primera vez lo que *abba* llevaba diciéndonos tanto tiempo a Daniel y a mí. Tanto mi hermano como yo seguíamos recordando Sefarad, la tierra más hermosa, pero la vista de Jerusalén nos había convencido de que Erets Israel estaría siempre en el corazón de cualquier hijo de Israel que lo fuera realmente. Ahora entendía —y no tenía duda alguna de ello— que lloraríamos acordándonos de Sión, generación tras generación, hasta que todos pudiéramos regresar a aquella tierra, y que cuando deseáramos a diario la paz sobre Jerusalén no estaríamos repitiendo una fórmula antigua y carente de sentido sino expresando algo tan íntimamente unido a nuestro ser y a nuestro espíritu como las venas que contienen la sangre lo están al resto de nuestro cuerpo. Nuestra redención no sería completa cuando llegara el mesías sino cuando en Erets Israel se cumplieran las promesas realizadas por Adonai a Abraham y confirmadas por el resto de los *neviim*, cuando, como escribió Isaías, el monte de la Casa de Adonai quede asentado en la cima de los montes y los *goyim* acudan allí para aprender la Torah, porque la Torah saldrá de Sión y de Jerusalén la palabra de Adonai.

Con el corazón ardiendo por el efecto de estos pensamientos, no conseguí dormirme hasta bien avanzada la noche. De hecho, me encontraba en el más dulce de los descansos cuando sentí que me sacudían con fuerza en el hombro.

—¡Despierta, hijo! —dijo *abba* mientras la sonrisa le cruzaba el

rostro—. Es la hora de la oración y luego tenemos una visita urgente que hacer.

Con un fervor especial, recitamos aquella mañana la *amidah* envueltos en nuestro *tal·lit* de oración y ceñidas nuestras frentes con los *tefil·lim*, que Adonai le ordenó a Moisés que deberían llevar los hijos de Israel generación tras generación. Para nosotros, no se trataba tanto de impetrar el favor de Adonai como de rendirle adoración y gratitud por habernos traído con bien a Erets Israel.

Aún estábamos guardando los *tefil·lim*, después de la oración, cuando *abba* nos dijo:

—No debemos perder ya ni un instante de tiempo. Me gustaría que visitáramos a Haim ben David esta misma mañana.

—Sin duda, es lo mejor que podemos hacer —subrayó Daniel—. Quizá incluso estaría él dispuesto a mostrarnos la Ciudad Santa...

—Podemos dejar eso para más adelante, hijo —le interrumpió mi padre—. Ahora necesito saber cómo es la situación de los hijos de Israel en esta tierra.

Y así abandonamos la estancia que nos había servido de morada y nos encaminamos hacia la dirección que nos había indicado Yafet. Se hallaba en una de las callejuelas del barrio que ocupaban los nasraníes pero, en realidad, semejante anomalía no nos causó especial sorpresa. Si Haim ben David era un galeno tan competente como se decía, era muy posible que los *frany* desearan tenerlo cerca, y más teniendo en cuenta que no parecían dedicarse a otra labor que la de guerrear.

Una vez llegados a la zona señalada, descubrir su casa no resultó difícil. La señalaba, sin ningún género de dudas, una fila inacabable de mendigos encanallados, enfermos presa de terribles dolencias y lunáticos apenas controlados. *Abba* miró con reparo aquella colección de despojos humanos que esperaba algún alivio a sus sufrimientos y pasando con resolución por delante de ellos se encaminó hacia la puerta de entrada. Su movimiento fue tan rápido que ni Daniel ni yo pudimos impedirlo. Sin embargo, no estaba llamado a verse coronado por el éxito. Una algarabía expresada por docenas de gargantas en multitud de lenguas que nunca habíamos escuchado

antes se elevó hasta los cielos en unánime protesta por aquel gesto. Como una bandada de buitres hambrientos desciende sobre una oveja muerta y abandonada, las manos sarmentosas y sucias de los necesitados cayeron sobre mi padre mientras de sus bocas manaba un torrente de injurias e improperios. De nada sirvió nuestra intervención ni que *abba* alegara que habíamos venido del otro extremo del mar. Ninguno de aquellos menesterosos estaba dispuesto a perder un solo puesto en la interminable hilera. Si deseábamos ver a Haim ben David tendríamos que esperar como todos, aunque eso significara aguardar durante días; y así, el sol fue elevándose cada vez más en el firmamento hasta que, exhausto por su carrera, comenzó a descender perseguido por las azules tinieblas del cielo de Jerusalén.

Dice el Tenaj en el libro de los Meshalim que, en el curso de un pleito, aparece uno de los litigantes y expone su punto de vista y parece que tiene razón, pero luego comparece su adversario y al hablar provoca la sensación de que el cargado de justicia es él. Mi padre, que fue dayán *en Qurduba, me confirmó repetidas veces lo veraz de esta afirmación. Al fin y a la postre, no todos ven la verdad de la misma manera e incluso no faltan los que pueden llegar a convencer a otros de que su postura es la más acertada, la más correcta, la más justa.*

Sin embargo, a pesar de que todo lo que he referido es cierto, de ahí no debe desprenderse que la verdad no exista o que todas las afirmaciones que escuchamos sean de valor semejante. En realidad, la verdad es algo tan sólido, recio y valioso como el más caro y puro de los diamantes. Buscarla constituye uno de los empleos más nobles que puedan darse a nuestra breve existencia, y aquel que la encuentra, por dura que pueda resultarle en un primer momento, ha descubierto una fuerza que lo libertará e infundirá una fuerza nueva en su vida. Precisamente porque la verdad existe, no todas las opiniones tienen la misma validez y nadie debería caer en el absurdo de pensar lo contrario.

El que consume veneno en dosis suficientes, muere; el que no administra su capital y lo dilapida en francachelas, acabará pobre; el que no recuerda que tiene un Creador y que ante Él deberá comparecer algún día, habrá desaprovechado esta corta existencia de la peor manera posible. Todas esas son realidades que no admiten alternativa porque lo ponzoñoso nunca es

bueno sino mortal, porque sólo se aumenta lo que no se gasta estúpidamente y sin seso, y porque, salvo algún necio, no he visto jamás negar que después de esta vida existe otra, e incluso a algunos de los que así desvariaban los he contemplado cambiando de opinión en su lecho de muerte.

Al igual que el que escucha las instrucciones para montar mejor a caballo o pescar con aprovechamiento no se siente coaccionado sino agradecido por el conocimiento que se le acaba de brindar, la verdad existe y esa innegable realidad no limita nuestra libertad. Por el contrario, nos permite dilucidar quién es el que verdaderamente tiene razón en un pleito e incluso vivir de la mejor manera.

17

AL-QAHIRA

—¿Me recuerdas, *yahud*?

Tragué saliva antes de responder a mi interlocutor. Aunque su estatura era muy reducida —casi no me alcanzaba los hombros— tenía que reconocer que la fuerza que emanaba de Saladino era considerablemente mayor a la que había visto surgir de muchos otros que había conocido a lo largo de mi vida. Sé que muchas personas opinan que la grandeza, la fuerza, incluso el talento se encuentran en relación directa con el tamaño. Semejante pretensión no sólo choca con la realidad que vemos vez tras vez en los hijos de Adán sino que incluso queda desmentida por la naturaleza. Un animal como la hormiga es proporcionalmente mucho más fuerte que un asno o un elefante, y los caballos más rápidos y elegantes no son los que cuentan con un tamaño mayor. Aquel hombre que me contemplaba desde abajo porque sus piernas no eran más largas ni su torso más prolongado hubiera sido capaz de aterrar a todo un destacamento de veteranos guerreros o incluso impedir que los caballos de su guardia relincharan a su paso.

—*Sayidi* —respondí intentando ocultar la emoción que me embargaba—, nadie que te haya visto alguna vez podría olvidarte nunca.

Otra persona menos fuerte o más soberbia que el hombre que estaba ante mí se hubiera sentido halagado por mi respuesta. Sin embargo, él ni siquiera parpadeó. A decir verdad, incluso me pareció

que un brillo de sospecha centelleaba rápidamente en el fondo de sus pupilas.

—*Yahud* —dijo con un tono cortante—, aborrezco la adulación y aprecio la eficacia. Si actúas como se espera de ti serás recompensado, pero si fracasas nada evitará tu castigo... incluso aunque tu lengua se deshaga pronunciando palabras lisonjeras. ¿Me has entendido?

—Sí, *sayidi* —respondí.

—Por lo que he escuchado, tengo la impresión de que consideras que ese niño padece los efectos de un golpe —comentó sin dejar de mirarme—. ¿Acaso crees que podrías curarle?

—Sí, *sayidi* —volví a responder.

Por primera vez desde el inicio de la conversación, mi interlocutor se permitió esbozar una sonrisa.

—¿Acaso sabes quién es la criatura que está ahora mismo en ese lecho? —me preguntó—. ¿Acaso te lo ha dicho alguno de los sirvientes?

—No, *sayidi* —respondí—. Nadie me ha informado de nada y nada sé acerca de él.

—Es el sultán en persona —dijo el guerrero mientras sus músculos faciales adoptaban la forma de una mueca gatuna.

Abrí la boca una, dos, tres veces pero no conseguí articular una sola palabra. ¿Aquel niño inconsciente que defecaba sin poder controlarse era el sultán? ¿Aquella criatura sumida en un estupor irresistible era el gobernante máximo de Egipto? Por un instante, tuve que realizar un profundo esfuerzo para no desplomarme por la impresión.

—Hay otros médicos que lo han visto antes que tú —prosiguió—, pero no he llegado a apreciar ninguna mejora y, francamente, no podemos permitirnos permanecer tanto tiempo sin sultán. Mi deseo es que acudas al consejo de sabios que se celebrará mañana y que des tu opinión. La manera en que curaste a la mujer leprosa de uno de mis hombres me demostró que conoces muy bien tu oficio.

¿Yo en un consejo de sabios? ¿Yo, un *yahud* rodeado de eruditos musulmanes? ¿Yo, un *yahud* diciéndoles que seguramente no habían diagnosticado bien su dolencia y que por esa razón se hallaba redu-

cido a la penosa situación en que se encontraba postrado? Decididamente, todo parecía indicar que no recibiría vivo el nuevo año.

—*Sayidi* —comencé a responder lentamente procurando escoger las palabras más adecuadas—, yo... yo sólo soy un *yahud*...

—Sé perfectamente que lo eres —me interrumpió con un tono de impaciencia.

—Así es, *sayidi*, así es —intenté proseguir con mi argumentación—, y en todo momento te has mostrado generoso... no deseo adular. Se... se trata simplemente de que confías en mí a pesar de lo que soy. Sin embargo... bueno, quizá otros musulmanes podrían sentirse ofendidos al escuchar mi juicio y...

—*Yahud* —me cortó—, la cobardía me repugna.

Tragué saliva. Lo último que deseaba en estos momentos era provocar el desagrado de aquella persona.

—Comprendo cómo te sientes —prosiguió adoptando un tono de voz más tranquilo—, pero has de saber que yo no juzgo nada por su origen. Por supuesto, creo que estás ciego al no abrazar el islam, pero ésa no es la cuestión que ahora estamos tratando. Si compro una espada o un yelmo no me importa si su forjador nació en tierra de *frany* o si es un *yahud* o si cree que Mahoma es el enviado de Al·lah. Lo que realmente me interesa es que haya realizado un buen trabajo. Contigo me sucede lo mismo. Cree lo que quieras pero obedéceme y salva a ese niño... al sultán.

Había comenzado a pintar el firmamento la aurora con sus rosados dedos cuando conseguí conciliar el sueño aquella noche.

18

ERETS ISRAEL

A lo largo de mi vida había tenido ocasión de contemplar en multitud de ocasiones el dolor en sus formas más variadas. Sabía lo que era el sufrimiento ocasionado por el fanatismo, por la apostasía, por la vergüenza, por la envidia y, por supuesto, por la enfermedad. Sin embargo, debo reconocer que jamás había contemplado, ni siquiera de manera aproximada, un abismo semejante de padecimientos como el que nos acompañó durante las horas siguientes. Aquellos cuerpos devorados por la fiebre y la podredumbre, por la disentería y las llagas parecían una clara manifestación en este mundo de la suerte de los réprobos que han merecido el castigo en cualquiera de los siete lugares en que se divide la *Guehenna*.

Sé que algunos *goyim* piensan que el hombre está dividido en un alma y un cuerpo sin apenas comunicación entre ambos. Por supuesto, no se puede dudar de que existe un alma en nuestro interior que nos abandona cuando expiramos y que, consciente, recibe el castigo o la recompensa por aquello que hemos hecho en esta vida terrenal. Sin embargo, no creo que lo que sufre el cuerpo esté totalmente aparte del alma y no deje su huella en ella. Durante aquel día pude ver cómo la lepra, la sarna o la tiña parecían haber calado por debajo de la piel, de los músculos y de los huesos hasta inficionar cada pliegue del espíritu de aquellos desdichados. En su miseria se injuriaban sin límite al menor roce, se insultaban ante la más mínima sospecha de que alguien les privara de su lugar en la fila e inclu-

so no tenían reparo en realizar sus necesidades a la vista de todos antes que perder el puesto que les acercaba cada vez más a los cuidados de Haim ben David.

A medida que fueron pasando las horas y que resultó manifiesto que nuestra espera podía prolongarse más de lo que nuestro cuerpo soportaría, Daniel se ofreció a marchar en busca de comida para restaurar las fuerzas de *abba*. Sin embargo, nuestro padre no se lo consintió. Creo que temía que luego no permitieran a su hijo menor acercarse hasta él e incluso bromeó con la idea de que el ayuno no le vendría nada mal para disfrutar mejor el banquete espiritual que tendría con nuestro hermano el rabino.

La noche era ya cerrada cuando entró en la morada de Haim ben David el enfermo que estaba situado justo antes de nosotros. Era un hombre vigoroso, de tez y cabellos claros y ojos invadidos por una tristeza mucho más profunda de lo que podría yo expresar. Que pertenecía a los *frany* era incuestionable porque iba armado —un privilegio que sólo ellos tenían— y porque su porte parecía el de un guerrero. Sin embargo, durante las horas que se había prolongado nuestra espera no abrió los labios una sola vez ni —mucho menos todavía— intentó hacer valer su condición para entrar antes en el dispensario del galeno. El gesto de consternación que empañaba su faz, los suspiros que de vez en cuando se le escapaban y los ademanes de resignada paciencia me llevaron a pensar que quizá se trataba de un penitente que deseaba recuperar la salud pero también purgar los pecados que hubiera podido cometer. Sin poderlo evitar, este pensamiento me ocasionó una profunda desazón y, sin embargo, yo que conocía el Tenaj y el Talmud debería haber sabido que hay *goyim* que se duelen de sus faltas y que buscan el perdón que sólo Adonai puede dar incluso con más celo que alguno de los hijos de Israel.

Aquel *fran* tardó mucho en abandonar la casa del médico, pero cuando la puerta se abrió finalmente para franquearle la salida, de su rostro apenado había desaparecido cualquier expresión de malestar. Sobreponiéndonos a la sorpresa de contemplar aquel súbito cambio, *abba*, Daniel y yo nos dispusimos a entrar.

—Es tarde —nos dijo el portero—. Regresad mañana.

Una sensación de insoportable pesar semejante en su negrura despiadada a una bandada de cuervos que acudiera a arrancar los ojos de sus víctimas se posó sobre nuestro corazón. ¡Llevábamos esperando desde el inicio de la mañana en medio de aquella atmósfera fétida y cargada de miasmas, habíamos soportado los olores infectos y las respiraciones enfermizas y ahora aquel hombre de rostro afilado como una cuchilla nos decía que no iban a recibirnos!

—¡Tiene que atendernos! —dijo *abba* precipitándose contra la puerta para evitar que se cerrara—. ¡Hemos... hemos venido desde muy lejos...!

—Mañana, mañana... —respondió el portero mientras pugnaba por retirar las manos de mi padre de la hoja de la puerta.

—*Anajnu min Sefarad* —chilló mi padre—. *Anajnu yehudim.*

Había escuchado miles de veces a mi padre hablar en hebreo pero nunca antes sentí en sus frases, ni siquiera en sus oraciones más piadosas, la fuerza desgarradora que ahora las había impregnado. Aquellas palabras que se referían a nuestro lugar de origen y a nuestra condición de hijos de Israel habían brotado ahora no de su garganta sino de lo más hondo de su espíritu, de aquella parte precisamente que ansiaba encontrar a un hermano sabio y acogedor en medio de un mundo hostil. Sin embargo, ni siquiera aquellas afirmaciones pronunciadas en la lengua en que Adonai había escrito sus *devarim* en dos tablas de piedra que entregó a Moisés en el Sinaí pudieron evitar que la puerta se cerrara.

Por un instante, *abba* apoyó las palmas de las manos sobre aquella superficie pulida quizá esperando que se abriera franqueándole el paso, pero como la puerta permaneció inmóvil y muda, su cuerpo se encorvó como si hubiera recibido un golpe y, lenta y desesperadamente, cayó de rodillas. El suave movimiento de sus hombros me indicó que había comenzado a llorar. Fue el suyo un llanto silencioso, suave, que arrancaba de muchas horas de dolor y sufrimiento vividas a solas y malenterradas en lo más profundo de su ser, y que ahora emergían como los espectros de los réprobos han de salir de sus sepulcros en el día de Adonai. Alargué la mano izquierda para posar-

la consoladora sobre su hombro pero Daniel me sujetó por la muñeca. Me bastó con ver sus ojos para comprender sus intenciones. Bajo ningún concepto, *abba* debería darse cuenta de que habíamos descubierto su llanto, su pesar, su hundimiento. Por mucho que nos doliera su pena, nuestro deber de honrarle era muy superior, y ninguna persona puede sentirse honrada si se la ha visto en esa situación.

—*Min atá?*

Levanté los ojos desde mi padre hasta el lugar del que procedía la voz. Se encontraron entonces con un hombre maduro, de cabello negro levemente canoso y barba partida en dos a la altura del mentón. En sus ojos hundidos y en el gesto de su rostro se veía que estaba exhausto, enormemente agotado por un cansancio que iba más allá del que produce el trabajo físico y que hundía sus raíces en el espíritu.

—Somos hijos de Israel procedentes de Sefarad —le respondí en hebreo—. Hemos venido desde muy lejos para ver a Haim ben David pero, después de esperar durante todo el día, se nos ha dicho que no podrá recibirnos...

El hombre de aspecto agotado bajó la mirada posándola sobre mi padre. En sus ojos se dibujó entonces una mezcla indescriptible de pesar y compasión. Luego alzó la vista y, mirándome a los ojos, dijo en hebreo:

—Yo soy Haim ben David. Sois bienvenidos a esta casa.

No tardamos en comprobar que Haim ben David era un hombre que superaba con creces lo que Yafet nos había narrado acerca de él. A pesar de su cansancio, demostró ser erudito, brillante y hospitalario. Aunque se disculpó varias veces por la pobreza de la cena que nos ofreció, lo cierto es que hacía mucho tiempo, desde antes de nuestras desgracias en Sefarad, que no habíamos tenido ante nosotros una mesa tan bien puesta y servida con manjares tan delicados. Sin embargo, lo más nutritivo de aquella velada no fue la sucesión grata y, en apariencia, interminable de pescados, quesos y frutas. No. Lo que nos causó una impresión más profunda fue la manera prodi-

giosa en que Haim ben David podía pasar de comentar un pasaje oscuro del libro de cualquier *naví* a describir el tratamiento de una enfermedad o a relatar la manera en que los distintos pueblos que ahora habitaban en Erets Israel se aborrecían entre sí aunque sin tener la fuerza suficiente como para exterminarse.

—Los *frany* distan mucho de ser buena gente —dijo Haim—, pero hay que reconocer que su llegada ha impedido que los musulmanes acabaran por matarnos a todos o, al menos, nos esclavizaran como ahora está sucediendo en Sefarad, al otro lado del Estrecho, o en el Yemen.

—¿En el Yemen? —preguntó *abba* con inquietud en la voz.

—Sí —dijo Haim—, y por lo que sé allí las cosas se están desarrollando peor que en ningún otro sitio. No se limitan a extorsionar a los rabinos o a los miembros principales de cada comunidad. Tampoco se conforman con la apostasía de algunos personajes destacados. Cualquier hijo de Israel que se niega a abrazar el islam es inmediatamente ejecutado y puede considerarse afortunado si no lo torturan horriblemente antes.

—¿Cómo puede suceder eso? —preguntó *abba* apesadumbrado—. En ningún otro lugar se comportan así, ni siquiera en Sefarad...

—La explicación es fácil —respondió Haim—. El Yemen está situado muy cerca de la tierra donde nació ese tal Mahoma, de manera que su fanatismo se ve aún más acentuado. Además se da otra circunstancia mucho más importante de lo que podría parecer a primera vista. No hay reyes nasraníes en ninguna nación fronteriza, de modo que los musulmanes se sienten inclinados a actuar sin limitaciones seguros de que obran con total impunidad. En realidad, no necesitan mostrar un rostro más amable del que tienen y por ello no lo hacen. Mientras los *frany* o cualquier otra nación de nasraníes los amenace no correrán el riesgo de acabar totalmente con nosotros... a fin de cuentas siempre hemos sido leales y podrían utilizarnos a su gusto.

—Verdaderamente —dijo Daniel con tono de resignado pesar— no podremos sentirnos seguros en este mundo hasta que Adonai nos envíe a su mesías...

—Sí, ciertamente es así —me escuché musitar en señal de asentimiento.

—Sin duda... —corroboró mi padre— porque está escrito en el libro del *naví* Zacarías: «eliminará los carros de combate de Efraim y los caballos de Jerusalén; será suprimido el arco de guerra y proclamará la paz a los *goyim*. Su dominio se extenderá de mar a mar y desde el Río hasta el extremo del orbe».

—Amén —exclamó Daniel cuando *abba* concluyó su cita.

—Ese mesías ya ha venido —dijo Haim.

Como si un resorte invisible hubiera actuado sobre nuestras cervices, Daniel, *abba* y yo giramos la cabeza buscando la mirada de nuestro anfitrión.

—¿Qué... qué acabas de decir, hermano? —preguntó *abba* con la voz temblorosa.

Haim respiró hondo, como si sintiera un enorme peso sobre su pecho. Luego, elevó la mirada hacia el cielo y guardó silencio. Seguramente no permaneció callado mucho tiempo, pero a mí me pareció eterno como los padecimientos de los condenados en la *Guehenna*.

—El mesías ya ha venido —dijo finalmente Haim—, y lo hizo de acuerdo con lo profetizado en el Tenaj.

—¿En el Tenaj? —exclamó Daniel—. Pero los *hakim* enseñaron que no deberían hacerse cálculos acerca de su venida...

—Y la enseñanza es buena —respondió Haim— porque está claramente indicada en las Escrituras sin necesidad de proceder a ningún cálculo.

—¿Cómo llegas a esa conclusión? —preguntó mi padre cada vez más interesado en lo que acababa de escuchar.

—Fue nuestro patriarca Jacob, y así lo indica el libro de Bereshit, el primero de la Torah, el que señaló que el Silo, el mesías, llegaría cuando la tribu de Judá hubiera perdido el cetro, es decir, cuando sobre Erets Israel no hubiera un rey de los hijos de Israel. Eso sucede desde hace más de mil ciento setenta años, cuando un idumeo llamado Herodes fue coronado rey sobre esta tierra.

—Eso es cierto —concedió mi padre mientras se acariciaba las

guedejas de su poblada barba— pero, hermano, lo único que nos indica es que el mesías podría haber llegado en cualquier momento durante los últimos casi mil doscientos años.

Haim sonrió. La objeción de mi padre, lejos de incomodarlo, parecía haberlo estimulado a seguir con su exposición.

—El Tenaj nos proporciona más datos al respecto —dijo amablemente—. ¿Acaso no recuerdas lo profetizado por el *naví* Daniel en su oráculo de las setenta setenas?

—Yo lo recuerdo —dije—. El ángel Gabriel le dijo al *naví* Daniel: «Setenta setenas han sido fijadas para tu pueblo y para la Ciudad Santa...».

—«... para acabar con la trasgresión, limpiar los pecados y expiar la culpa; para establecer la justicia eterna, sellar la visión y la profecía y consagrar el santo de los santos —me interrumpió mi padre continuando la cita—. Desde que se dé la orden de reconstruir Jerusalén hasta la llegada del príncipe mesías pasarán siete setenas y sesenta y dos setenas...»

—Todo ello —dijo Haim— hace un total de cuatrocientos ochenta y tres años a contar desde la reconstrucción de Jerusalén cuando nuestros antepasados regresaron del destierro de Babilonia. Eso fue en la época en que los *rumíes* gobernaban esta tierra, apenas unos años después de la muerte de Herodes. Estamos hablando de...

—Hace mil ciento treinta años aproximadamente —exclamó Daniel con la sorpresa pintada en el rostro.

—Así es —dijo Haim—. El Tenaj, las Escrituras que el *Ruaj HaKodesh* inspiró a nuestros antepasados, señala, por lo tanto, que el mesías ya ha venido.

Hasta entonces me había preciado de conocer el Tenaj pero aquella interpretación, tan difícil de negar por otra parte, no la había escuchado ni leído jamás. ¿Acaso era posible que lo que acababa de decir Haim fuera cierto? Y si, realmente, era así ¿cómo era posible que el mesías enviado por Adonai no hubiera actuado en más de mil cien años?

—Pero ha pasado mucho tiempo desde entonces —dijo Daniel

como si hubiera adivinado mis pensamientos—. Si lo que dices es cierto, ¿dónde está el mesías? ¿Por qué no se ha dado a conocer hasta ahora? ¿Acaso ha sido infiel a su misión y no ha atendido al llanto de los hijos de Israel?

—No. Fue fiel —respondió Haim— pero lo mataron.

Al escuchar aquellas palabras, un estupor profundo y espeso descendió sobre nosotros.

—¿Qué… qué dices, hermano? —balbució sorprendido Daniel—. ¿Que lo mataron? ¿A él? ¿Al mesías enviado por Adonai?

—Fue el ángel Gabriel el que le dijo al *naví* Daniel: «Pasadas las setenta y dos setenas matarán al mesías aunque no es culpable de nada» —respondió Haim—, y de esta manera confirmó el oráculo transmitido por el *naví* Isaías acerca del mesías, al que llamó *Ebed Adonai*, cuando escribió: «fue arrancado de la tierra de los vivos, por las rebeldías de su pueblo fue herido y se dispuso su sepultura entre los malhechores aunque su tumba estuvo con los ricos».

—Conozco bien ese pasaje —dijo pensativo mi padre— pero siempre consideré que se refería al pueblo de Israel en sus padecimientos…

—Yo también conozco esa interpretación —asintió Haim— pero estoy convencido de que no es correcta. El *naví* Isaías afirma que el *Ebed Adonai* llevó sobre sí los pecados de nosotros, los hijos de Israel, luego no puede ser Israel. Además, así lo vieron algunos de nuestros sabios. ¿Acaso no recoge el tratado Sanhedrín del Talmud el testimonio de Yehudah ha-Nasí, el autor de la Mishnah, cuando dice, citando a Isaías, que está escrito que «el mesías ha llevado nuestras dolencias y cargado con todos nuestros dolores; y lo hemos contemplado como herido, golpeado por Dios y abatido»?

De nuevo el silencio, como si fuera un quinto miembro de la conversación, se extendió por la estancia. Lo que Haim estaba diciendo parecía sólido, cargado de razón, macizo en su expresión y, sin embargo… sin embargo, todas aquellas respuestas no satisfacían mi curiosidad sino que me impulsaban a formular más y más preguntas.

—Si lo que dices es cierto, Haim —dije—, nuestra situación es

ciertamente desesperada. El mesías habría venido según lo establecido en el Tenaj, pero no sólo le habrían dado muerte sino que además nadie o al menos muy pocos entre Israel se habrían percatado de que había llegado la hora de la redención. Además... además hay otras cosas que no encajan con lo que el Tenaj dice del *ha-olam havah* iniciado por el mesías. Quiero decir que los ciegos siguen sin ver, los cojos continúan sin poder andar y los mudos persisten privados del habla y... y tampoco los muertos han resucitado.

Nuevamente Haim sonrió, como si todas aquellas cuestiones no sólo no debilitaran su posición sino que, por el contrario, la fortalecieran.

—Tras ser injustamente ejecutado —respondió Haim— el mesías fue resucitado y Dios lo elevó hasta Su diestra en los lugares celestiales. ¿Acaso no recuerdas como el rabí Berekiah dijo en nombre del rabí Leví: «el futuro redentor, el mesías, será como el primer redentor, que fue Moisés. Al igual que el primer redentor se reveló a sí mismo y más tarde fue ocultado de los hijos de Israel, así el redentor futuro será revelado a los hijos de Israel y después será ocultado de ellos»?

Yo conocía el texto que Haim acababa de invocar. Formaba parte del Midrash del libro de Rut. Aquel hombre podía o no convencerme pero tenía que doblegarme ante el hecho de que no era un ignorante ni un embustero. Podía citar —mucho mejor que nadie que yo hubiera conocido hasta entonces— no sólo el Tenaj y el Talmud sino también escritos como los Midrashim. Pero ¿de dónde le había venido todo aquel conocimiento en aquella tierra que ahora parecía maldita? ¿Quién le había impartido aquellas enseñanzas que nunca había escuchado dar a mi padre o a hombres como Ibn Shoshán, el maestro de Fez? Y, sobre todo, ¿cómo era que Yafet no nos había advertido nada de aquello? Me respondí a mí mismo que, seguramente, porque no lo conocía ya que, de haberlo sabido, o lo hubiera considerado un loco o habría mostrado la misma alegría extraña, la misma esperanza invencible que ahora podía contemplar en los ojos de Haim.

—La convicción de que ese mesías vino, murió cargando con

nuestras culpas y regresará ha cambiado mi vida, hermanos —prosiguió Haim—. Ha impregnado cada parte de mi ser de la misma manera que la lluvia empapa la tierra convirtiéndola en un terreno fértil del que comerán hombres y bestias.

Hasta ese momento, las palabras de Haim me habían asombrado, sobrepasado, abrumado. Ahora la sensación que me embargó fue la de sobrecogimiento. Nuestro anfitrión no estaba ya discutiendo o intentando persuadirnos. Ahora hablaba de una vida que había cambiado radicalmente bajo el influjo de aquellas enseñanzas, y esa vida no era otra que la suya.

—Ya era médico antes de saber todo esto —prosiguió Haim— y hasta mi práctica de ese arte cambió. Nunca caí en el pecado de la codicia o fui deshonesto en mi trato con los enfermos, pero sé que entonces, antes de conocer al mesías, tan sólo me preocupaba ganarme la vida. Eso es bueno, pero no es lo más importante para mí ahora. Es por ello por lo que dedico buena parte de mi tiempo a atender a aquellos que nada tienen, que nunca podrían pagar a un médico, que necesitan más que nadie porque nada se pueden procurar.

—Pero... pero ¿no temes padecer necesidad actuando así? —preguntó mi hermano Daniel—. Es cierto que la Torah nos ordena ser compasivos no sólo con los demás hijos de Israel sino también con los *goyim* pero...

—Daniel, tú sabes que Adonai provee a aquellos que dedican parte de su tiempo a estudiar la Torah. ¡Cuánto más no lo hará en favor de los que se muestran compasivos con las criaturas que Él creó a su imagen y semejanza!

Miré de reojo a mi padre. Hacía un buen rato que no pronunciaba palabra y ahora descubrí que la expresión de su rostro se había transformado totalmente. Sus ojos se habían empequeñecido como si se esforzara por alcanzar a ver algo lejano y peligroso, y en su frente se había dibujado una raya profunda y roja que parecía cortarle la cabeza en dos. Supe entonces que vislumbraba algo que ni Daniel ni yo habíamos sido capaces de ver y que su contemplación le estaba causando un dolor indecible. Hubiera deseado enton-

ces pedirle que hablara, que dijera lo que tenía en su corazón, que no reservara para sí lo que acababa de descubrir. No me atreví motivado por una mezcla de respeto filial y de temor a las palabras que pudieran salir de su boca, y mi padre siguió guardando un silencio espeso y profundo, mientras Haim continuaba hablando de su existencia cotidiana, una existencia repleta de enfermos de todas clases y dolencias a los que atendía desde que salía el sol hasta el ocaso.

—Por eso puedo deciros —continuó Haim ben David— que el mayor gozo que he tenido a lo largo de mi existencia ha sido encontrar al mesías, un mesías que desea ser conocido por todo Israel y al que nuestros hermanos en su mayoría no conocen. Por eso...

—Haim —le interrumpió mi padre—, te hemos escuchado durante todo este tiempo con paciencia...

¡Paciencia! Confieso que al escuchar aquella palabra sentí que mi cuerpo daba un respingo fruto de la sorpresa. ¿Cómo se atrevía *abba* a decirle a aquel hombre que le habíamos escuchado con paciencia? Aunque hubiera sido cierto, una referencia de ese tipo no dejaba de constituir una descortesía. Equivalía, de hecho, a afirmar que aquellas palabras cargadas de erudición y entusiasmo habían significado una carga difícil de soportar. ¿Adónde deseaba llegar mi padre?

—... precisamente por eso —continuó— creo que ha llegado el momento de formularte una pregunta... si me lo permites.

Haim sonrió. Daba la sensación de que se sentía profundamente satisfecho, como si, al fin y a la postre, hubiera llegado a la culminación de aquella extraña enseñanza que nos había ido comunicando a lo largo de la noche.

—Sí, hermano, te lo permito —respondió con un tono de voz cargado de gentileza.

Los ojos de mi padre se convirtieron en unos puntos extrañamente diminutos.

—¿Acaso podrías decirnos el nombre de ese mesías que, según tu... enseñanza, afirmas que ya vino? —preguntó con un tono de voz sereno pero impregnado de una dureza innegable.

Haim sonrió, pero ahora me pareció que en sus labios se traslucía una cierta aureola de tristeza.

—Sí, hermano —respondió el médico—, el nombre del mesías enviado por Adonai en el tiempo profetizado en el Tenaj no es otro que Jesús…

No deberíamos empeñarnos en dar a nuestros hijos más que aquello que dispuso el Creador. De nosotros reciben la vida y con ella el color de la piel, del cabello, de los ojos. Poco más tarde adquieren nuestra religión e incluso aprenden a hablar en nuestra propia lengua. Se espera que a ellos les entregaremos los bienes, pocos o muchos, que formen nuestro peculio personal. Incluso no resulta extraño que sigan nuestro oficio, trabajo o negocio siquiera porque es algo conocido en cuyo desempeño podemos ayudarlos. Es en este punto donde, generalmente, se puede empezar a romper el equilibrio de lo razonable, porque cabe la posibilidad de que pretendamos —quizá sin darnos cuenta de ello— que nuestros hijos nos sustituyan en el alcance de las metas con que hemos soñado durante años.

No nos percatamos de ello, pero en ese momento los hijos dejan de ser individuos para convertirse en instrumentos, los instrumentos que nos permitirán de manera vicaria y sustitutoria llegar a los lugares donde nunca pudimos poner los pies. Ellos serán los que estudiarán aquello que no nos fue permitido estudiar, los que adquirirán aquello que resultó imposible adquirir, los que cosecharán los aplausos que nadie nos brindó. Cuando hemos llegado a ese punto, igual que sucede con la luna que mengua en el cielo, poco a poco el hijo deja de ser él mismo, transformado por nuestras ansias de ganarle a esta vida más bazas en otro yo.

Al final, la mayoría de los padres no logra que su hijo sea un trasunto suyo por la sencilla razón de que se trata de un ser independiente que siente, padece y ama por su cuenta. Por añadidura, en ese proceso de retorcimien-

to de la voluntad no pocas veces el hijo se aparta de sus progenitores más de lo que hubiera sido normal. Siempre que pretendemos sobrepasar lo que ya quedó dispuesto por el Creador los resultados son, más tarde o más temprano, pésimos.

19

AL-QAHIRA

—Bastará, por lo tanto, con que le apliquemos los tratamientos adecuados en las piernas para que vuelva a caminar y en la garganta, para que recupere la voz.

Con aquellas palabras concluyó su exposición el jefe de los médicos de la corte. Había sido una larga parrafada indigesta, aburrida, pomposa y, sobre todo, equivocada. Por un instante más, contemplé aquel rostro circundado por una barba negra con hebras plateadas tras el que se escondía uno de los hombres más soberbios que había tenido ocasión de ver.

—¿Estás seguro de lo que dices? —preguntó Saladino, que presidía la reunión.

—Sin el más mínimo asomo de duda —respondió el médico con una hinchada autocomplacencia y añadió—: Estoy acostumbrado a que mis opiniones provoquen controversias. Hace unos meses, en uno de mis viajes a la corte de Siria, expuse mi punto de vista sobre una enfermedad y toda la ciudad de Dimasq se dividió. La mitad estaba de acuerdo con mi diagnóstico y la otra mitad lo discutía.

Guardé silencio. Además de soberbio, aquel vanidoso médico era un absoluto embustero. ¿A quién podría entrarle en la cabeza que una ciudad tan importante como Dimasq se acalorara por la opinión de alguien tan mediocre? Decididamente si la corte del sultán abría sus puertas a sujetos como aquel podía dar por seguro que nunca disfrutaría yo de un lugar en ella.

—¿Qué piensas de todo esto? —me preguntó directamente Saladino.

—Las opiniones que ha presentado el médico que me ha precedido en el uso de la palabra son totalmente inadecuadas —respondí con todo el aplomo de que fui capaz.

Un murmullo de desagrado invadió la estancia mientras el aludido me miraba con un desagradable gesto mezcla de orgullo herido, odio despertado y desprecio absoluto. Aquel gesto no me provocó la menor intimidación. Más bien me convenció de que era un necio y un ignorante y de que, por lo tanto, lo mejor que podía hacer era mantener la calma y afirmarme en mi posición.

—Lo diré con claridad —continué—. Nada de lo propuesto por este médico servirá para otra cosa que no sea torturar al niño. En realidad, la raíz de su mal se halla en la inflamación de la médula espinal ocasionada por el golpe que recibió al caerse. Si esperamos tan sólo una semana, los efectos desaparecerán por sí solos y el sultán podrá hablar y caminar normalmente.

Airados, encolerizados, casi frenéticos, los médicos de la corte se levantaron agitando los brazos en señal no sólo de desacuerdo sino de condena. Ni uno solo de ellos presentó un argumento sólido contra mí, pero pude escuchar hasta la saciedad referencias a la perversidad innata de los hijos de Israel, a mi insufrible orgullo —¡mi orgullo!— y a mi intolerable incapacidad.

Saladino contempló la discusión en silencio, sin mover un solo músculo de la cara. Finalmente, levantó la mano derecha abierta y, como si hubiera pronunciado un poderoso conjuro, el silencio se apoderó completamente de la estancia. Luego se volvió hacia mí y dijo:

—Te ruego que abandones esta sala. Te haré llamar cuando lo considere pertinente.

Con una sensación insoportable de pesar y rabia oprimiéndome el corazón, me puse en pie y recorrí la escasa distancia que separaba mi lugar de la puerta.

20

ERETS ISRAEL

Siempre abrigué dudas sobre las consecuencias de nuestra llegada a Erets Israel. No se trataba sólo —aunque no puedo negar que eso influyó— del recuerdo de Sefarad, que no me abandonaba ni tan siquiera una sola hora durante el día. También influía en mi ánimo el temor a que no fuera el momento decidido por Adonai para dar ese paso y que, precisamente por esa razón, al fin y a la postre, nuestro estado terminara siendo peor que el que ostentábamos al alcanzar sus costas suaves. Nada me llevó a cambiar de postura cuando nos adentramos en el interior de aquella tierra. El tiempo que pasamos con Yafet y el estado de desolación que padecía el país tan sólo sirvieron para arraigar más en mi espíritu aquella sensación de profunda desazón. Tan sólo viví unos instantes en que pensé que, quizá, *abba* tenía razón y fue cuando pude contemplar con mis propios ojos los restos de la Casa que había sido levantada al Dios único en aquella ciudad. Sin embargo, todo se desvaneció como la neblina de la mañana después de nuestro encuentro con Haim ben David, un hombre que profesaba ser judío y que, no obstante, pretendía que Jesús de Nazaret era nada menos que el mesías enviado por Dios para redimir a Israel y ser luz de los *goyim*. A partir de ese episodio, no me cupo la menor duda de que nos habíamos equivocado al acudir a aquella tierra y luego, junto con la ardiente frustración, mi espíritu albergaba un insoportable sentimiento de culpa, el que nacía de no haber podido o sabido persuadir a mi padre para que no acometiera tan desatinada empresa.

Sin embargo, lo peor no era que mis temores más aciagos se hubieran confirmado con creces. No, lo más trágico fue que también *abba* llegó a la conclusión de que había errado en sus ilusiones y de que, al comportarse de tan lamentable forma, no sólo se había convertido en acreedor de indecibles sufrimientos, sino que también se los había provocado a sus hijos, los únicos seres que aún le unían con un futuro que había ansiado y que no llegaría a ver.

Nada de esto puedo referirlo porque él nos lo comunicara a Daniel o a mí, sino, más bien, porque después de nuestro encuentro con Haim se sumió en un mutismo casi absoluto del que sólo emergía para recitar las oraciones diarias. Sin embargo, ni siquiera esos breves momentos se asemejaban ya a nada que hubiéramos podido ver en él con anterioridad. No se trataba sólo de que nunca volvió a entonarlas con el entusiasmo que había mostrado después de nuestra primera visita a las ruinas de la Casa del Dios único sino también de que las musitaba con voz apenas audible y una expresión apagada y profundamente triste en sus apenadas pupilas.

Tan sólo una vez —y sólo porque Daniel y yo se lo suplicamos con insistencia— volvió a visitar los restos de la Casa de Adonai, pero todo resultó muy distinto a lo que habíamos vivido apenas unas jornadas antes. Se limitó entonces a inclinar su frente arrugada sobre las enormes piedras del Muro de las Lamentaciones y a comenzar a llorar de una manera mansa y callada que taladró mi corazón y el de mi hermano como si hubiera sido un cincel de pena. *Abba* había resistido todo —incluso la perspectiva de verse arrancado del seno de su pueblo, el pueblo que tanto amaba y al que tanto había dado— mientras ardió en su ser alguna brizna de esperanza. Ahora aquel pábilo que había humeado proporcionando ilusión a su espíritu e irradiándolo sobre nuestras vidas estaba extinto y, al igual que cuando por la noche se apaga la luz que ilumina una alcoba, las tinieblas se apoderaron de todo el espacio que nos rodeaba.

Ha pasado tiempo desde aquellos días en que viajamos a Erets Israel, pero nunca he dejado de pensar que fue la conversación que mantuvimos con Haim la que sumió a mi padre en aquella melancolía devoradora que fue carcomiéndolo día a día e incluso hora a

hora. Demasiado sabía yo a aquellas alturas que la pena es un mal no inferior en sus letales consecuencias a la lepra o la gangrena. Mi experiencia no era muy amplia pero había tenido ocasión de contemplar cómo había viudos que, muerta la esposa a la que habían amado entrañablemente, se dejaban morir convencidos de que nada bueno les esperaba ya en este mundo, y situaciones similares había podido observar también en algunos animales especialmente unidos a sus amos. Mi padre había realizado un descubrimiento que le abrumó y esa sensación sobrecogedora comenzó a desgarrar su corazón poco a poco al igual que una gotera aniquila una techumbre o que, como señala el libro de los Meshalim, una mujer rencillosa destruye un matrimonio. Sin embargo, deseo ser justo en mis juicios y por ello tengo que señalar que el encuentro con Haim fue sólo el final de un proceso que se había iniciado tiempo atrás, incluso antes de salir de Sefarad.

Abba procedía de una antigua e ilustre estirpe de rabinos orgullosos de su alcurnia y abolengo. Desde su infancia, había crecido disfrutando del respaldo cálido procedente de un *qahal* que le ofrecía su respeto, su afecto y, sobre todo, de un orbe en el que vivir, desarrollarse y, un día, morir rodeado de cuidados y amor. De repente, de manera cruelmente inesperada, aquel mundo había sido reducido a cenizas sin que nadie se lo advirtiera. Primero había descubierto que sus vecinos, que sus amigos, que sus hermanos no sólo no comprendían su voluntaria apostasía sino que incluso le vituperaban y le aislaban por ella. No es que no lo esperara; es que, seguramente, en lo más íntimo de su ser siempre anheló una reacción de clemencia que en el último momento le librara de apurar hasta las heces aquella copa rebosante de hiel. Sin embargo, nada de aquello se convirtió en realidad y, tras siglos de permanencia en Sefarad, todos nos vimos expulsados de una tierra que amábamos más que cualquier otra en el mundo.

Quizá entonces Daniel o yo o ambos a la vez deberíamos haberle insistido para que buscara refugio entre los reinos nasraníes del norte o en alguna población adonde no hubieran llegado a imponer su dominio aquellos *almuwajjidun* venidos del otro lado del Estre-

cho. Sin embargo, el respeto que sentíamos por él fue mucho mayor que nuestra prudencia y deseando verle feliz le permitimos adentrarse más en un camino que se revelaría repleto de amargura. En Fez encontró un alivio —es cierto— pero, dado su carácter pasajero, resultó, al fin y a la postre, más dañino, a semejanza del pesar que sufren aquellos padres a los que se dice que su hijo va a curarse de una grave enfermedad y a los que se anuncia poco después que el muchacho ha muerto. Esa efímera esperanza resulta, en conclusión, más dolorosa que recibir de manera directa el anuncio de que no existe remedio en este mundo que pueda devolver la salud a un ser querido.

Cuando nos vimos obligados a abandonar Fez porque los seguidores de Mahoma habían decidido acabar con todo aquel *yahud* que sobresaliera mínimamente, *abba* se había aferrado aún más a la idea que se había ido apoderando de él cuando tuvimos que huir de Qurduba. Reconocía que todo iba mal, que la desgracia parecía perseguirnos pero, al mismo tiempo, quería creer y creía que nuestros males tendrían fin cuando llegáramos a Erets Israel. Detalles como el hecho de que Daniel consiguiera salvar incluso buena parte de nuestro caudal porque, previamente, lo había convertido en diamantes sólo sirvieron para afianzarle más en aquella convicción.

Sin embargo, en la tierra que antaño hollaron Abraham y David y Salomón y tantos *neviim* también nos esperaba el pesar. No había comunidades de los hijos de Israel que destacaran por su sabiduría y erudición como las que se daban cita en la tierra de Sefarad, e incluso *abba* no tardó en saber que nuestros hermanos del Yemen apostataban en masa para evitar la muerte. Cuando el hombre más sabio, más prudente, más justo y más compasivo de entre los hijos de Israel resultó ser un nasraní convencido de que Jesús era el mesías, el corazón de mi padre no pudo resistirlo más.

Quizá si hubiera sido más joven, si no hubiera sufrido tanto en los últimos tiempos, si hubiera abrigado en su interior unas gotas de alegría y esperanza podría haber pensado en alimentar a aquellas ovejas de la casa de Israel extraviadas como si no tuvieran pastor, pero ahora sabía que el mundo que había amado, al que había dedicado

toda su existencia y en el que había deseado ver crecer a sus hijos había desaparecido, y no pudo soportar aquella pérdida.

Estaba ya muy enfermo cuando abandonamos Jerusalén con la intención de dirigirnos hacia el sur. Ya no alentaba en él ni ilusión ni gozo pero aun así deseaba visitar algunos de los lugares que habían sido testigo de la peregrinación de los antepasados de los hijos de Israel por aquella tierra de la que, en otro tiempo, fluyó leche y miel. Guiados por el deseo de complacer a un padre que iba adelgazando igual que lo hace el odre cuya sustancia se ha ido vaciando, Daniel y yo le acompañamos en su viaje hacia la tumba de nuestro antepasado Abraham, un lugar que había sido respetado por los musulmanes porque lo consideraban el primero de entre ellos y por los nasraníes, que lo veneraban como a uno de sus santos.

Nos encontrábamos en las inmediaciones de Hebrón, la población cerca de la cual Abraham compró al heteo Hefrón un campo y una gruta para sepultar a Sara, su esposa, cuando *abba* comenzó a quejarse de un violento dolor en el pecho. Daniel y yo descendimos de los asnos que montábamos —a ningún hijo de Israel le hubiera sido permitido cabalgar a caballo— y lo bajamos con la mayor delicadeza del animal que soportaba su peso.

—¿Cómo es el dolor que sientes? —le pregunté apenas logramos depositarlo en un lugar sombreado para que reposara al borde del camino.

—Es mi corazón, Moisés —me dijo clavando en mí unas pupilas que derramaban más pesar que dolor—. Es... es una punzada que lo atraviesa y que me desciende...

—¿Por el brazo izquierdo? —le interrumpí, en parte, para evitar que se fatigara en exceso y, en parte, porque sospechaba el tipo de mal que le aquejaba en aquel momento.

Asintió con la cabeza y yo desvié la mirada para que no pudiera descubrir las lágrimas que, de manera repentina, me habían inundado los ojos. Conocía aquella dolencia y sabía que era prácticamente imposible sobrevivirla. El corazón se desgarraba y, al hacerlo, empujaba el alma fuera del cuerpo; y era tan difícil retenerla como el contener el agua en el interior de un cesto.

—No te preocupes, *abba*. Enseguida desaparecerá el dolor —dije intentando imprimir a mi voz un acento de tranquilidad.

Cuando mi mirada se cruzó con la de Daniel comprendí inmediatamente que mi hermano no había aceptado aquella mentira. Tampoco la creyó mi padre. Había pasado mi brazo derecho por detrás de su espalda y lo sujetaba como habría hecho una madre con un hijo al que va a alimentar. Sentí entonces cómo su cuerpo se tensaba como una cuerda de cuyos extremos tiraran dos hombres forzudos y de sus labios cárdenos y fríos brotaban unas palabras que yo mismo había aprendido de él en mi infancia.

—Shemá, Israel, Adonai Elohenu...

No llegó a concluir la frase. Por un instante, su cuerpo pareció dilatarse entre mis brazos, y luego sentí con absoluta claridad como su alma lo abandonaba y, pesando menos, ya muerto se relajaba.

En otro lugar, en otro tiempo, Daniel y yo le hubiéramos dispensado un entierro digno de tal nombre. Ahora no resultaba posible. Con una parte nada despreciable de nuestros recursos compramos un huerto cercano a Hebrón en el que le dimos sepultura, y yo procedí a recitar las oraciones de rigor procurando que no se quebrara mi voz como quebrado se sentía mi corazón. Luego, mi hermano y yo nos fundimos en un abrazo que no sólo sirvió para dar rienda suelta a nuestro pesar, sino también para expresarnos que siempre podríamos contar el uno con el otro. No tardamos en confesarnos que ninguno de nosotros deseaba quedarse en Erets Israel, pero aun así decidimos visitar el sepulcro de Abraham, quizá porque era una manera de cumplir el último deseo que había abrigado mi padre.

Encontramos la gruta que Abraham había adquirido para su esposa, según relata el libro de Bereshit, frente a una colina llamada Rumeida. Reconozco que nos quedamos sorprendidos al ver el lugar que rodeaba la antigua cueva. Se trataba de una auténtica fortaleza cuyos muros tenían un espesor superior a la longitud de un hombre corriente. Finalmente, una larga escalera nos condujo hasta el lugar principal. A continuación de dieciséis peldaños, contemplamos dos cavidades irregulares situadas, poco más o menos, frente

a una antigua entrada. Hasta ahí sólo estábamos autorizados a pasar los hijos de Israel porque los nasraníes habían edificado más adelante uno de sus templos. Sin embargo, aquella prohibición —una de tantas en una tierra que antaño había sido testigo de las grandezas de David y Salomón— no nos apenó. Quizá es que nos habíamos ido acostumbrando a no poder disfrutar de aquello que había sido construido o comprado por aquellos hijos de Israel que nos habían precedido.

Procurando no llamar la atención de ninguno de los escasos visitantes que había en aquella antigua gruta convertida en macizo edificio, Daniel y yo nos cubrimos la cabeza para poder entonar debidamente la oración.

—*Ab ha-rajmín*... —comenzó a decir mi hermano Daniel.

Mientras tanto, al tiempo que mis labios musitaban aquellas fórmulas, mi corazón intentaba elevarse hasta el Altísimo por encima de las nubes de dolor que rodeaban mi alma.

—Padre compasivo —dije en hebreo mientras las lágrimas se deslizaban por mis mejillas— que moras en los cielos, recuerda con tu gran misericordia y con clemencia a todos los justos, rectos y virtuosos; a las comunidades santas que han entregado sus vidas para santificar el nombre de Dios; a los seres queridos y amados que no se han separado ni en la vida ni en la muerte; que eran más rápidos que las águilas y más fuertes que los leones para hacer la voluntad de su Creador y el deseo del Todopoderoso. Recuérdalos, Dios nuestro, para bien al lado de los demás justos que hay en el mundo y venga la sangre derramada de Tus siervos...

Me resulta imposible expresar lo que sentí después de la muerte de mi padre. Por un lado, hubiera deseado quedarme inmóvil, llorar, incluso romper a gritar. Por otro, resultaba obvio que nada de aquello resultaba posible. Debía mantener una calma serena, prudente, incluso fría para no apenar más a mi hermano y, sobre todo, para llevar a cabo de manera adecuada todos los trámites indispensables a la hora de disponer de un cadáver de acuerdo con la Torah. Todo lo

hice de la mejor manera, como si se tratara de una intervención quirúrgica en la que dependiera del correcto uso de mis manos la salvación de una vida humana. Quizá precisamente por eso, sentí como si mi cuerpo y mi espíritu se hubieran convertido, siquiera de manera pasajera, en dos entidades diferentes. Mientras que mis manos y mi corazón se esforzaban por cumplir meticulosamente lo que de mí se esperaba, mi espíritu se sentía atenazado por un dolor sordo, poderoso e inmovilizador. Durante las primeras horas, la sensación de haber perdido a mi padre se redujo a la convicción de haber recibido un golpe que todavía no dolía. Era igual que la experiencia de chocar contra una puerta o una pared. Al principio, por unos instantes, ni siquiera percibimos el daño, tan sólo el impacto y la sorpresa. Luego, de manera inesperada, el lugar afectado se convierte en un foco de sufrimiento que irradia malestar hasta el último rincón de nuestro cuerpo. Nos hemos golpeado tan sólo la rodilla pero sentimos el dolor en la pierna entera, en las caderas, en la espalda, hasta en el interior de la boca.

Al morir mi padre, el dolor que descendió sobre mí apareció disfrazado no de pérdida sino de mudo reproche por todo lo que pude hacer y no hice. Como si un despiadado libro de aconteceres cotidianos se hubiera abierto, ante mis ojos se deslizaron infinidad de imágenes en las que pude ofrecer un jarro de agua a mi padre y no lo hice, en que pude aliviarle de sus múltiples trabajos y permanecí quieto, en que pude descargarle de su soledad y seguí callado, en que, sobre todo y por encima de todo, pude decirle que le quería y, sin embargo, mis labios permanecieron cerrados. Es muy posible que él mismo no fuera consciente de ello y que incluso, de haberlo sido, no hubiera dado importancia a ninguno de aquellos mil y un instantes. No obstante, esa circunstancia en nada mermó mi dolor. Porque morir es algo natural; porque, en el fondo, no lamentaba yo su ausencia; porque, bien lo sé, un día todos nos encontraremos en el mundo venidero como dicen las Escrituras. Sin embargo, todos y cada uno de aquellos momentos habían pasado y no volverían; en ellos podía haber sido bueno con el que me había dado la vida, alimentado, cuidado, enseñado, y yo tan sólo había sido pasivo e incluso distante.

Con aquel dolor que me mordía y me desvelaba y me privaba de la paz debía yo vivir y hacerlo a la vez que buscaba remedio para nuestra situación. ¿Adónde podíamos dirigirnos Daniel y yo ahora que estábamos firmemente resueltos a no permanecer en Erets Israel? Si realmente hubiera estado en nuestras manos la capacidad auténtica de llevar a cabo lo que ansiaban nuestros corazones, no me cabe la menor duda de que habríamos emprendido el rumbo de regreso hacia Sefarad. Sin embargo, tanto él como yo sabíamos que esa alternativa resultaba totalmente imposible.

—Imagina tan sólo que somos reconocidos al llegar a cualquiera de sus ciudades —me dijo Daniel con la muerte pintada en el rostro cuando escuchó mi sugerencia de regresar a la Tierra más hermosa—. Nos veríamos obligados a seguir practicando la fe de Moisés en secreto o a correr el riesgo de ser ejecutados por haber abandonado el islam. En otras palabras, sólo nos quedaría por escoger entre la angustia envuelta en hipocresía o la tortura seguida de la muerte.

No intenté siquiera responder a aquellas palabras. Resultaban tan sólidas y verdaderas que negarlas habría sido un acto de locura o de necedad.

—¿Qué piensas entonces que deberíamos hacer? —le pregunté después de estar sumidos en el silencio durante un buen espacio de tiempo.

—Lo he venido pensando desde que *abba* cayó enfermo en Jerusalén —respondió Daniel sorprendiéndome como tantas otras veces por su sentido práctico—. En realidad, no creo que tengamos otra opción que la de esperar a que las cosas cambien. Como dice el libro de Qohelet, deberíamos echar nuestro pan a las aguas confiando en que nos será devuelto con creces.

No acababa de entender lo que mi hermano pretendía decirme, pero algo en mi interior me avisó de que no hablaba por hablar, de que había pensado y repensado todo y desde todos los ángulos.

—¿Acaso quieres decirme que lo sabes? —pregunté perplejo por la manera tan contundente en que se había expresado mi hermano.

—Creo que sí —dijo mientras sobre su rostro descendía una nube

de seriedad y sensatez que ya había tenido oportunidad de contemplar en otras ocasiones.

—Pues te agradecería que me lo dijeras —comenté impaciente.

Daniel bajó los ojos, extendió las manos y juntó los extremos de los dedos. Sólo cuando las yemas encajaron como dos ladrillos en un tabique levantó la mirada y comenzó a hablar.

—Mira, Moisés, nuestro primer problema ahora es ganarnos la vida en un lugar donde podamos vivir como hijos de Israel sin miedo a que un rey perverso ordene nuestra apostasía o nuestra muerte porque cree que Dios se lo ha ordenado.

—Sí... —acepté desalentado—, estoy de acuerdo pero ¿dónde se encuentra ese lugar?

—De momento tenemos que descartar Sefarad y cualquier país del mundo donde gobiernen los *almuwajjidun* —dijo Daniel—. La experiencia nos dice que, tarde o temprano, se producirán detenciones y muertes. Tampoco podemos pensar en dirigirnos a regiones cercanas a Arabia como es el caso del Yemen. A estas alturas no podemos dudar de que en ausencia de otros poderes que los equilibren, los musulmanes se lanzarán siempre a obligar a los miembros de otras fes a abrazar el islam bajo amenaza de muerte. La tierra más segura en apariencia es Erets Israel, pero con las incursiones de los musulmanes y los nasraníes decididos a defenderse a toda costa nos podríamos encontrar con golpes por ambas partes. Por lo tanto, creo que tendremos que descartar Sefarad —siquiera de momento—, las tierras cercanas a Arabia y Erets Israel.

—Todo eso lo sé, Daniel —le interrumpí impaciente—, pero me gustaría saber también si tienes algún plan distinto.

Daniel sonrió, me miró a los ojos y dijo con voz risueña:

—Por supuesto, Moisés, por supuesto.

Como señala el Tenaj en el libro de Meshalim, la observación de los seres creados por Adonai constituye un verdadero pozo de sabiduría del que podemos beber continuamente. De las hormigas aprendemos la necesidad de trabajar y almacenar para los tiempos difíciles; de las abejas, lo imprescindible de un orden sistemático; de las serpientes, la imposibilidad de seguir ciertos rastros. Creo que, descontadas las diversas peculiaridades de cada especie, existen algunos aspectos que las unen, y entre ellos destaca el instinto de conservación.

Existe algo en nuestro interior que nos impulsa a seguir vivos, que nos llama a no dejarnos llevar por la desmoralización, que nos enseña con palabras no escritas que después de la tempestad viene la calma. A ese bendito don colocado por el Sumo Hacedor en todos nosotros se debe que la desgracia nos abata pero no siempre nos hunda, que la pérdida de un miembro importante no nos incapacite del todo sino que incluso nos impulse a luchar más, que la muerte de un ser querido no nos arrastre en pos suyo a la tumba. Por supuesto, me consta que existen excepciones y que no son pocos los que no pueden resistir la dureza del embate. Sin embargo, en nuestro interior algo nos dice que resistamos, que nos aferremos a la vida con uñas y dientes, que sigamos combatiendo porque aún no se ha dado la señal de que la lucha ha concluido, de que la canción ha llegado a sus últimas notas, de que la obra de teatro ha terminado.

Solamente con la muerte perecen los pensamientos, los proyectos, los planes que albergaba el corazón humano, pero aun entonces, si uno conoció

al Creador, ese paso no significa una desgracia sino el cambio a un lugar mucho mejor que cualquiera de los que hayamos transitado en este mundo. Hasta que llegue ese trance, hay que sobrevivir y hacerlo de la manera más digna.

21

AL-QAHIRA

Contemplé espantado la forma vanidosa en que las manos del jefe de los médicos de la corte del sultán se acercaban al cuello del niño. Lo palparon con más orgullo que seguridad y, de manera inmediata, procedieron a seccionarle las membranas del cuello. Tras mucho discutir, Saladino, el hombrecillo de ojos de fuego, famoso por su habilidad de guerrero, había tomado la decisión de que aquel sujeto pomposo e hinchado interviniera al niño. De nada sirvió que intentara razonar con él, que le expusiera lo disparatado de sus tesis, que le subrayara la enorme importancia del sultán —esto último incluso le irritó—, ya que había tomado la decisión de que fuera aquella encarnación de la vanidad la encargada de operar. Con todo, insistió de manera un tanto incomprensible para mí en la necesidad de que me encontrara presente en la perpetración de aquel desastre. Debía verlo todo, observarlo todo, recordarlo todo pero ni podría actuar ni hablar. Así comenzó mi tormento.

Primero, me vi obligado a contemplar los ojos de temor de una criatura que no podía moverse, que no podía hablar y que ni siquiera podía controlar el músculo anal, pero que, seguramente, intuía que su propia existencia se hallaba en juego. Luego me produjo un profundo dolor la forma en que le obligaron a beber un narcótico; quedó inconsciente como si fuera un cordero indefenso al que se llevaran, sin que pudiera defenderse, al matadero. Ahora, el médico acababa de seccionar las membranas del cuello, pero no había utili-

zado la sonda de cirujano para evitar cortar algún vaso sino que había recurrido a las uñas. Así, aquel necio acababa de desgarrar los nervios recurrentes y de dejar mudo al niño, pero creo que ni siquiera se percató de ello. Si la criatura lograba emerger de la operación, sería sólo para descubrir que nunca volvería a articular palabra. Era consciente de que estaba desobedeciendo las órdenes de Saladino pero, con un sentimiento de muerte oprimiéndome el alma, abandoné precipitadamente la habitación. Bajo ningún concepto estaba dispuesto a contemplar aquella carnicería que temía fatal.

Aún tardaron un buen rato en abandonar la sala. Llevaban alzadas las barbillas como si estuvieran perdonándome generosamente la vida y al pasar por mi lado no escatimaron las altivas miradas de rencor y desprecio. Los muy necios se consideraban vencedores sin percatarse quizá de que el trofeo que acababan de cobrar era la desdicha de un niño.

Apoyé la coronilla en la pared y cerré los párpados. Mientras notaba cómo las lágrimas se me agolpaban en los ojos, me dejé deslizar por el muro hasta quedar sentado en el suelo. Entonces, sin poderlo evitar, rompí a llorar.

22

EGIPTO

—Esa piedra no es una turquesa.

Los dos hombres que discutían acaloradamente frente a la mesita volvieron el rostro al escuchar aquellas palabras como si un invisible resorte los hubiera accionado.

—¿Cómo... cómo...? —balbució el que parecía ser el comprador.

—Permíteme, *sayidi* —dijo Daniel mientras se acercaba.

Antes de que pudieran impedirlo, mi hermano tomó la gema que había señalado en la mano izquierda y, de manera inmediata, escogió con la diestra otra de las piedras azules colocadas sobre el paño verde que cubría casi por completo la mesa. Como si sus brazos fueran los de una balanza, las sopesó un instante y a continuación dijo:

—Mira, *sayidi*, la piedra que te ofrecen es fría y pesada. Las turquesas, por el contrario, son calientes y ligeras. Compruébalo.

Sin que la sorpresa abandonara sus facciones, el comprador tomó en sus manos las dos gemas que le ofrecía Daniel. Con bastante torpeza, intentó repetir la operación que había realizado mi hermano y, como si la luz se hubiera estrellado directamente sobre su rostro, una sonrisa enorme, inmensa, ancha le cruzó la faz.

—¡Es cierto! ¡Es cierto! —exclamó al borde del entusiasmo.

Se volvió entonces hacia el vendedor y le dijo:

—¡Haz la prueba!

El mercader, cuya cara se había cubierto con un velo avinagrado,

obedeció. Finalmente, al mismo tiempo que su rostro adoptaba un tinte verdoso, confesó:

—Sí, quizá tengas razón.

—Puedes dar por seguro que la tengo —dijo Daniel con una sonrisa segura.

Aquel día comimos opíparamente invitados por el agradecido comprador. Se trataba de un anciano de los hijos de Israel que había acudido a Iskandaria con la intención de invertir el fruto de su trabajo de muchos años en piedras preciosas.

—Yo, hermanos —dijo mientras echaba mano a un pedazo de cordero—, soy ya mayor. He vivido toda mi existencia en Egipto y desearía permanecer aquí hasta que Adonai reclame mi alma pero... bueno, vosotros lo sabéis mejor que yo. Desde hace apenas unos años, los seguidores de ese Mahoma nos están expulsando de todos los lugares donde gobiernan. Sefarad, África, Yemen... pronto no dejarán una pulgada de este mundo donde podamos vivir tranquilos. Si tenemos que partir de este país, será preciso contar con bienes fáciles de transportar y ¿qué podría ser mejor que las piedras preciosas?

Miré de reojo a Daniel. Mi hermano apenas podía ocultar la satisfacción que le embargaba. A pesar de su juventud, hacía ya meses que había llegado a la misma conclusión que aquel hombre cargado de años.

—¿Hablas en serio? —pregunté unas horas después a Daniel absolutamente sorprendido de las palabras que acababa de pronunciar.

—Sí —respondió tan seguro y sereno mi hermano que no pude evitar sentirme aún más víctima de un desconcierto irritante.

—Pero... pero, Daniel —protesté—. Los hijos de Israel abandonamos esta tierra de Egipto hace más de dos mil quinientos años y en cada Pesaj recordamos que Adonai nos sacó de allí con mano fuerte y extendida y ¿ahora tú pretendes que nos quedemos aquí? ¿Sabes lo que te digo? ¡Que estás rematadamente loco!

Durante los meses anteriores a la muerte de mi padre no había dejado de sentirme desasosegado con la idea del viaje a Erets Israel, pero tenía que reconocer que la pretensión que tenía mi hermano

de que nos afincáramos ahora a Egipto aún me parecía más desafortunada. ¿Acaso podía caber en alguna cabeza sensata que nos quedáramos en este lugar que, por añadidura, también se hallaba en manos de los musulmanes?

—Mira, Moisés —dijo Daniel sin alterarse lo más mínimo—, tú eres un estudioso, un sabio, quizá el erudito más grande que ha tenido esta familia desde hace generaciones, pero te resulta muy difícil pensar y actuar con claridad cuando se plantea la ocasión. Te pierdes en principios, en razonamientos, en disquisiciones y la vida es mucho más sencilla que todo ese mundo al que has dado cabida en tu mente.

—Pero... pero... —balbucí indignado—, ¿cómo te atreves a...?

—No voy a discutir contigo ahora si se trata de una cuestión de atrevimiento o no —me interrumpió Daniel de manera firme—. De lo que se trata es de vivir y vivir en paz en los próximos tiempos y Egipto es la única tierra que nos ofrece garantías. Sé que está poblada por musulmanes pero se encuentran divididos entre ellos y precisamente por eso es difícil que nos dediquen ni siquiera uno de sus pensamientos.

—Pero Moisés... —intenté protestar.

—Es verdad que Moisés nos sacó de allí y se trató de una manifestación del amor de Adonai hacia los hijos de Israel —me interrumpió Daniel—, pero no es menos cierto que durante siglos han existido también comunidades nuestras en esta tierra y en ella debemos quedarnos porque no tenemos ningún otro lugar hacia el que dirigirnos.

Guardé silencio. Aunque no me gustara verlo, debía reconocer que Daniel tenía razón. De todo el espacio que alumbraba la luminaria diurna Egipto era la única tierra que nos ofrecía alguna esperanza de vivir tranquilos. Eso o la marcha llena de riesgos hacia algún país ignoto poblado por adoradores de ídolos.

—Moisés —prosiguió mi hermano—, nosotros somos hijos de Israel. Desde el segundo Jurbán, cuando Tito destruyó la Casa de Dios en Jerusalén, sabemos que para mantenernos a nosotros y a nuestras familias no podemos depender de una tierra que nos quitarían o in-

cluso de un comercio que alguien puede saquear. Sólo podemos confiar en dos cosas. La primera es que Adonai no dejará de escuchar nuestras oraciones y la segunda, que todo lo que necesitamos para sobrevivir va con nosotros. Nadie puede arrebatarte tu sabiduría relacionada con el arte médica al igual que nadie tiene la capacidad de robarme mis conocimientos para distinguir piedras y gemas.

Respiró hondo y, con una expresión que me pareció cargada de ternura, añadió:

—No debería extrañarnos nuestro destino, hermano. ¿Acaso no era justo Abraham y, sin embargo, salvo la tumba de Sara, jamás tuvo un pedazo de tierra que pudiera llamar suyo? Quizá seamos hijos de Abraham también en eso…

Sucede a veces que personas separadas por una edad considerable se conocen y traban una amistad muy superior de la que podría darse entre coetáneos. Este curioso fenómeno se ve originado en aficiones, en conocimientos, en estilos de personalidad comunes. Fue eso mismo lo que sucedió entre el anciano comprador de gemas, cuyo nombre resultó ser Yakov ibn Yosef, y mi hermano. Los dos eran conscientes del drama inevitable y terrible que se había descargado sobre los hijos de Israel y los dos estaban dispuestos a navegarlo con pericia hasta que concluyera, de la misma manera que Noé había esperado el final del diluvio protegido en el arca que construyó por orden de Adonai. Ahora se habían encontrado y comprendieron al instante que juntos sortearían la siniestra tempestad con más facilidad, y de esta manera Daniel comenzó a surcar las olas en busca de gemas excepcionales por cuenta de Yakov ibn Yosef, su socio, y yo… yo me encontré más solo que nunca.

Aunque algunos creen que pueden atar el futuro en sus manos de la misma manera que se entrelazan los juncos para formar una cesta, la verdad es que el suceso imprevisto nos acontece a todos. Gente que fallece joven cuando su vida apenas había comenzado, guerras que estallan en medio de remansos de plácida paz, niños que nacen ya muertos del vientre de madres sanas y fuertes, cosechas pingües malogradas por una inesperada plaga de langosta... éstos y muchos más ejemplos nos indican que no podemos saber en absoluto qué nos traerá el día de mañana y que tanto puede ser la dicha como la misma muerte.

Sin embargo, no deberíamos sentirnos apenados por esto. Al igual que sabemos que no podemos volar y semejante hecho ni nos apena ni nos causa pesar porque lo aceptamos de manera natural, también deberíamos tener la sensatez suficiente como para saber que no podemos atrapar entre nuestros deseos y nuestros dedos lo que sólo está en las manos de Adonai. Si así lo guardamos en el fondo de nuestro corazón, no nos sentiremos amargados ni resentidos porque la vida resulte distinta de como nosotros la pensamos, sino que la aceptaremos como lo que realmente es, una maravillosa aventura llena de enigmas.

23

AL-QAHIRA

A mis lágrimas por el triste sino del sultán niño no tardaron en sumarse las de millares de hijos de Adán que vivían en Al-Qahira. Sin embargo, estoy convencido de que muy poco de aquel pesar se relacionaba con su muerte ya que, en realidad, era muy poco conocido. Lo que la gente lloraba era su miedo, su angustia, su ansiedad. Al noreste, los *frany* de Amalaric sólo esperaban la ocasión de lanzarse sobre las tierras fronterizas; en el interior del país, las fuerzas de Saladino pretendían mantener aquellas tierras bajo el dominio de Nur-de-Din, el señor de Siria, a fin de cercar a los *frany* en su reducido reino; y en medio de los dientes de aquella tenaza de sangre y muerte sólo se hallaba gente sencilla que ansiaba únicamente comer cada día y vivir en paz. Sin duda, con el fallecimiento de aquella desdichada criatura la tierra de Egipto se había convertido en un plato todavía más apetitoso para demasiadas bocas cargadas de codicia.

Y si mala era la situación del país, la mía sólo podía empeorar. Mis conocimientos de política podían ser limitados pero, como en tantas otras cosas, siempre he intentado mantener el sentido común por encima de cualquier otra consideración. Por eso me parecía que, a no mucho tardar, por las calles habría derramamiento de sangre. Los fatimíes partidarios del sultanato intentarían mantener en sus manos el poder mientras que Saladino, el hombrecillo de los ojos de fuego, haría todo lo posible por servir a su señor natural. Temía que, en poco tiempo, se matarían entre ellos, pero en el momento en

que padecieran la derrota y tuvieran que calmar su sed de sangre, recurrirían a convertir en víctimas a aquellos que no podían defenderse, es decir, a los nasraníes y a los hijos de Israel.

Y mientras reflexionaba sobre todo esto, me preguntaba cuándo se me permitiría abandonar la ciudadela de Al-Qahira y regresar a Fostat, aquella población donde tenía una casa pequeña, un dispensario humilde y un fámulo llamado Aarón; y me respondía que si lograba salir con vida podría darme por satisfecho aunque perdiera todo lo reunido durante los últimos tiempos.

24

EGIPTO

—Te suplico que vayas… por lo que más quieras…

Bajé la mirada y contemplé las manos pálidas, delgadas y finas —tan finas que a través de la piel podían distinguirse sus venas azules— que sujetaban con energía mi brazo derecho. Sin duda, el anciano intentaba mantener el control sobre sí mismo, pero lo cierto era que la ansiedad lo estaba corroyendo como las termitas que destruyen de manera irreversible la madera.

—No conozco el país, Yakov —dije intentando convencerle—. Ni siquiera… ni siquiera sabría decir dónde se encuentra Fostat, ¿cómo podría dirigirme allí y dar con tu primo?

Mientras hablaba, contemplé los ojillos de Yakov. Sobre sus pupilas negras y penetrantes se había extendido una pátina de lágrimas que se esforzaba por contener.

—Moisés —insistió mientras me volvía a apretar el brazo—, yo os acogí a ti y a tu hermano Daniel. A él le entregué a mi única hija para que formara una familia, y bien puede decirse que ha cumplido con su deber porque su esposa se halla encinta, y, por si fuera poco, ahora mismo navega a la busca de piedras preciosas por mi cuenta y en un barco muy costoso. En cuanto a ti, te hemos mantenido generosamente, si me permites decirlo, para que continúes estudiando la Torah y escribiendo esos tratados que tanto necesitan los hijos de Israel.

Guardé silencio. Lo que acababa de exponer Yakov era totalmente cierto. Cuando Daniel y yo acabábamos de llegar a Iskandaria,

nos había abierto las puertas de su mansión, le había otorgado a su hija en matrimonio y le había convertido en su socio. Por lo que a mí se refería, no había puesto Yakov ningún inconveniente para que siguiera al lado de Daniel, tratándome casi como a un hijo. Durante bastante tiempo, demasiado para aquello a lo que nos había acostumbrado la vida, habíamos estado tranquilos e incluso yo había recuperado mi antigua afición de escribir. Ahora, todo había llegado a su conclusión aunque apenas hubieran transcurrido unos pocos años. Amalaric, el rey de los *frany*, había decidido invadir la tierra de Egipto y los musulmanes habían enviado un ejército al mando de un tal Shawar para contenerlo. Finalmente, Amalaric se había detenido cerca de una población llamada Fostat, y Shawar, temeroso de no poder defenderla, había procedido a incendiarla. Sólo buscaba practicar una táctica de tierra quemada que impidiera a los *frany* adentrarse en el país pero, al final, Amalaric —que, como siempre, sólo contaba con el apoyo de sus guerreros— se había visto obligado a retirarse, y los que habían pagado las consecuencias de aquella guerra absurda habían sido los habitantes de Fostat. Tan sólo un mes antes no pocos de ellos eran prósperos, pero ahora constituían un conglomerado de familias condenadas a la miseria y hacia aquel lugar seguramente convertido ahora en una de las siete dependencias de la *Guehenna* deseaba Yakov que me desplazara para encontrar a un anciano primo.

Guardé silencio por un instante. La pretensión de nuestro benefactor no era ciertamente baladí, pero me obligaban a atenderla muchas más razones que el mero agradecimiento. Como hijo de Israel tenía la obligación de socorrer a aquellos de mis hermanos de los que supiera que estaban atravesando dificultades; como médico, debía acudir a cualquier lugar donde fuera preciso el conocimiento de mi arte; como simple hijo de Adán, no podía pasar por alto la súplica angustiada de un anciano que, en esos momentos, podía morir con más facilidad a causa de la angustia que de la edad.

—Está bien —dije al fin—. Iré.

La Torah relata cómo aquellos hijos de Israel que se rebelaron contra Moisés fueron devorados por la tierra y descendieron vivos al Sheol, el ámbito donde esperan las almas de los muertos el día de la resurrección. Yo encontré Fostat convertido en un lugar donde parecía que los que aún no habían exhalado el último aliento se preparaban tan sólo para sumirse en la muerte. Lo peor no era el espectáculo espantoso de aquellas casas reducidas ahora a muros ennegrecidos y semiderruidos, lo más dramático era el espectáculo de vírgenes casi infantiles que se entregaban por un mendrugo miserable, de niños macilentos que eran vendidos para alimentar a sus hambrientos padres, de mendigos harapientos que se peleaban hasta la sangre por un turbio sorbo de agua.

No me costó localizar en medio de aquella corriente de lágrimas, aniquilación y sangre la casa del primo de Yakov. Quemada y saqueada, no había sido empero abandonada por el anciano. Lo descubrí sentado sobre una estera gastada y amarillenta, con la cara y los brazos llagados, y la muerte pintada en negros trazos sobre su rostro. Mientras contenía a duras penas la agitación que me invadió al verle, pensé que seguramente el justo Job había sido un hombre muy similar a aquél mientras Satanás descargaba sobre él todo género de desgracias. Descendí de la mula en la que cabalgaba —nunca hubiera podido hacerlo sobre un caballo siendo un hijo de Israel— y me dirigí hacia el desdichado viejo.

—Mi nombre es Moisés ben Maimón —le dije— y vengo de parte de tu primo de Iskandaria.

El anciano levantó la mirada y me contempló con una expresión que parecía indicar que no lograba entender nada de lo que estaba sucediendo ante sus ojos.

—No estás solo —añadí mientras reprimía un temblor que había comenzado a apoderarse de mis rodillas y mis manos—. El Dios de Abraham, de Isaac, de Jacob ha escuchado tus oraciones.

Una lucecilla tímida y temblorosa, semejante a la llamita que se enciende en la hojarasca por efectos de la chispa del pedernal, apareció en el fondo de las negras pupilas del macilento anciano. Lenta y suavemente, como si no terminara de creer lo que le estaba suce-

diendo, se puso en pie y entonces, como si nos hubiéramos conocido desde hacía décadas, como si fuera mi padre y yo su hijo, como si no nos tuviéramos más que a nosotros en este mundo, nos abrazamos y rompimos a llorar.

En medio de aquel pedazo de la *Guehenna* en esta tierra, mi llegada fue recibida como el descanso que, al parecer, los atormentados en el Abismo disfrutan en el *shabat.* Durante los días siguientes administré de la mejor manera posible los socorros que Yakov me había confiado pero, sobre todo, atendí a todo un ejército de escrofulosos, de hambrientos, de tuberculosos, de heridos, de mutilados. Apenas la aurora pintaba el firmamento con sus dedos rosados, yo abandonaba la desgastada estera sobre la que maldescansaba por las noches y comenzaba a tratar aquellos cuerpos mordidos por la desgracia, y así continuaba durante horas hasta que el sol se desplomaba detrás del horizonte no más exhausto por su carrera que yo por mi trabajo.

Dos semanas duró aquella labor y en ella no me concedí reposo, ni siquiera durante el *shabat* porque nuestros sabios han enseñado que es lícito quebrantar tan sagrado descanso si una vida humana está en peligro, y ahora las que se hallaban al borde de perecer podían contarse por centenares.

Durante aquellas horas de trabajo incansable fui contando a Yakov lo que había sido mi vida todos aquellos años —aunque omití por prudencia el episodio de mi apostasía— y juntos comprobamos que nuestra experiencia, a pesar de la diferencia de edad, no había sido tan diferente.

—Hermano —me dijo una de las tardes de calor agobiante mientras reposaba por unos instantes antes de seguir atendiendo enfermos— los hijos de Adán son como el vino. Los malos sufren y padecen y el dolor y el pesar convierte en vinagre un espíritu que quizá hubiera podido ser apacible y dulce. Sin embargo, los buenos atraviesan las mismas dificultades y viven las mismas experiencias, pero, al igual que los vinos de calidad, no se agrian sino que mejoran con el paso de los años.

Le miré atentamente y descubrí cómo una sonrisa asomaba a sus finos labios por primera vez desde que nos habíamos encontrado semanas atrás.

—Tú, Moisés —dijo Yakov—, eres uno de esos vinos buenos, y Adonai, que todo lo ve sobre la faz de la tierra, por encima del firmamento e incluso en las profundidades del Sheol, no te dejará sin recompensa.

Guardé silencio ante aquellas palabras pero en mi interior no dejé de pensar que eran generosas en exceso. Era cierto que conocía de sobra las heridas supurantes que dejan en el espíritu los despojos y los desprecios, los insultos y la lucha por la supervivencia, la ansiedad por el día de mañana y el terror ante la noche que se acerca. Lo sabía todo pero ahora, en medio de aquel dolor, me resistía a considerarme mejor que otros hijos de Adán. Sólo era alguien que había descubierto lo débil y lo limitado de mi espíritu, de mis fuerzas y de mis manos, pero que no había renunciado a utilizarlos para disminuir un dolor que me parecía tan extenso como el agua del Gran Mar.

—Moisés —prosiguió el anciano Yakov—, sé que lo que voy a pedirte es excesivo, que no tengo derecho a solicitártelo, que podrías rechazarlo si así lo estimas conveniente y que nadie te lo censuraría.

Al escuchar aquellas palabras, sentí como si una mano gélida de hierro se aferrara a mi vientre y lo retorciera. ¿Qué podía requerir de mí aquel hombre? ¿Qué más podía ansiar de mí tras lo acontecido en las últimas semanas?

—Te escucho —le dije con una voz serena que brotaba de una garganta preocupada.

—Moisés, te lo suplico. Quédate con nosotros.

25

AL-QAHIRA

Saladino acababa de entrar en la dependencia donde me encontraba aguardando el destino que me sería asignado. No había resultado mi espera plácida. Sólo me había servido para rememorar paso a paso cada una de las amarguras que habían caído sobre nosotros desde que los *almuwajjidun* se habían apoderado de Qurduba. Por las noches me despertaba agitado emergiendo de pesadillas en las que se daban cita aquellos fanáticos vestidos de negro, la apostasía de mi padre, su muerte en tierra de Erets Israel, la despedida de mi hermano Daniel a bordo de un barco que marchaba a la búsqueda de piedras preciosas, los innumerables enfermos de Fostat, la enfermedad inmóvil del niño que tuvo la desgracia de ser sultán, la petulancia del médico de la corte que le había precipitado en la muerte... Me sentía como si navegara a bordo de un barco que cabeceara de manera vertiginosa en medio de océanos de dolor y que, cada vez que separaba su proa de un mar de sufrimiento, me permitiera ver imágenes gratas. Así, en medio de aquel inagotable torbellino de sensaciones agobiantes, desgarradoras, dolorosas emergían los ojos de Susana, cuajados de lágrimas y aun así hermosos de una manera que desafía toda descripción, las últimas imágenes de la costa de la amada Sefarad y la sonrisa de un amigo que tuve en Fez y al que nunca volvería a ver. Por un instante, aquellas imágenes me proporcionaban respiro, pero luego, igual que sucede con el desdichado náufrago que bebe agua de mar para calmar la sed, desaparecía la sensación de alivio y aumen-

taba la desazón hasta alcanzar un punto insoportable en que parecía que mi corazón saltaría hecho pedazos. Entonces, boqueando en busca de aire, mi cuerpo saltaba como impulsado por un resorte y quedaba sentado en el lecho, y mi boca, triste mueca en un rostro congestionado y sudoroso, musitaba oraciones en las que pedía la fortaleza indispensable para poder arrostrar el destino que, agazapado, me esperaba y que temía aún peor que todo lo ya conocido.

—*Salam alikum* —dijo Saladino llevándose la mano al pecho, a la boca y a la frente—. ¿Cómo te encuentras? ¿Se te está tratando conforme a tu rango y sabiduría?

Reconozco que me sentí por completo desconcertado al escuchar aquellas palabras. Hubiera esperado su trato de siempre, correcto pero exento de amabilidad.

—El trato es absolutamente adecuado, *sayidi* —le respondí a la vez que inclinaba la frente en señal de respeto.

—Lo celebro —dijo, y mientras se dirigía hacia la silla de brazos de la habitación añadió:

—Te supongo apenado por la muerte del niño…

—Así es, *sayidi* —respondí mientras sentía una oleada de pesar y rabia que salía de mi pecho subiendo hasta mi garganta.

—Lo comprendo —comentó Saladino—, pero apenarse en exceso es casi tan malo como no sentir pesar. Los días de duelo han terminado ya. Olvida, pues, todo.

—Pero… pero, *sayidi*… —balbucí.

—¡Olvídalo, *yahud*! —exclamó Saladino adoptando el tono de voz propio para dar una orden fríamente dura—. Si ha muerto es porque así estaba escrito y, si Al·lah así lo dispuso, debemos aceptarlo. Apenarse más tiempo del exigido por la ley y las buenas costumbres carece de sentido.

—*Sayidi* —dije conteniendo a duras penas la irritación que estaba comenzando a dominarme—, si sólo se me hubiera hecho caso, si yo hubiera tratado al niño ahora estaría vivo, si ese ignorante pomposo…

—¡Basta, *yahud*! —exclamó Saladino mientras levantaba su palma diestra en ademán de imponer silencio.

—Era un niño… —insistí— un niño inocente…

—Era el sultán —dijo Saladino—. Con su muerte, los siglos de dominio fatimí sobre la tierra de Egipto han terminado. También han llegado a su fin las guerras entre nosotros. Desde hace días las oraciones de las mezquitas se pronuncian no en honor de ese crío enfermizo sino en el de mi señor, Nur-de-Din, que unificará a todos los fieles del islam que habitan entre el Éufrates y el Nilo. No niego que haya podido ser una muerte triste pero los resultados… los resultados sólo deben ser calificados de felices.

Como si de pronto se hubiera encendido una luz en medio de las tinieblas más espesas, se abrió paso en lo más profundo de mi corazón la sospecha de que Saladino, aquel hombrecillo aguerrido, enérgico y astuto, quizá no era tan ajeno a la muerte del niño. A fin de cuentas, él sabía de mi competencia como médico, él podía haber ordenado que yo atendiera al sultán enfermo, él…

—La dicha y el bienestar que han comenzado a descender sobre esta tierra —prosiguió Saladino— también te alcanzarán a ti. Si algo ha quedado de manifiesto en todo este enojoso episodio es que la salud de los que gobiernan no puede estar en manos de médicos soberbios por muy conocidos que sean, y por muy cuantiosas que hayan sido las recompensas recibidas por ellos en el pasado.

Sí, Saladino había llegado finalmente al lugar donde yo me encontraba y donde, sobre todo, tenía dispuesto situarme en el futuro. Mientras mantenía mi apenado silencio, comencé a rezar a Adonai desde lo más profundo de mi ser.

—A partir de mañana, *yahud* —prosiguió Saladino—, tú serás el nuevo jefe de los médicos de la corte. No tengo inconveniente en que sigas viviendo en Fostat. Me han informado de que decidiste asentarte allí inmediatamente después del incendio de la población por Shawar. Con todo, tu vivienda no es la adecuada. Se te asignará una casa conforme a tu rango y, por supuesto, recibirás un estipendio suficiente para que no tengas que ganarte la vida ocupándote de desharrapados.

Quedé estupefacto al escuchar aquellas palabras. ¿Era consciente Saladino de lo que acababa de comunicarme? ¿Se daba cuenta de lo

que significaría colocarme en tan elevado lugar nada más asumir el poder en Egipto?

—No debes preocuparte por nada —dijo Saladino como si hubiera adivinado el contenido de mis pensamientos—. El país está en nuestras manos y en ellas permanecerá. Nadie, absolutamente nadie, se atreverá a censurar mi decisión.

Silenciosa pero respetuosamente, volví a inclinar la cabeza. Al levantar la frente, contemplé una leve —y divertida— sonrisa iluminando el rostro de Saladino.

—Hay una última cosa, *yahud* —dijo el hombrecillo—, aún no tienes esposa. Ésa es una cuestión que tendremos que solucionar en breve. Ningún hombre puede ser totalmente feliz si no puede disfrutar de una mujer que le acoja entre sus brazos cuando así le plazca. Me ocuparé de buscarla… naturalmente, entre las hijas de Israel.

Abrí la boca para decir lo que pensaba de aquellas últimas palabras, pero no tuve oportunidad. Saladino realizó un ademán de despedida y dijo:

—Te haré llamar en breve. Hasta entonces cuídate y sé prudente, *yahud*.

26

FOSTAT

Esta mañana he recibido carta de Daniel. Su viaje por mar constituyó un éxito rotundo y todo Al-Qahira comenta por las calles la enorme fortuna que ha conseguido amasar para sí, su suegro y su familia. Me dice que espera que su descendencia aumentará en breve con un hijo varón y que yo, que asistí desde un lugar privilegiado a su *berit milá*, estaré también ahora presente aunque para llevarlo a cabo. Proyecta adentrarse en el océano Índico en busca de nuevas gemas que adquieran los personajes más importantes de la corte, pero es consciente de que hasta que suceda pasará algún tiempo... el necesario para elegir entre todos aquellos que desean convertirse en sus socios.

Sin duda, es un hombre afortunado aunque temo que se sienta eclipsado por el hecho —cacareado para bien y para mal por tantos— de que su hermano Moisés es el extraño *yahud* que cuida de la salud de la corte, una corte supuestamente sometida a Nur-de-Din pero en la que, no cabe engañarse al respecto, Saladino se ha convertido en señor absoluto e indiscutido. Al menos en apariencia, todo parece presagiar que durante algún tiempo permaneceremos en Egipto.

No obstante, a pesar de la fortuna, del reconocimiento, de la popularidad, del sentimiento incluso de que los hijos de Israel que viven en esta tierra me contemplan como una persona a la que dirigirse cuando existen problemas, mi satisfacción resulta peculiar. Por

un lado, agradezco a Adonai la manera casi prodigiosa en que nos ha mantenido sanos y salvos durante estos años en los que más de una vez podríamos haber encontrado la muerte. Ya he vivido lo suficiente —a pesar de que la mayoría me consideran joven— como para saber que no existe nada, absolutamente nada, seguro en la vida de los hombres. La experiencia me ha enseñado que detrás del enamoramiento que afirma, ufano, haber encontrado al ser con el que se compartirá la existencia, pueden agazaparse ocultos el dolor, el desarraigo y la pérdida; y que tras la dicha, la salud y la fortuna pueden hallarse ocultos la huida, el exilio y la muerte. Sí, el paso de los años me ha mostrado que ninguna felicidad es perpetua, que ningún bien es seguro, que ninguna garantía es suficiente. ¿Cómo podría dudar ni por un instante que en esta vida somos peregrinos por mucho que, al mismo tiempo, no escaseen las bendiciones que Dios nos proporciona y que debemos aguardar con gratitud a la espera de que envíe a su mesías y se inaugure bajo su reinado el mundo por venir? Quizá porque es imposible separar una cosa de la otra, tomar aquello sin recibir también esto, incluso en los momentos de mayor disfrute, no puedo ocultarme a mí mismo una sensación de pérdida, de lejanía, de ausencia que me oprime el corazón en ocasiones hasta llevarme a derramar las lágrimas.

Cuando eso sucede, sólo conozco una salida para liberarme del insoportable sudario de pesar y ansiedad que desciende despiadado sobre mí. Abandono mi dispensario, encargo a Aarón que despida a todas las visitas —uno de los privilegios que me ha venido otorgado por el favor de Saladino— y asciendo los blancos escalones que desembocan en la despejada terraza de mi nueva casa. Su situación es lo suficientemente elevada para que no exista ninguna otra vivienda que me impida mirar hacia el horizonte por donde sale y se pone el sol. Entonces dirijo la mirada hacia el lugar donde vi la primera luz y, durante unos momentos, respiro tranquilo, sereno, sosegado hasta que puedo percibir cómo mi corazón late de manera acompasada. A continuación, a medida que mi espíritu se va tranquilizando, dejo que mi memoria se llene con las remembranzas de la tierra más hermosa y juego, de manera suavemente sosegada, a adi-

vinar las siluetas de los edificios de mi ciudad escondidos al otro lado de los tejados, de las colinas y del mar. Poco a poco, hasta mi corazón llegan, como surgidas del Sheol, la figura de mi padre inclinado sobre la Torah en un escrutinio continuo de los designios de Adonai; las voces de las mujeres de la familia afanándose por expresar su amor en el cuidado y el alimento; las carreras de mi hermano en una habitación cercana... Después de esas imágenes, las yemas de mis dedos parecen recibir una sensibilidad especial y tengo la sensación de estar pasando la mano por la pulida madera de las celosías, por las líneas hermosamente trazadas de los libros de la casa de mi infancia, por la caña que, hábilmente cortada, me servía para copiar los preceptos de Adonai. En ese momento, justo entonces pero nunca antes, mi paladar cree rememorar el sabor de los dulces, de los guisos, del agua de Sefarad. Al final, como si de una consumación se tratara, me parece incluso percibir el aroma de los jazmines, el perfume del olivo y la esencia de azahares y arrayanes.

Sólo cuando mi espíritu ha llegado a ese punto, pronuncio con mis labios, suave y reverentemente, como si se tratara de una oración, el nombre sagrado de Sefarad, de esa tierra donde vi la primera luz y donde desearía expirar, de esa patria de la que fui expulsado y a la que ansío volver, de ese lugar que sigue viviendo en mi interior de la misma manera que sólo puede perdurar el amor más puro y profundo. Quedan así mis labios purificados por la pronunciación de tan hermoso nombre, el de la tierra donde, según el *naví* Abdías, los judíos recibiremos amparo y protección antes de la venida del mesías, y, de manera inmediata, siento que la paz ha comenzado a descender sobre mi corazón disipando cualquier motivo de angustia, agobio o malestar, y doy gracias a Adonai por ello, porque a pesar de tantas amarguras pasadas y presentes cuenta con el poder de otorgarme la dicha.

A continuación, intentando no derramar una sola lágrima, procurando no salir del estado al que he llegado, digo de la manera más dulce que conozco:

—Susana, Susana, Susana...

NOTA DEL AUTOR

Una modesta estatua sedente situada en la minúscula plaza de Tiberíades recuerda en Córdoba a un médico judío del siglo XII que tuvo por nombre Moisés ben Maimón o Maimónides, se trata de un tributo merecido pero extraordinariamente modesto para celebrar la memoria de uno de los españoles más universales que ha conocido el orbe. Autodefinido siempre como «ha-sefaradí», el español, de él se dijo que había sido el segundo gran Moisés de la historia judía, digno de compararse con el primero de ese nombre, aquel que salvó a Israel de la esclavitud de Egipto. El elogio en absoluto resulta exagerado.

Hijo de un *dayán* de Córdoba —la Qurduba árabe— que respondía a los datos biográficos que figuran en esta novela, Maimónides se vio obligado a apostatar en la época en que los almohades pasaron a controlar su ciudad natal. El detalle resulta de tal gravedad que no pocos apologistas han intentado negarlo a lo largo de los siglos, aunque las pruebas al respecto resultan indiscutibles. Sin embargo, Maimónides no era un apóstata y, junto con su padre y su hermano Daniel, acabó huyendo de una Sefarad islámica e intolerante en dirección a Fez. Los historiadores no han logrado dilucidar las razones para elegir esta población que también se hallaba sometida al control de los almohades. En la novela he intentando, por lo tanto, articular una posible respuesta a ese enigma insoluble hasta la fecha.

Poco tiempo estuvo Maimónides en esta ciudad del norte de África, ya que la persecución de los judíos iniciada con el martirio de Ibn Shoshán significaba para él un peligro de enorme relevancia, y más teniendo en cuenta que se le podía condenar a muerte si se descubría que en otro tiempo había abrazado el islam y que ahora había regresado a la fe judía. Advertido por su amigo musulmán Ibn Morisha, Maimónides, junto a su padre y a su hermano Daniel, se dirigió al puerto de Ceuta desde donde embarcó hacia Tierra Santa. Posiblemente, buscaban el reposo en la tierra prometida a Abraham por Dios, pero allí les esperaba también la mayor de las desilusiones. El territorio no sólo estaba viviendo el enfrentamiento conocido ahora como las Cruzadas —los historiadores musulmanes no lo consideraron como una confrontación religiosa hasta el siglo XIX— sino que además albergaba a escasos judíos agrupados en comunidades pobres y, por regla general, ignorantes. El rabino Yafet de Akko era el jefe espiritual de una de esas comunidades. Años después Maimónides le escribiría una de sus epístolas más conocidas, ya que siempre guardó recuerdo de la hospitalidad que les había dispensado. Para colmo de males, el padre de Maimónides falleció en aquel lugar posiblemente con el sentimiento de fracaso en su corazón. Tanto el personaje de Haim ben David como la conversación que mantiene con Maimónides y sus familiares son ficticios, pero recogen múltiples aspectos de la controversia acerca de la autenticidad de Jesús como mesías de Israel, que se produjo entre judíos de formación y obediencia talmúdicas y judíos conversos al cristianismo. Los términos de esa discusión pueden resultar densamente cargados de conocimiento del Antiguo Testamento, pero es lógico que así fuera ya que partiendo de las profecías contenidas en el mismo es cómo debía dilucidarse si Jesús de Nazaret era el mesías o sólo un falso pretendiente.

Maimónides y Daniel se dirigieron entonces a Egipto, el país limítrofe con Palestina. Para Daniel no resultó difícil abrirse camino ya que tenía un conocimiento considerable de las piedras preciosas. En cuanto a Moisés, decidió seguir escribiendo —una labor que había iniciado a los diecinueve años— y no tardó en convertirse en el

médico de Saladino, un guerrero kurdo que alcanzaría más que merecido renombre en vísperas de la Tercera Cruzada y, sobre todo, en el curso de la misma. A pesar de todo, mantendría hasta el final de su vida un recuerdo dulce y doloroso a la vez en relación con Sefarad, la tierra donde había visto la luz primera y dado sus primeros pasos como sabio. El tema de esta novela —cuyas líneas maestras son sustancialmente históricas y afines con la documentación que ha llegado hasta nosotros— concluye, sin embargo, al poco de la llegada de Maimónides a la corte egipcia.

Seguramente el lector se habrá formulado algunas preguntas relativas a los conocimientos médicos que Maimónides aprende, enseña o utiliza en las páginas precedentes. En términos generales, todos ellos se desprenden de las obras médicas del propio Maimónides y de escritos de autores como Galeno, Hipócrates o Dioscórides, que eran utilizados desde hacía siglos en los países del Mediterráneo para enfrentarse con las más diversas dolencias. Se trataba, sin duda, de una medicina más atrasada que la que conocemos en la actualidad y esa circunstancia explica que algunas de sus conclusiones nos resulten chocantes. Sin embargo, cuando así sea en el conjunto del relato, por una vez el responsable no es el narrador sino el propio Maimónides o los maestros de los que aprendió el arte médica.

Finalmente, debo dejar constancia de mi agradecimiento a dos personas. En primer lugar, a Magdalena Fernández López, que me ilustró sobre la enorme posibilidad que existe de confundir unas piedras preciosas con otras. Magdalena es una gemóloga no sólo titulada sino experta y a ella le debo el conocimiento sobre la facilidad de identificar erróneamente las crisocolas con turquesas. Seguramente, Daniel ibn Maimón, que era un notable perito en gemas, hubiera departido con ella con absoluta delectación.

Parte aún más relevante en el capítulo de mi gratitud le corresponde a Sagrario Fernández Prieto. Con ella recorrí vez tras vez la judería cordobesa para terminar de empaparme de su atmósfera prodigiosamente bien conservada incluso en la actualidad. Callejas, patios y casas fueron visitados por ambos en paralelo en una búsqueda

incansable y fecunda de cualquier material que hubiera podido publicarse sobre Maimónides. El resultado fue, a mi juicio, un prodigio de luces y sensaciones disfrutados conjuntamente y similares en belleza al brillo que, ante nuestros ojos, el sol arrancó una mañana a los naranjos del jardín de la mezquita.

GLOSARIO

a: árabe.
h: hebreo.

abba: papá (h).
Adonai: Señor (h).
ahi: hermano mío (a).
al·lahu akbar: Al·lah es el más grande (a).
almuwajjidun: almohades (a).
amidah: oración (h).
Bar Mitsvah: lit.: «Hijo del mandamiento». Ceremonia en virtud de la cual un niño judío se convierte en adulto (h).
Baruj atá, Adonai Elohenu, melej ha-olam: Bendito eres tú, Señor Dios nuestro, rey de la eternidad (h).
Bereshit: lit.: «En el principio». Nombre que en la Biblia hebrea recibe el libro del Génesis (h).
berit milá. lit.: «Pacto de la circuncisión». Circuncisión (h).
Dar al-Islam: El mundo sometido al islam (a).
dayán: juez (h).
devarim: lit.: «palabras». Los diez *devarim* son los diez mandamientos (h).
dhimmi: miembro de una población sometida y tolerada bajo el islam. Generalmente, judíos y cristianos (a).
Erets Israel: la tierra de Israel (h).
fran, frany: franco, los francos: nombre dado de manera general —e inexacta— a los cruzados (a).
galut: diáspora (h).

Guehenna: el lugar donde los condenados sufren conscientemente después de su muerte (h).
Guehinnón: véase *Guehenna.*
golá: diáspora (h).
goy: gentil, no judío (h).
goyim: los gentiles, los no judíos (h).
hakim: sabios (h).
ha-olam havah: el mundo venidero (h).
Ha-Ruaj Ha-Kodesh: el Espíritu Santo (h).
ketubah: contrato matrimonial (h).
kipah: solideo utilizado por los varones judíos durante la oración (h).
kohanim: sacerdotes (h).
kosher: alimento apto para el consumo de acuerdo a las normas talmúdicas (h).
malik: rey (a).
meguil·lah, meguil·lot: rollo, rollos: donde están los escritos sagrados (h).
Meshalim: Proverbios, uno de los libros del Antiguo Testamento (h).
mitsvot: mandamientos (h).
mohel: circuncidador (h).
mutah: matrimonio temporal admitido por los musulmanes shiíes (a).
naví: profeta (h).
neviim: profetas (h).
Pesaj: Pascua judía (h).
rumí: romano (a).
qadish: oración judía por los difuntos (h).
qahal: congregación (h).
Qurduba: Córdoba (a).
sandak: padrino de la circuncisión (h).
sayidi: mi señor (a).
Shabat: sábado. Una de las fiestas de descanso obligado en la ley judía (h).
Shemá: lit: «Escucha». Oración judía inspirada en el libro del Deuteronomio donde se proclama la unicidad de Dios (h).
sidur: libro de oraciones (h).

suq: zoco, mercado (a).

tal·lit: manto de oración (h).

taujid: doctrina de la unidad de Al·lah (a).

Tehil·lim: denominación judía del libro bíblico de los Salmos (h).

tefil·lim: cajitas de cuero negro con textos de la Biblia en su interior que, en cumplimiento de Éxodo 13, 9 y Deuteronomio 6, 8 y 11, 8, se fijan sobre la frente y el brazo de los varones adultos durante la oración de la mañana (h).

Tenaj: Antiguo Testamento (h).

Torah: lit.: «ley» (h). La ley entregada por Dios a Moisés en el Sinaí. También los cinco primeros libros del Antiguo Testamento.

tsaraat: lepra (h).

yahud: judío (a).

yeshivah: escuela de estudio del Talmud (h).

Yom Kippur: el día de la Expiación (h).

ÍNDICE